系统辨证脉学

临床应用必备

从入门到应诊的通关之路

滕晶 主编

山东科学技术出版社
·济南·

图书在版编目（CIP）数据

系统辨证脉学临床应用必备：从入门到应诊的通关之路 / 滕晶主编. -- 济南：山东科学技术出版社，2024.6

ISBN 978-7-5723-2062-0

Ⅰ. ①系…　Ⅱ. ①滕…　Ⅲ. ①脉象－中医临床－经验－中国　Ⅳ. ① R241.19

中国国家版本馆 CIP 数据核字 (2024) 第 065346 号

系统辨证脉学临床应用必备

——从入门到应诊的通关之路

XITONG BIANZHENG MAIXUE LINCHUANG YINGYONG BIBEI

——CONG RUMEN DAO YINGZHEN DE TONGGUAN ZHI LU

责任编辑：马　祥
装帧设计：孙小杰

主管单位：山东出版传媒股份有限公司
出 版 者：山东科学技术出版社
地址：济南市市中区舜耕路 517 号
邮编：250003　电话：（0531）82098088
网址：www.lkj.com.cn
电子邮件：sdkj@sdcbcm.com
发 行 者：山东科学技术出版社
地址：济南市市中区舜耕路 517 号
邮编：250003　电话：（0531）82098067
印 刷 者：山东临沂新华印刷物流集团有限责任公司
地址：山东省临沂市高新技术产业开发区新华路东段
邮编：276017　电话：（0539）2925659

规格： 16 开（170 mm × 240 mm）
印张： 21.25　**字数：** 310 千　**印数：** 1~2 000
版次： 2024 年 6 月第 1 版　**印次：** 2024 年 6 月第 1 次印刷
定价： 68.00 元

主　审　齐向华

主　编　滕　晶

编　委（按姓氏笔画排序）

卜瑞琪　马浩腾

刘　晋　苏振华

张玺震　岳金霖

赵伟杰　路亦桐

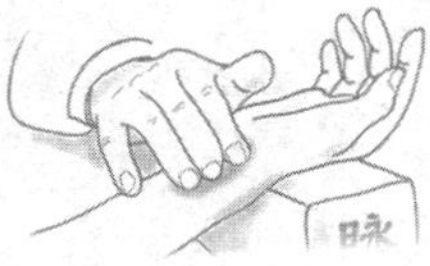

前　言

中医脉学是中华文化的精髓，它历经于古今医家数千年的传承与发扬。

春秋战国时期的扁鹊，善于诊断，精于脉诊。一日鲁公扈、赵齐婴二人一起请扁鹊治病，扁鹊把脉后对公扈和齐婴说：“公扈的志气强，身体却很弱，有计谋却并不果断，齐婴的志气弱，身体却很好，没有谋虑却过于执着。如果把你们的心脏互换，就能平衡，病也就好了。”通过脉诊，扁鹊既能诊断出患者的身体素质，又能对其心理性格了如指掌。由此可见，中医脉诊是临床诊疗的重要手段，不仅能够帮助医者了解疾病信息、区分疾病类型，还能通过脉象的细微差异判断出患者的性格等。

脉诊作为中医四诊的切诊方法之一，历来为医家所重视，是中医诊断的重要手段，正所谓“脉中义理极微玄，一诊传心即了然”。然而脉诊作为中国文化瑰宝，却一直存在“玄幻”难懂、“心中明了，指下难明”、理论与临床割裂困惑的现状，在一定程度上阻碍了脉诊的学习、传承和普及。针对当前脉学难懂的现状，笔者对齐向华教授创立的“系统辨证脉学”进行了全新的解构，让脉学不再指下难明。

本书将“系统辨证脉学”理论全新解构，从脉学总论、辨脉知诊、辨脉论治、辨脉施护、辨脉养生和辨脉实战6个方面，将基础脉理、脉象系统、脉—证相应、脉—治相应、脉—方相应、脉—药相应、脉—针相应、脉—推相应，以形象图、流程图、思维导图等生动形象的方式入手，为大家提供系统性、融会性、多角度、全面的脉诊学习模式，使学习者尽快掌握脉诊的操作技能和临床辨证思维。本书寓教于乐、寓教于行，理论与实践结合，意在提升学习者的脉诊技能，以达到“心中易了，指下亦明”的境界，明晰脉诊在中医临床过程中把握病因、病机、病理、病程，指导治疗、调护、养生等方面的应用意义。

本书不仅适用于初次接触或未接触过脉诊的小白，而且也可作为中医院校脉诊教学参考书，在帮助读者记忆、应用脉诊知识的同时，还获得学习脉诊的快乐。期望通过本书的出版，为读者提供一条便捷、快速的脉诊学习之路。

滕　晶

2023年10月29日

目　录

第一章　系统辨证脉学总论……1

第一节　系统辨证脉学入门须知……1

第二节　系统辨证脉学学习妙招……8

第三节　系统辨证脉学实战学习……24

第四节　学会脉诊，掌舵临床……71

第二章　系统辨证脉学辨脉知诊……75

第一节　系统辨证脉学之中医辨证……76

第二节　系统辨证脉学之精准辨病……106

第三节　系统辨证脉学之心理状态辨识……114

第三章　系统辨证脉学辨脉论治……118

第一节　诊脉论药……119

第二节　诊脉论方……159

第三节　诊脉论中成药……178

第四节　诊脉论外治方法……185

第四章　系统辨证脉学辨脉施护……246

第一节　肺部积痰……247

第二节　积食……247

第三节　便秘……248

第四节　褥疮……251

第五节　不寐……253

第六节　中风……256

第七节　眩晕……261

第五章　系统辨证脉学辨脉养生……265

第一节　五运六气脉象与养生……265

第二节　四季脉象与养生……269

第三节　体质脉象与养生……280

第四节　病后脉象与养生……291

第五节　脉象与养生方……292

第六章　辨脉实战验案分析……297

第一节　平脉辨治外感疾病……297

第二节　平脉辨治内伤疾病……300

参考文献……327

第一章
系统辨证脉学总论

第一节　系统辨证脉学入门须知

一、系统辨证脉学的形成之路

作为奠定传统中医切脉诊断方法的扁鹊，有着“脉学之祖”一称。《史记》记载春秋战国时期的扁鹊是中国运用脉法诊断疾病的第一人，其理论推动着脉诊的传承与发展，渊源于扁鹊的“扁鹊脉学诊法”在齐鲁大地世代相承。

先秦至两汉时期的《黄帝内经》(以下简称《内经》)作为记载脉学内容最丰富的医学著作，奠定了脉学的理论基础，书中多个篇章讲述了脉诊理论并丰富了脉诊方法，例如，《素问·脉要精微论》云：“夫脉者，血之府也。长则气治，短则气病，数则烦心，大则病进，上盛则气高，下盛则气胀，代则气衰，细则气少，涩则心痛，浑浑革革至如涌泉，病进而危；弊弊绰绰其去如弦绝者死。”该书形象地称脉为血的家，提出长脉、短脉、数脉、盈满强盛的大脉、上盛、下盛、代脉、细脉、涩脉的临床意义，引导后人建立脉证相应的思维模式，将脉学基础理论与临床辨证结合联系。《内经》还记载了多种诊脉方法，例如三部九候遍诊法、人迎寸口诊法、尺肤诊法、十二经诊法和色脉诊法等。晋代的王叔和在《脉经》中首创“三部九候”及脏腑分配原则，确立寸口诊脉方法，精简了脉诊操作，并系统归纳出24脉，为后世脉学发展奠定了基础。

明清两代脉诊发展卓越突出，深入辨证研究，取得了一系列成就。明代的李时珍撷取先人脉学精华，细分脉象为27脉，其著作《濒湖脉学》以朗朗上口的歌诀方便后人学习。同时代的另一位大家张景岳精研医理，精准剖析，所著《景岳全书》综合其毕生中医学术成果和治病经验，其中的《脉神章》对脉之常变、脉之顺逆、脉之从舍、脉神、正脉十六部论述详甚。清代医家对脉学发展影响最负盛名的当属周学海。周氏博览众家医书，深刻理解并详尽叙述脉诊内容，著书论述相当丰富，《脉学四种》《脉义简摩》《脉简补义》等均能体现出他对脉诊内容的独到见解。周氏创造性地提出移指法、直压法等特色诊法，总结出浮沉、强弱、迟数等24字诊脉法则，他认为诊脉不应拘泥于古人定则，融会《内经》脉诊内容的同时吸收纳入西医内容，执简驭繁，立足推动脉诊向高质量发展。

齐鲁之邦是中医脉学的发源地。早在春秋战国时期，齐鲁大地上便形成了以扁鹊为代表的第一个医学流派——扁鹊学派[1]。自此扁鹊学派在长期的医疗实践中总结经验，充实完善，其医学理论一直在齐鲁大地传承发扬，成为齐鲁医派的重要代表。“至今天下言脉者，由扁鹊也”。扁鹊首次明确三阴三阳的具体脉象，其“扁鹊脉学诊法”为后世中医理论体系奠定了脉学基础。

齐向华教授全面继承了“扁鹊脉学诊法”之精华，并在传统脉学基础上融入心理学、血流动力学、信息学等现代学科知识，结合多年临证经验，重构创建“系统辨证脉学”，创新性推出“时空诊断”“形神一体化”“中西医汇通”特色化的全新脉学体系，带领各界脉学研究者和学习者继承研习系统辨证脉学文化，使脉学在中医诊断学中焕发出新的生命力。

硕果盈枝，桃李天下。齐向华同门师妹滕晶教授创新发展“系统辨证脉学”，作为“系统辨证脉学”团队脉学传承和运用的中流砥柱，在秉承脉学精华基础上，融会针灸、五神辨治，开拓发展了精神心理疾病治疗方式，以脉知“神”，凭脉用针，旨在弘扬中医脉诊诊断特色，促进中医脉学更好更全面地发展。

二、脉象形成的原理

中国古代诊法有遍诊法、三部诊法和寸口诊法，经过历代医家的不断深入研究以及快节奏的临床诊疗需要，寸口诊脉的诊断方式逐渐占据主导地位。通过对手腕部桡骨茎突内侧的一段桡动脉的触摸，探测脉象变化，以反映全身脏腑器官的状况。

脉象是指下脉搏跳动的形象。“心主血脉”“脉为血之府”，血液经心脏阳气推动，在脉管中运向全身并形成脉搏，周而复始。《诊家枢要·脉象大旨》云：“脉者，气血之先也。”脉象是气血的信息反映体，脉道依赖充盈的血液，血液的运行依靠阳气的推动，气血相互协调、相互配合，是形成脉象的基本要素。脉象循行与脏腑协作密切相关，其中最重要的是五脏生化。心阳是形成脉象的主力军，气血是构成脉象的基础，协调的脏腑功能整体活动是形成正常脉象的前提。“肺朝百脉”，肺通过生成宗气参与脉动形成。脾胃是“后天之本”，气血生化之源，饮食物的消化吸收和精微物质的转输在脾胃的掌控下化生气血，形成脉象。“肝藏血”“脾统血”，血充气和，脉道通利。肾为“先天之本”，是元气之根，是脉搏的根基、家底。

被触压的桡动脉作为肱动脉的两个终支之一，先走行于肱桡肌和旋前圆肌之间，继而在肱桡肌腱与桡侧腕屈肌腱之间下行，绕桡骨茎突至手背，穿过第一掌骨间隙至手掌，其末端与尺动脉掌深支吻合形成掌深弓。从解剖结构来看，手腕部的冠状面解剖结构由浅入深依次可划分为肌肤、皮下组织、肌肉、脉管壁、血液、桡骨，该处的组织没有过多的肌肉，血管循行表浅，和邻近组织的分界较清晰，最易提取脉象信息。

西医学对脉象机制的认识逐渐深化，从多学科视角解读脉象。心血管功能、血流动力学、血液流变学、血管组织成分、循环血容量及其分布、自主神经活动等因素均能影响脉象形成。脉象是以心脏作为震动源规律性地舒缩，形成沿动脉血管和血流向前非线性传播的机械波，将血液运送至全身各处。正如《医学入门》讲：“脉乃气血之体，气血乃脉之用也。”血脉依赖血的充盈，气的鼓动。人们通过切诊体察到的浅表部位的血脉信息，即为脉象。脉搏的每一次起伏都可以看作一个浪潮，这一次又一次的浪潮即脉搏波形成的脉冲，即脉搏本质上是一种脉冲波。动脉搏动的波速、脉压，血液的温度、浓度每时每刻都在变化，脉搏波、血管壁、血液、周围组织的信息也相继产生变化。机体在正常生理状态下合成、分泌的代谢产物进入血液中，病理状态下异常物质（如癌胚抗原、炎症细胞等）也必然进入血液中，影响机体代谢。同时，各器官组织的形态学改变通过牵拉血管外附着的筋膜肌肉组织而引起血管壁的变化。血管壁、血液、脉管和脉搏波4个基本组成部分的信息协调交织，构成复杂的网络化脉象信息体系。

人体是一个动力循环的网络，各系统在脉冲波的共振作用下形成脉搏信息。脉搏是血液压力、速度、温度、浓度等信息的复合体，这些血脉中的信息经人体指端感觉提取，归纳为脉象要素，给我们提供了大量生物功能态信息，继而可指导临床实践。值得注意的是，脉搏中蕴藏着个体心理状态的信息，当人体受到刺激时，刺激信号经神经传导，使大脑皮质发出不同的神经电信息，支配调节心血管功能状态，以适应周围环境的变化，从而能够通过脉搏行为信息反推心理状态。

三、系统辨证脉学的与众不同

脉诊是中华文化的瑰宝，是中医学的精华。一提起中医，人们往往首先想到的便是把脉的三根手指，脉诊已成为中医学区别于西医学的独特之处。自公元前5世纪扁鹊首创脉诊这一诊断技术以来，脉学技术随历史长河不断开拓创新，涌现出大量脉学分支。

与传统脉学不同的是，“系统辨证脉学”细化了指感，基于25对脉象要素对脉象信息做出了全方位、多角度的阐述，脉象要素清晰鲜明，指下易明，学者易于接受掌握，对初次接触或未接触过脉诊的小白同样友好。《内经》所述的脉象特征，存在模糊记载和理解歧义的问题，因当时传统脉学指端感觉开发是不全的，对脉象特征的描述应用了大量“通感”手法进行描述，对手指感觉未给予清楚的解析，因此脉诊初学者容易产生困惑疑虑。例如，传统脉学中弦脉的脉象特征描述为“如按琴弦”，琴弦在动态和静态两种情况下的指感是存在差异的，“如按琴弦”是指被拨动的动态琴弦，还是静态下的琴弦呢?《内经》未做详细论述。“系统辨证脉学”基于自体系内的脉象要素，将传统脉学的弦脉拆解为“直”“敛”“刚”3个脉象要素，科学系统地做出了阐述分解。再如传统脉学中的洪脉，指的是脉象宽广阔大，有力度，“来”时强，“去”时弱，这是一种结合多种信息的复合脉象，对于脉诊小白，在初学的过程中同时接受多层信息容易困惑难解，不明指下的具体感觉。“系统辨证脉学”将洪脉分解为“粗”“强”“来驶去怠”“滑”，明确了指下手感。如此一来，初学者掌握了25对脉象要素便可获得打开精准辨脉的一把钥匙。

随着现代科学水平的提高，人们的认知、心理、思维等相较古人有着开拓性发展，基于高科技仪器的开发应用，机体奥秘不断被探索发现。齐向华教授结合系统论、血流动力学、血液流变学、认知心理学等现代学科理论，融合临床实践经验总结创立了一套全新脉诊体系——“系统辨证脉学”。以25对脉象要素为根基，脉象要素串联搭配构成脉象系统形成树干，脉象系统分类指导病因、病机、体质、个性、心理的诊断形成树枝，诊断相应的方药、针疗、音疗、调护方法形成花叶，创新性地总结“脉-证-治”多维度、多角度、多层面的中医脉诊体系。每次脉诊过程都是一次对疾病过程的体察、一次完整的心理认知过程，通过从脉体、脉搏波、脉管壁和血流四方面诊察脉象，辨析烦躁焦虑、惊悸不安、思虑过度、精神萎靡、郁闷不舒5种心理紊乱状态，指导进一步诊疗调护，真正做到了脉诊对疾病认知、疾病治疗的创新建构。例如在治疗失眠患者时，齐向华教授发现不同患者存在5类心理紊乱状态，即思虑过度、郁闷不舒、烦躁焦虑、惊悸不安、精神萎靡，可以通过5种心理紊乱状态脉象系统内容做出基础的判断，针对异常紊乱心理选用相应的立法处方。

四、系统辨证脉学的临床特点

（一）在心易了，指下易明

脉诊作为中华瑰宝的中医四诊之一，其独特之处在于可以“简单”地通过3根手指按压脉管便能获晓疾病之所在，将这份经验与技能流传推广是大家所期待的。然而，自古以来中医脉学传承便存在“在心易了，指下难明”的困难境地。纵观当前国内外现状，脉诊教学方式大多停留在理论传授层面，学者们仅建立起脉诊手感的文字理论体系，并非真正搭建起理论与临床实践的桥梁，脱节于临床应用体系。

“系统辨证脉学”应用系统论的基本原则与规律，融合认知心理学、现代信息学和血流动力学等学科理论，形成“寓教于学”的全新脉学体系，建立脉诊知识树学习图谱。通过剖析古今脉象要素的内涵与应用，研究者将易混淆、概念模糊、指感不明的脉象要素拆析分解，运用“系统辨证脉学”独到的五维（脉位、脉数、脉形、脉动、脉质）体系重新组合赋予清晰明了的脉诊描述。例如，“如盘走珠”的滑脉细化指感，不仅有血液流利度高的指感，同时涵盖了凸的要素。将传统脉象“微脉”分解为“细”“弱”“怠”“柔”，将“濡脉”分解为“细”“软”“浮”。在五维脉诊体系基础上，“系统辨证脉学”根据脉象要素两两相对，即“太过—不及”的特点来定义，如“寒热”“曲直”“枯荣”等，传授内容直观易懂。

（二）中西汇通，辨病精准

通过脉诊诊察西医疾病是历年来医学界的热点，是中医脉诊研究的一个重要分支。伴随康德拉·伦琴发现伦琴射线，X射线照相术的问世，西医现代诊疗技术随之发展，人体透视使检查、手术操作有的放矢，一方面方便患者了解自身健康状况，另一方面有效地提高了临床医者的诊断水平。传统中医基于望、闻、问、切的中医诊断学方法，通过自身发展逐渐与西医融会贯通。西医体系重视对人体结构及其相关结构变化的证据收集，而中医体系立足于人体功能及其变化的证据收集，2个体系侧重的关注点有所不同，有机地融会贯通可以实现精准医疗，减少患者痛苦，具有提高治疗有效性的临床意义。

中医诊断学的脉法作为直接诊察人体的一门诊断技术，在诊断西医疾病方面具有相对准确、简便、快捷且全面的特点，能够更好地借鉴汇通西医诊断技术与中医经验。由此，当今涌现出不少代表性脉法，例如“金氏脉学”“许氏脉法”等。“系统辨证脉学”在齐向华教授的传承创新发展下，以血流动力学、物理学、系统论等理论为基础，探索发现脉象要素在生理、心理、病理和疾病等多方面的临床意义，从定性、定位和定量层面常规诊断西医疾病，并综合诊断疾病发生序列和共病诊断关联分析，具有系统分析疾病过程、通过脉象诊断西医疾病的特点。例如，通过微观脉诊可以发现，冠状动脉粥样硬化性心脏病患者的脉搏扩张期存在特征性异常，左侧桡动脉脉搏波扩张期前1/3时段中层血流出现纵向、细长、质韧的“刚”“敛”特征；糖尿病患者、易患群体或血糖高的患者脉象存在一种特定手感“糖涩”，是伴随人体血糖升高而出现的一种特殊涩搏。人体脉搏沿轴向可划分为寸上、寸、关、尺、尺下5个部分，与人体从头到足化分5个部分相对应，例如，右尺脉“粗”“下”，尺侧缘“刚”，内侧凸表征结直肠、肛门疾病；寸部“粗”“上”，尺侧缘血管壁“刚”，内侧“凸”，寸部“热”“稠”“滑”表征眼部、牙齿疾病。通过脉象诊断西医疾病具有全面、便捷和相对准确的特点。

（三）未病先防，指导养生

“是故已病而后治，所以为医家之法；未病而先治，所以明摄生之理。”（《丹溪心法》）脉诊对整个中医临床活动的指导意义，不仅是已病的辨证施治，更是未病的提前预测，在人体尚未发病前，率先采取相应措施提高机体的抗邪能力，阻止病邪入侵，减少疾病的发生，达到未病先防、指导养生的目的。

古往今来，养生小妙招层出不穷，如何选择合适的养生方法是大家真切关注的问题。中医提倡调养身体、调摄精神的养生原则，即“形与神俱”，对身体和精神进行双重健康保养。脉象具有评定体质和个性的功能，在不同体质和个性情况下，机体对刺激的耐受性和易感性不同，存在不同的躯体和心理疾病的倾向性，通过脉象可以对易患疾病进行预测，评定疾病前期机体内环境紊乱情况，针对身体阴阳偏差进行养生调摄，切断疾病的发生途径，达到提早预防、提早诊断防范、防止疾病发生的意义。

许多躯体性疾病在发生之前有相应的脉象特征，根据这些特征采取相应措施。例如，当一次脉搏的传导距离长，脉管壁顺应性降低时，脉象呈现“长”“刚”者，提示有患高血压的风险，根据这个脉象特征追问患者是否存在高血压家族遗传史情况，给予相应调理建议。再如当脉象显现早期“糖涩”时，提示患者具有罹患糖尿病的风险。《脉简补义·诊法直解》说：“有是病即有是脉，脉在病后也。若夫病证未形，血气先乱，则脉在病先，诊脉而可以预知将来之必患某病也……然犹一脉主一病，病虽未形，脉象已定，故可据脉以决病也。”脉象表现出的异常特征能够给未病先防提供合理的依据。

不仅如此，不同的体质与个性存在相应的易患疾病，通过脉象能够提取出机体的体质和个性特点，指导患者选用合适的养生保健方法。例如，脉象呈现出“弱”“寒”情况，表示患者平素阳气不足，较其他人而言更容易出现畏寒等阳虚表现，容易感受寒邪内侵和水湿内停的疾病；当患者脉象表现出“数”“枯”特征时，提示患者是阴虚阳热体质，阴液不足，阳热亢盛，常出现口干舌燥、小便黄、大便干等临床表现，适合进食黏稠、润泽的食物，如山药，而不适合干燥、硬涩的食品；若患者表现出“数”“动”“上”的脉象特征，提示患者平素易烦躁，遇到事情易焦急烦乱，适宜虚静修心，令机体下沉收敛；当脉象出现“粗”“缓”“沉”时，提示患者容易郁闷不舒，气机沉压，不能升发宣扬，宜适当张扬兴奋，令机体气机上升；若患者脉象表现为“刚”“动”“细”“疾”，提示患者易思虑、易惊悸，心思凝敛。针对患者脉象表现出的体质、个性特点，分析其阴阳、虚实、寒热偏颇，预测易患疾病，从而指导人们在日常生活中的适宜、禁忌，并制定个体化的生活和工作模式。

第二节　系统辨证脉学学习妙招

一、脉诊基础定打牢，深化感觉需勤练

诊脉是通过手指指目按压桡动脉或其他动脉，来帮助提取出脉象中的异常要素，以此分析发病原因，判断疾病类型的一种方式。人体存在13种感

觉，包括触压觉、振动觉、运动觉、实体觉、温度觉、位置觉、定位觉、两点辨别觉、图形觉、精细触觉、重量识别觉、质地识别觉、速度觉。手指指目是人体感觉中最灵敏的部位，因为这些地方末梢神经发达，存在各种各样的感受器，这些感受器能够接收到各种各样的身体信息，可以很好地获取到这13种感觉。在医者手指指目与患者皮肤接触的信息交流过程中，可以很好地体悟到脉中现象，提取、分析脉象信息，分析患者的心理认知过程、疾病过程流。所以在学习诊脉前首先要做的是打牢基础，掌握人体13种常用感觉，并逐一地训练这些感觉，进化手指的感觉功能，为后续诊脉过程中同时开启多要素感知、提取异常脉象、分析病因病机奠定基础，但需要注意的是，诊脉时要考虑到患者一时的情绪、环境温度、月经期、过饱、情绪激动、婴幼儿或年老体衰状态等脉象的不同，排除“干扰项”，以便明确脉象的太过与不及，如此在实践中深化加强对理论的理解与记忆，对脉象信息的感知将会更加敏感，练就一双诊脉能手。脉诊常用感觉如下。

（一）触压觉

触压觉是指皮肤受到力的作用（机械刺激）经触压觉感受器沿神经节传至大脑产生的感觉。根据机械刺激大小、深部组织是否变形可分为触觉和压觉。皮肤表面受到微弱的机械刺激，兴奋的皮肤浅层触觉感受器产生的感觉称为触觉。在较强机械刺激下引起深部组织变形但未达到疼痛时产生的感觉称为压觉。诊脉时侧重运用压觉。

练习触压觉时，初学者要注意对力的把控。可尝试用指目对同一物体施以不同力的触压，如对桌面向下施加不同的压力；也可尝试使用相同的力触压不同材质的物体，如感受相同力度下对海绵和桌板的不同手感。如在练习“刚柔”这对脉象要素时，下压指目逐渐对桡动脉血管壁造成形状改变，感受整体或局部血管壁的顺应性大小，顺应性大的称为“柔”，顺应性小的称为“刚”。

（二）振动觉

一个振动的物体接触皮肤产生的感觉称为振动觉。人体皮肤可以感知振动，体内器官同样也存在振动效应，如心脏跳动，心脏作为震动源在搏动下产生机械波，波沿着动脉血管、血液向外播散到全身各处，当传到表浅的寸口桡动脉处时，指下即可感触到。

人们的生活离不开振动。声音在物体振动下产生、传递，沟通信息。例如，在听力考试中或在音乐剧场中，声波振动传入鼓膜，进而大脑将声音传递来的信息进行处理。练习振动觉时，可以用手指体会振动的音叉，也可以将手指放在振动的手机上训练，感受振动传递的细微震颤感。

以“动静”脉象要素为例，动静指的是在脉搏搏动过程中脉搏波的稳定性，也就是对脉搏波性状的探查。当指目感受到血管壁的抖动、振动或颤动的感觉时，称之为“动”，这是一种谐振波增加的手感，运用的是振动觉探知。心静、敏感度高的医者在诊脉时能够与患者感同身受，通过“动”这个脉象要素分辨出患者是悲伤、害怕、担忧、喜悦的心情，还是烦躁焦虑、郁闷不舒、萎靡不振、思虑过度或惊悸不安的状态。

（三）运动觉

运动觉又称“动觉”。当身体产生运动、位置发生变化时，分布在肌肉、肌腱、韧带、关节中的动觉感受器受到刺激，通过脊髓传导至大脑皮质的中央后回产生动觉，人体得以掌握自已身体部分的运动和位置情况。运动觉常用于敛散、来去、进退等脉象要素的诊断，在运动觉感知下可以得知桡动脉脉搏的周向、轴向扩张和血液流动的状态等。

初学者练习运动觉时需宁心静气，关注点着重放在指目下脉搏运动状态的感知上，感受脉搏搏动起点与终点的位置关系。初学者可以尝试将手指放在运转的传送带上，固定手指的位置，感受向前运动的传送带滑过指目的感觉。以“进退”脉象要素为例，心脏一次射血将血液泵出于外后，血液向前流动的速度是逐渐降低的，由此产生了一个速度差的现象，减慢的速度在初始快速的背景下，存在向后的一个相对运动趋势，也就是“进退”这对脉象要素，会给医者以血液“倒流”的感觉。当我们摸到血液从近心端向远心端流动的过程，称为“进”，血液从远心端回退到近心端的过程，称为“退”。

（四）实体觉

实体觉是指非视觉条件下手指对物体（大小、形状、性质）的感知能力。常用于感知脉象整体、局部乃至微观的形状特征，是辨别、判断脉象性质的重要依据。诊脉时运用的实体觉感知细微处脉象特征尤为重要，有助于肿瘤、结节、息肉等西医学疾病的诊断。

不同物体的形状、质地、大小、性质各不相同，如绿豆与小米的大小是不一样的，两者形状也存在差异。训练时可寻找不同的物体进行感知，感受这个物体与其他物体的差异。以“凸凹”脉象要素为例，很多患者的脉管并不是平整光滑的，会存在凸起、凹陷的情况。凸起的脉象常见于肝气郁滞患者，左关出现一个明显的“圆包”，如气球一般，指下是气泡感，称之为“凸”；寸、关、尺三部某处脉象凹陷，则常见于内部脏器萎缩、缺如患者，称之为“凹”。

（五）温度觉

温度觉是指皮肤在外界不同温度的刺激下产生的感觉。手指有感受冷觉和热觉两种不同温度范围的感受器，物体温度的刺激作用于皮肤温度感受器，产生的兴奋传入大脑皮质引起温度觉。脉诊运用手指的温度觉感知脉象整体、局部乃至微观的温度差异，是判断病机根源的重要依据。

热水、温水、凉水、冷水，这4种水的温度存在差异，平日训练中依次将手指放入4种水中，感受其中温度的差异与不同点，进而对应于人体脉象，分析“寒热”脉象要素的不同。当摸到指下温度低于正常值，类似于凉水、凉气的指感，能够很直接地感受到温度是不高的，称为“寒”，此种脉象经常在受凉患者中见到，脉管外侧缘有明显的凉气外散；当摸到指下温度偏高，甚至是蒸腾向外散热的手感时，称为“热”，常见于肝火旺盛的患者，左关“粗”“凸”、向外散发很强的热辐射。

（六）位置觉

位置觉是一种不借助视觉和触觉等而感受空间中位置以及身体各部分相对位置的一种感觉，属于深感觉的范畴。脉体、脉管壁、血流、脉搏波在寸口部显现的空间位置各不相同，运用位置觉感受4个层面不同位置信息对疾病诊断具有重要意义。

初学者练习位置觉时可闭上眼睛细细体会不同指力下所处的不同位置层面，是贴近皮肤的浅层还是深入桡骨的底层。以“浮沉”这对脉象要素为例，采用不同的指力，运用单按或总按的指法下压脉搏到搏动状态最强的层面，用指力量重且搏动最强的层面距离脉搏初始处较远的，称为“沉”；用指力量轻且搏动最强的层面距离脉搏初始处较近的，称为“浮”。

（七）定位觉

当人体受到外界刺激时，机体通过反射活动对刺激作用于机体某部位做出判断的能力称为定位觉，属于深感觉的范畴。定位觉和位置觉联合运用可以感知整体、局部或微观脉象特定血流层面或脉搏波搏动层面的一些脉象特征，具有定位意义。

以“高深”这对脉象要素为例，脉诊者运用指目变换指力，在脉搏波上升支与下降支的整体起伏上，探测脉搏的最高点、最低点与回到基点的径向深度，通过定位最高点、基点和最低点这3个点，测量两点之间的距离。升起有余的称为“高有余”，升起不足的称为“高不足”；沉降有余的称为“深太过”，沉降不足的称为“深不足”。

（八）两点辨别觉

人体皮肤具有在1个或2个刺激下辨别两点距离的能力，头脑反应快者灵敏度高，反应慢者灵敏度低。皮肤不同部位具有不同的触觉感受器，人体能够辨别皮肤上2个点的最小距离叫两点辨别阈值。运用手指的两点辨别觉能够辨别多个脉象特征出现的时段差异，常用于“长短”“来去”“怠驶”“疾缓”“高深”等脉象要素。

初学者练习两点辨别觉时建议在凝气聚神状态下体会。以“长短”脉象要素为例，首先找到脉搏搏动的起跳点，随着一次脉搏搏动沿血管壁的推进，搏动落回基线时为终点，此时起跳点与终点之间的距离长度即为长短脉象要素。一次脉搏搏动距离长的称为“长”，距离短的称为“短”。

（九）图形觉

图形觉是指手指具有感知辨别几何线条或几何符号等图形的一种能力，以反映事物各类特征或变化规律。正常情况下脉搏搏动波沿血管壁均匀地向管壁外、管壁、血流层面播散，呈现出均匀和缓、脉形圆和的状态。当机体出现异常病理反应时脉象会相应变化，例如，出现细条状血流、细丝状血流、圆包样凸起等不同图形表现，运用手指的图形觉可以感知到。

图形觉的练习首先建立在对线条形状、边界的感知上，后经线条的组合搭配呈现出多式多样的图形。例如，有些患者桡动脉旁存在另一条搏动活跃的线状脉，称为附脉，这是随着脉的搏动脉管外出现的条形褶皱，指下的形状呈现出丝状、条状，常见于脾胃虚寒的患者。

（十）精细感觉

精细感觉是指手指能够辨别物体形状和性质，以及两点之间距离感觉的一种能力，是一种极精细微的感觉。常用于脉诊过程中感受血液的流利度、浓度或脉搏波等。

精细感觉属于较难掌握的一种感觉，建议将以上众多感觉练习熟练后再进行训练。以血液浓度为例，在精细感觉下辨别物体的性质可以将血液浓度细分为稠、较稠、正常、较稀、稀5种分度，甚至更多层的划分，需要初学者在练习时排除一切杂念，专注于精细划分的感知。以“稀稠”这对脉象要素为例，稀可以类比为清稀的清水，稠可以类比为混浊的泥浆水。当手指下是稀薄、平淡、血液内容物较少的感觉时，称为“稀”，常见于有大出血病史或贫血的患者；当手指是稠厚的、浓稠的、血液内容物过多的感觉时，称为“稠”，常见于平素喜好肥甘厚味、肥胖的患者。

（十一）重量识别觉

在地心引力下，不同物体所具有的向下的力的大小不同。手指具有感知辨别物体不同重力的能力，这种能力称为重量识别觉。在“强弱”这对脉象要素的提取时便运用到重量的识别，当下压桡动脉时，脉管变窄，脉管内脉搏或者血流会对指端产生一个力的冲击，当我们感受到的是强有劲的作用力时，称为“强”；当感受到的是薄弱的力度时，称为“弱”。

（十二）质地识别觉

手指对棉、毛、丝、橡皮等不同质地的物体具有分辨其质地的能力，称为质地识别觉。常用于感知血流层面局部或微观脉象出现的特异质地特性，例如，棉花的轻柔感、羽毛的毛流漂浮感、细丝的丝条感、橡皮的软硬兼备感等。在“凸凹”脉象要素中，根据手指感觉下的不同质地，还可以再细分为软泡样、橡皮样、硬结样等。软泡样凸起代表此部位多存在囊状占位；手感如橡皮状弹性、硬度兼备的凸起代表此部位多存在恶性肿瘤占位；手感如硬结样坚硬扎手的凸起代表此部位多存在结石性占位。

（十三）速度觉

速度觉是指手指对物体运动快慢进行分辨的感觉。常用于感知脉搏搏动在桡动脉管壁上的传导速度以及血流在流动过程中速度的变化。

初学者练习速度觉时可以选择将指目放在不同速度的传送带上，感受这些速度的差异，哪些是快的，哪些是慢的，两者相差有多少。练习到一定程度后，便能够伸手知快慢，可以细分到很快、较快、正常、较慢、很慢，甚至感受到更细的速度划分。以“疾缓”这对脉象要素为例，采用单按或总按的指法，运用不同的指力感受血液流动的快慢，当指下的手感如高铁疾驰的迅速时，称为“疾”；若摸到的手感速度不快，类似于慢步行走的低速时，血液向前流动的速度低，称为“缓”。

二、脉诊操作需深耕，注意事项莫忘记

（一）诊法常以平旦

一天中的清晨称为平旦，是诊脉的最佳时间。此时气血未乱，阴气未动，阳气未散，饮食未进，经脉未盛，络脉调匀，脉象最接近患者的实际情况。但现实中一般很难做到平旦诊脉，尤其是门诊急诊的患者，来诊时间不

固定，医者要及时诊察，四诊合参，不可拘泥于平旦的脉诊时间；病房患者稳定居住于医院，脉诊的时间选择空间大，建议医者在早晨查房时诊脉，此时脉诊获取到的信息最接近患者的真实病况。诊脉时间的选择切不可拘泥于平旦，重点在于患者处于心平气和、机体内外较少有波动的情况下，都可称为诊脉的理想时间。临证时尽量减少外界因素的干扰，让患者在诊脉前休息10~15分钟，尽量保持安静，使患者的气血免受外界因素的干扰。

（二）安静的氛围是诊脉的最佳环境

尽量避免人声嘈杂、温度、湿度、强光等对医者注意力和患者情绪变化产生干扰的不利因素。若诊室外语声嘈杂，建议耐心劝导大家保持安静。若诊室内温度过冷或过热，建议打开空调保持室内最适宜温度。若正午太阳高照时患者就诊，建议室内拉上白纱窗帘，使室内光线柔和，以免分散患者或医者的注意力。

（三）持脉有道，虚静为保

诊脉时医者仪态要端庄大方、稳重认真、温和放松。医者保持一个好的体位，不仅有助于提高诊脉的精确度，同样展现出医者的个人精神面貌，是俘获患者信任的一大法宝。医者和患者侧向而坐，腰板自然挺直，手臂自然平放于桌面，手指自然搭于患者的寸口处。

患者处于坐位时，需要解开袖口，将手腕上的饰物如手镯、手链和手表等摘除，背包拿下，前臂自然伸直，与心脏处于同一水平；手腕伸直，手掌向上，手指微微弯曲；患者的腕关节下方垫脉诊垫，使寸口部位充分伸展。患者处于卧位时，需要将双臂自然平放于身体两侧，此时手臂与心脏处于同一水平；手心向上，暴露出手腕部；同样在患者腕关节下垫以脉诊垫，充分舒展寸口部位。

需要注意的是，患者一旦摆好姿势，在诊脉时尽量不要变换体位，切记患者的身体不要扭曲，不要翘二郎腿，避免因错误体位影响气血的运行，使脉象失真。

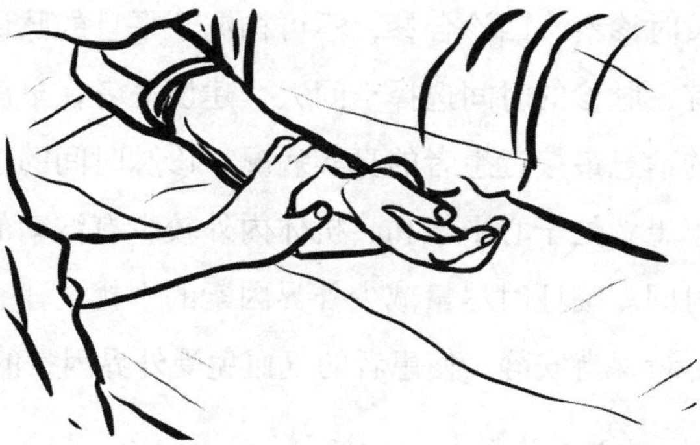

图1-2-1　诊脉操作图

（四）排除干扰因素

体力劳动、精神状态、饮食、月经等干扰因素都会影响病理脉象因素的提取诊断。患者处于疾行、剧烈运动、暴怒、大喜、紧张、酒后、过饱、过饥等情况下时，不可直接上手诊脉。若来诊患者刚刚完成疾行或剧烈运动，建议静坐休息5分钟；若来诊患者刚刚大怒、大喜或心情紧张，建议待心情平稳后再接受诊脉。

（五）选指、布指歌诀

中指定关要准确，其余两指依次落。
高者宜疏矮者密，小儿单指即诊断。
三指平齐呈弓形，指目测脉清晰明。

注释：诊脉选用示指、中指和环指这3根指头。医者先以中指按压在患者桡骨茎突内侧，以此确定关脉的位置，随后依次将示指放于关上，环指放于关下。由于医者与患者会存在体型差异，医者的指寸不能适用于每一位患者，因此需要根据患者的身高做出相应调整。面对身高较高的患者时，可以让三指的摆放适当稀疏；面对身材矮小的患者时，可以让三指的摆放适当紧密。小儿的身材更加矮小，我们采用的是“一指定三关”的方法，用示指或拇指同时按压寸、关、尺三部。确定好三指的位置后，三指指端需要摆放平齐，手指略呈弓形，与患者的体表略呈45°角，这样的角度可以使指目紧贴在脉搏搏动处，用灵敏度最高的指目清晰明了地感受脉象。

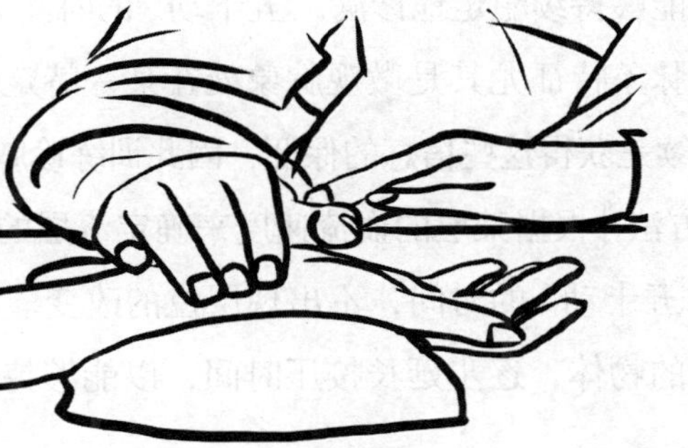

图1-2-2　三指布指图

（六）"举—按—寻"三步运指法

医者布指完成后，运用手指感觉，采用"举—按—寻"三步运指法依次对患者脉象进行总按或单按，多层次、多点位搜寻脉象信息。

1. 通过三步运指法以获取浮、中、沉三位背景下的总体及单部脉象信息，体察脉象细节。

［训练方法］

举法：医者的手指轻轻地按在寸口脉搏跳动部位以体察脉象。用举的指法取脉称为"浮取"。

按法：医者手指用力较重，甚至按到筋骨以体察脉象。用按的指法取脉称为"沉取"。

寻法：医者手指用力不轻不重，按至肌肉，并调节适当指力或左右推寻，以细细体察脉象。这种方法取脉称为"中取"。

总按：三指同时均匀用力，从总体上辨别寸、关、尺三部和左右两手脉象的形态、脉位、脉力等。

单按：一指用力，其他二指轻轻抬起。分别体察寸、关、尺各部脉象的位数形势等变化特征。

2. 脉诊层位可分为浅层脉、中层脉、深层脉、底层脉四部分，在取桡动脉深层血流的信息时需要有较强较持久的指力，因此灵活运用指力是脉诊中所必需的能力。

［训练方法］放松手腕，并持久地按压一个有韧性的物体，逐步延长按压

的时间，以能够持续稳定地诊满“五十动”的时间为度。

3.有些脉象特征尤其是微观脉象处在某一特定的空间位置，保持脉诊部位的恒定持续是获得这些信息的保证，因此训练诊脉位置稳定性是必要的。

[训练方法]根据某层的血流速度来确定流层的位置，并能够在这个流层位置保持“五十动”的时间，不出现层位的改变。放松手腕，并持久地按压一个有韧性的物体，逐步延长按压时间，以能够持续稳定地诊满“五十动”时间为准。

4. 脉搏波接近于正弦波，其下降支是背离手指感觉平面的运动，因此要求医者在诊脉时适当变换指力，以追踪下降支的运动速度，采集下降支出现的信息。

[训练方法]将手指保持在某个固定的血液流层，同时采用加压追踪的方法，保持与下降支的同步运动，适用于来去、怠驶脉象要素的提取。

5. 采集微观脉象特征时，反应时间是关键，一般要达到0.05秒的最小限度。

[训练方法]在脉搏波时间的基础上逐步分割多点反应的方法，即将整体脉搏波时间先一分为二，待到训练感觉清晰明了后，再进行一分为四、一分为六的训练，最终达到对整体脉搏波每一个时段都能够清楚感觉和辨别的程度。

6. “图形—背景”脉的认知训练。脉象由“图形”脉和“背景”脉构成，“图形”即整体脉象的突出或演化，体现脉象细节。“背景”即脉象背景，是脉象本质的体现。

[训练方法]时刻注意区分局部的脉象图形和大的脉象背景之间的关系。

三、脉诊学习有妙招，六大方法记心中

方法一：逐个攻破。

初学者在学习脉诊、训练脉象要素时切不可贪图求快，建议每次训练一对要素，一个一个逐个攻破。这种仅开放单一通道的方法，有助于学者排除其他感觉的干扰，能够细致强化对单一脉象要素的感知力，印象更加深刻，

为后续的综合训练立根基、打基础。例如，在练习“滑涩”这对脉象要素时，脑海中仅呈现滑涩的情景图像，是如滑珠般流利，还是如砂纸般滞涩。在三指按到最大血流层时，心里单纯体会手指下血液的流利度，而不去思考血液黏稠度、血流势能等的其他信息。这样一对一对、心无旁骛地练习，一对练好了再练下一对，有助于快速掌握脉象要素。

方法二：对比相参。

“系统辨证脉学”脉象要素之间大多存在明显的对比差异，例如，曲直脉亦或是寒热脉，曲和直、寒和热都是明显的对立关系。对具有明显差异的脉象要素，提倡初学者采用对比训练方法。例如，初学者在练习“曲直”脉时，当摸到一个直脉，可以去找一个曲脉来摸，曲脉常见于历经较多坎坷历程之人。通过这种明显差异的手感能够帮助初学者明确要素之间的不同点，印象深刻，脑海中的图景记忆更加鲜明。

方法三：取象比类。

取象比类的方法一直贯穿在中医学的学习中，在脉诊的学习中同样适用，将脉象特征与生活中其他事物特征相关联，有助于学者加深对脉象的理解与记忆、识别。例如，“长短”为一次脉搏搏动的长短，与现实生活中小朋友跳远相似，跳远距离长类比为脉搏搏动长，跳远距离短类比为脉搏搏动短。“高深”与投篮高度相似，以投到篮筐的高度为基线，投篮高于篮筐水平线的为太过，投篮低于篮筐水平线的为不及。“来去”可类比越过石头的水流，水流流动轨迹形似半圆，分为上升段和下降段，水流自上升段流动至下降段以越过石头，水流上升段形似来，水流下降段形似去。

方法四：古今汇通。

古代医家对脉象有不同的分类与解析，并在此基础上发展运用，以传统28脉为例，运用于当代各种医书医案的分析辨证，经典医案层出不穷。但由于古今指感开发不同，存在古代定义的脉象概念混沌歧义的纷扰。运用“系统辨证脉学”的要素可以解析传统28脉。例如，“端直以长，如按琴弦”的弦脉用“系统辨证脉学”可分解为“刚”“直”，“如按葱管”的芤脉可分解为“刚”“稀”“弱”。如此帮助初学者更好地对精细脉诊训练、分析学习古今医案。

方法五：情景再现。

“学而不思则罔。”职业素养是流淌在血液中的，而不是仅停滞在脑海里，学习脉诊亦是如此。习脉者平日多思考，在练习脉象要素时，脑海中构建情景图像，“刚”是一种什么手感，“柔”是一种什么手感，将这些手感以图片形式存储在脑海中，当临证诊脉时，手指搭在患者脉上的瞬间，能迅速调动图像库，分辨触及的脉象与图像库中哪一个相似，确定脉象要素，长久训练下来便能达到下指立断病脉的熟练诊脉技能。

方法六：体会脉势。

体察脉体、脉管壁、脉搏波和血流四方面的脉象势能，是掌握脉象细节的必经之路，是基础脉象要素的进阶版内容。“脉势”一词由周学海所创，是指脉搏在基础形态下呈现的运动态势，包括轴向、径向和横向等方位的势能变化。许多脉诊初学者认为脉诊技能是玄幻之事，脉理复杂难学，难以掌握，然而学会脉势即有着“敲门砖”的作用，通过脉势能够帮助医者洞察脉诊精微，进而登堂入室。脉体方面的脉势包括“浮沉”“上下”；脉管壁方面的脉势包括“敛散”；脉搏波方面的脉势包括“来去”“高深”“动静”；血流层面的脉势包括“进退”。在熟练诊断单一脉象要素后，转而进入脉势的训练学习。此时需要关闭单一脉象要素的感知通道，开放4个层面的认知感知，此时心里可以进行思考：整个脉管壁寸关尺表层、内侧和外侧九部分的“敛散”是一致的吗，是否有差异呢？在一次完整的脉搏波搏动中，整体来与去的阶段加速度变化是怎样的，势能是否存在异常？体会脉势是一个静心活，勤加练习，方能练成。

四、脉诊歌诀快快记，熟记于心练巧手

（一）脉象要素

系统辨证25脉，熟记多练技艺成。

位4数2与形2，动10质7要素全。

浮沉脉位深与浅，上下脉搏超正位。
左右差异区别诊，内外尺桡与外周。
迟数脉率快慢取，结代脉动失节律。
曲直整体寒热心，粗细中取定范围。
长短脉波传距离，高深脉波垂直位。
来去脉波升与降，怠驶脉波速快慢。
进退中取振动行，疾缓血流速快慢。
凸凹血流异常形，敛散管壁舒缩势。
动静脉波稳定性，强弱脉搏力大小。
寒热脉象温度异，稀稠血液浓度异。
滑涩血液流利度，枯荣干枯与润泽。
清灵稠浊脉象分，管壁厚薄分不同。
顺应强弱为刚柔，二十五脉常练习。

注释：“系统辨证脉学”脉象要素共有25对，熟记多练便可掌握这项技能。脉象要素可分为位、数、形、动、质层面，其中空间位置要素包含4对，数率要素包含2对，空间形态要素包含2对，搏动要素包含10对，质地要素包含7对。

1. 空间位置要素（4对）

“浮沉”要素是指脉搏搏动在寸口部的深浅位置。“上下”要素是指轴向的脉搏搏动超过寸口三部（超过寸为上，超过尺为下）。“左右”要素是根据左右手脉象差异辨别诊断疾病。“内外”要素涵盖脉尺侧、脉桡侧以及脉管外周组织的病理信息。

2. 数率要素（2对）

“迟数”要素是指脉搏跳动的快慢。“结代”要素是指脉搏搏动失去正常节律。

3. 空间形态要素（2对）

“曲直”要素是指脉体向尺侧或桡侧偏曲或挺直，临床能够辨别寒热以及心率状态。“粗细”要素是指中取到最大血流层时脉动应指的周向范围大小。

4. 搏动要素（10对）

“长短”要素是一次脉搏搏动，脉搏波沿血管壁传递距离的长短。“高深”要素是指脉搏波垂直性脉位的高深程度。“来去”要素是指一次脉搏波的上升和下降势能。“怠驶”要素是指脉搏波沿脉管壁传导的速度快慢。“进退”要素即中取到最大血流层面，血流从尺到寸行进称为“进”，血流从寸到尺行进称为“退”。“疾缓”要素是指脉管内血液流动的速度快慢。“凸凹”要素是指血流层面呈现的凹陷或凸起的运动特征。“敛散”要素是指桡动脉脉管壁收缩与舒张的运动势能。“动静”要素是指脉搏搏动时脉搏波的稳定性与否。“强弱”要素是指桡动脉脉搏压力最大时的压力大小。

5. 质地要素（7对）

“寒热”要素是指脉管或血液的异常温度。“稀稠”要素是指脉管内血液的浓度。“滑涩”是指脉中血液运行的流利程度。“枯荣”要素是指脉干枯或润泽的感觉。脉象清澈灵透称为“清”，脉象粗糙浑浊称为“浊”。“厚薄”是指桡动脉血管壁的厚度。“刚柔”是指脉管壁顺应性的强弱。

（二）诊脉准备事项

脉诊操作需深耕，注意事项莫忘记。
平旦安静最为佳，少有扰动脉象准。
持脉有道虚静保，过劳过饥等不可。
中指定关两指落，高疏矮密呈弓形。

注释：大家需要注意，脉诊操作有一些注意事项。平旦清晨是最佳的诊脉时间，但也不可过于拘泥，按临证需求灵活应对，急诊患者来诊当下即需诊脉。把脉时讲究患者与医者双方的清净融合，内心平静安和。若患者处于过劳、过饥等情况，此时脉象存在失真情况，建议暂且不要诊脉。正式诊脉时中指定关，环指和示指顺势放在尺部和寸部，手指弯曲呈弓形。对于高个患者，医者的布指相应疏松一些；对于矮个患者，医者的布指相应紧凑一些。

（三）单对脉象要素歌诀（以曲直、敛散为例）

1. 曲直

曲直脉管弯曲直，总按形态与距离。

寒盛惦念尺侧曲，热盛开朗桡侧曲。

思虑过度脉挺直，心理脉弯障碍曲。

注释："曲直"这对要素指的是桡动脉脉管弯曲或挺直的现象，诊脉时一般采用总按的指法按压桡动脉，感受脉管的形态及与尺、桡侧腕屈肌腱的距离。通常机体寒邪偏盛或人们对事物特别关注、惦念时，桡动脉会向尺侧弯曲；当机体热邪偏盛，又或人们遇事消化吸收能力强、心大开朗时，桡动脉通常向桡侧偏曲。脉形挺直的人多有思虑过度的情况，脉形扭曲的人通常存在心理障碍。

2. 敛散

敛散脉管收缩舒，单总中力最大层。

扩速收慢是散脉，扩慢收速是敛脉。

热盛气虚散脉见，寒盛气充敛脉见。

紧张贪婪脉收敛，心大无欲脉散发。

注释："敛散"指的是桡动脉血管收缩、舒张的运动态势。诊脉时采用单按或总按的指法按压桡动脉，用中等指力按压至血流最大层。桡动脉搏动扩张迅速、收缩缓慢的是散脉；搏动扩张缓慢、收缩迅速的是敛脉。当机体热盛或气虚统摄乏力时，脉见散象；若机体寒盛或正气充盛、统摄有力时，脉见敛象。紧张、贪婪、关注等心理张力高时脉多为敛；心理张力低，为人大大咧咧、无欲无求时脉见散象。

第三节　系统辨证脉学实战学习

一、入门首学脉象要素

（一）脉象要素初探

脉象是一个复杂的信息集合体。为便于学习，初学者可将其拆分为各种物理特征来感受，即脉象要素的分化。通过手指单一感觉通道提取到的各种物理信息，称为“脉象要素”。“系统辨证脉学”运用人体13种感觉（触压觉、振动觉、运动觉、实体觉、温度觉、位置觉、定位觉、两点辨别觉、图形觉、精细感觉、重量识别觉、质地识别觉、速度觉）的划分，形成25对脉象要素，从脉体、脉管壁、脉搏波、血流4个角度全方位、多层次剖析脉象特征，包含辨识形象、位置、率律、压力、张力、流利度、黏稠度、脉势、枯润、温度、速度、均衡度、质地、附脉14种脉象信息。犹如26个字母在各种排列组合搭配下可以构成成千上万个单词；作家、诗人组合不同的词句妙笔生花，写下唯美惊艳的文章；经过拼接各式各样的积木零件，搭建起梦想城堡。脉象要素正如字母、词句、积木零件一样，属于基本元素，是构成复杂脉象的元要素。如同优秀的乐队指挥能够听清每位乐手演奏声音。脉搏作为各种属性的信息集合体，脉诊高手亦能够明晰脉象中各种属性特征。达到这种水平非一日一时之习，“勤能补拙是良训，一分辛劳一分才”，需要长期练习。

（二）脉象要素的分类方法

脉象信息的各种属性存在差异，不同属性的信息决定不同的分型原则。初学者运用手指感觉感受脉象中存在的各种物理信息，进一步理清脉象中传递的信息，通过多维度、多层面分析脉象要素，指导正确判断病因病机及症状。研究者将25对脉象要素分类归纳为以下4种。

第一，在脉诊空间视角下，根据不同的信息来源归纳分类为空间位置要素、数率要素、空间形态要素、搏动要素、质地要素，将脉管从5个方面脉象要素区分鉴别并细致划分。

表1-3-1　信息来源划分脉象要素表

空间位置要素	数率要素	空间形态要素	搏动要素	质地要素
浮沉、上下、左右、内外	迟数、结代	曲直、粗细	长短、高深、怠驶、敛散、动静、来去、疾缓、进退、强弱、凸凹	寒热、稀稠、滑涩、枯荣、清浊、厚薄、刚柔

第二，在血管的解剖学视角下，根据脉体、脉管壁、血流、脉搏波的分类方法，从4个方面清晰明了地分类划分，有助于初学者在区分单一脉象要素时将脑海中脉搏搏动的三维空间视界拆解为4个部分（脉体、脉管壁、血流、脉搏波），帮助理解掌握。

表1-3-2　部位划分脉象要素表

脉体	脉管壁	血流	脉搏波
浮沉、上下、左右、内外、曲直、粗细、寒热、清浊	厚薄、刚柔、敛散	疾缓、进退、强弱、凸凹、稀稠、滑涩、枯荣	长短、高深、怠驶、迟数、结代、动静、来去

第三，在系统中医学视域下，根据定位、定性的分类方法，理清各脉象要素在疾病发展过程中所处的层级，分析还原病程演变。脉象中存留疾病痕迹，对相应病变脉位结合病变性质进行辨证归纳总结，在“病位+病性”的诊断思路下，初学者根据脉象要素剖析疾病过程，指导临床处方用药。

表1-3-3　病位、病性划分脉象要素表

病位	病性
迟数、结代、粗细、长短、高深、怠驶、敛散、动静、来去、疾缓、进退、强弱、凸凹、寒热、稀稠、滑涩、枯荣、清浊、厚薄、刚柔	浮沉、上下、左右、内外、曲直

第四，2021年度诺贝尔生理学或医学奖研究成果支持了脉诊技术机制[2]。脉搏的各种变化及关联与机体的各种功能活动相映射，构成动态网络。诊脉的过程运用到4种感受器，包括压力感受器（环层小体）、温度感受器、拉伸感受器（鲁菲尼终末期）和触觉感受器（麦克尔氏触盘、迈斯纳氏小体）。按照这4种感受器将脉象要素分类如图1-3-1所示。其中拉伸感受器存在3个方向（X轴、Y轴、Z轴）的信息，X轴即左右方向，Y轴即血流的方向，Z轴即垂直于血流的方向。X轴与Z轴组合蕴含着脉象纵切面的信息；X轴与Y轴组合蕴含着脉象横切面的信息；Y轴与Z轴组合蕴含着脉象矢状面的信息。

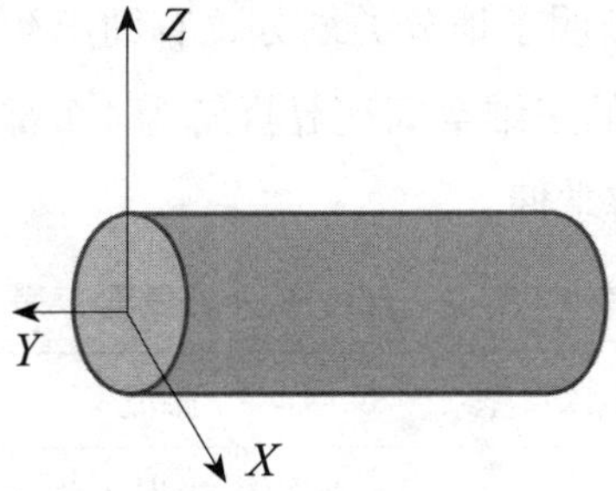

图1-3-1　X轴、Y轴、Z轴

表1-3-4　感受器划分脉象要素表

压力感受器	温度感受器	拉伸感受器			触觉感受器
		X轴	Y轴	Z轴	
强弱、刚柔	寒热	左右、内外、粗细、敛散（左右方向）	上下、进退、迟数、结代、曲直、长短、怠驶、进退、动静（顺着血流方向）	浮沉、凸凹、高深、来去（垂直于血流方向）	稀稠、枯荣、清浊、厚薄、滑涩

（三）提纲挈领的位、数、形、动、质

1. 脉位

（1）浮沉："浮沉"是脉搏搏动在寸口脉的位置深浅。浮脉是指位置表浅，沉脉是指脉位深下。"浮沉"要素可见于整体脉象和局部脉象。

[取象比类]游泳时浮在水面上游行称为漂游，也可以潜入水中称为潜水。脉象亦是如此，脉搏处于表浅位（靠近皮肤）称为浮脉，脉搏处于深层位（接近桡骨）称为沉脉。

[训练方法]主要运用触压觉、位置觉感知"浮沉"要素。采用不同指力，运用单按或总按的指法在寸口按压整体或单部脉，感知脉位的深浅。

将寸口脉"按至骨"，将所用指力看成"总指力"，再用相应指力探查脉位。所用指力小于总指力的2/5便触及寸口脉，为浮脉。所用指力大于总指力的3/5才触及寸口脉，为沉脉。总按三指下压到各部脉的搏动同时最强，脉象感觉最敏锐的时候是中取的最标准位置。这时的力度基本上没有把脉管压扁。如果是单按，亦以该部脉搏搏动最强位置为标准。

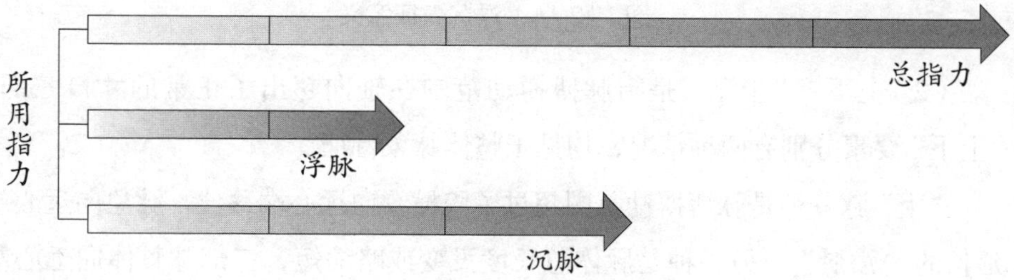

图1-3-2　浮沉脉指力划分

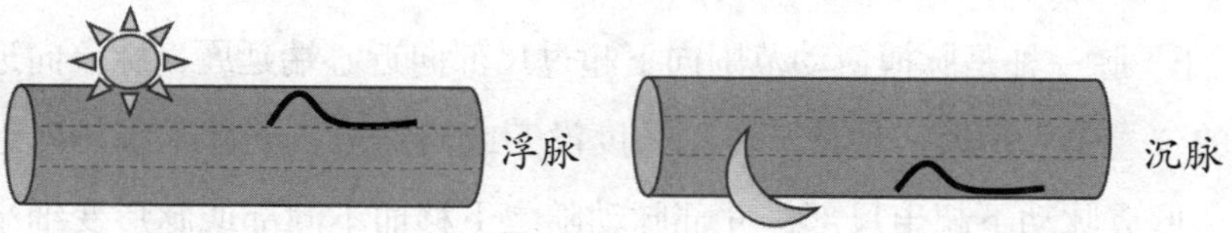

图1-3-3　浮沉脉示意图

［表征意义］

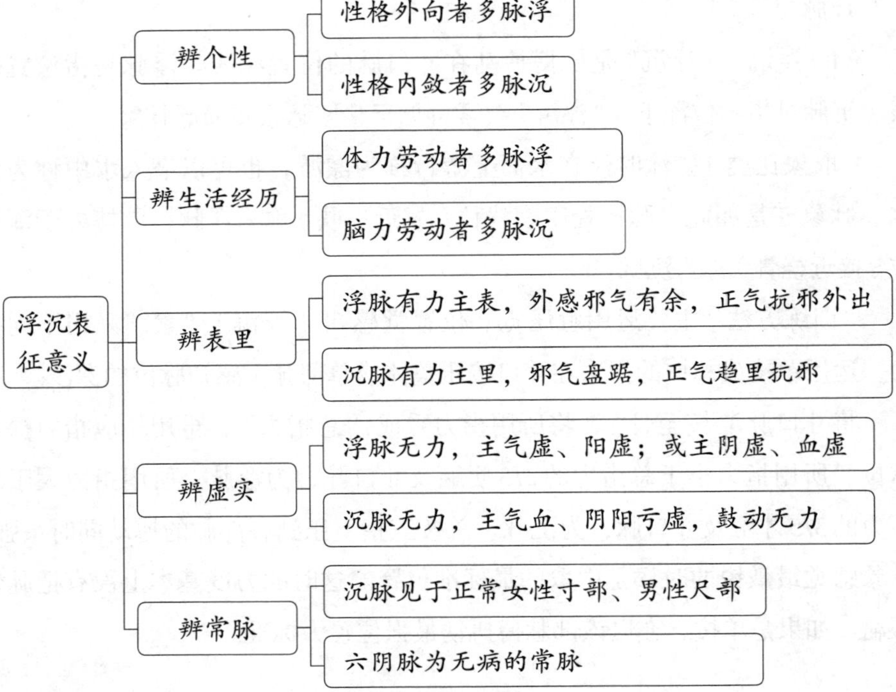

图1-3-4　浮沉表征意义

（2）上下："上下"是指脉搏搏动范围在轴向超出了正常的寸口三部。"上下"要素分别有两种情况，均见于整体脉象特征。

"上"脉一种是脉搏搏动范围超过了腕横纹向远心端移位，脉象向远心端延长的"溢脉"；另一种是脉体总长度没变或略缩短，三部脉整体向远心端移位，形成脉动上超过寸部，尺部脉动随之上移而不满部或脉形变细小、压力变小，呈现出"上盛"的脉象。

"下"脉一种是脉搏搏动范围向下超过尺部向近心端延展，脉象向近心端延长的"覆脉"；另一种是脉体总长度没变或略缩短，三部脉整体向近心端移位，形成脉动下超出尺部，寸部脉动随之下移而不满部或脉形变细小、压力变小，呈现出"下盛"的脉象。

［取象比类］小鸡出壳向上露出头类似脉搏波动的"上"，小鸡出壳向下露出脚，类似脉搏波动的"下"。

［训练方法］主要运用位置觉和形态觉进行“上下”要素的感知。采用总按、单按的指法按压尺部或寸部，于寸口整体部位、超过腕横纹远心端和尺脉近心端，感受脉搏搏动的空间位置。

［表征意义］

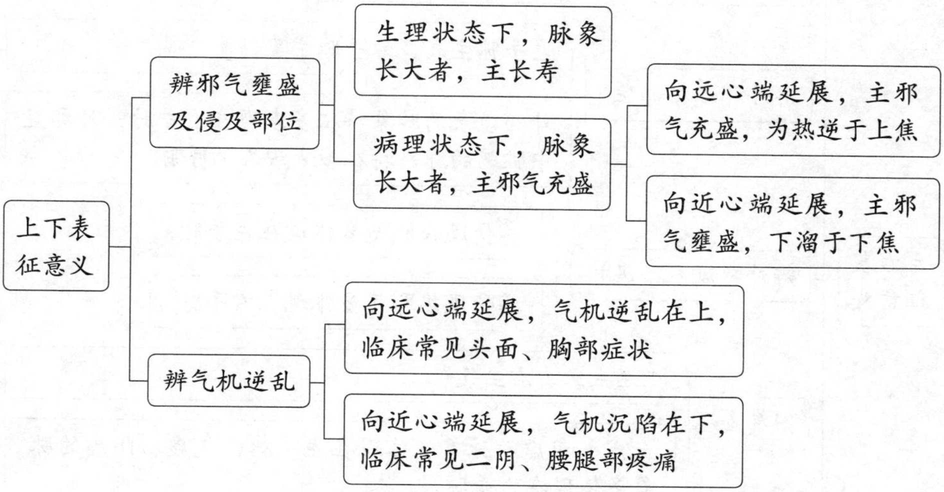

图1-3-5　上下表征意义

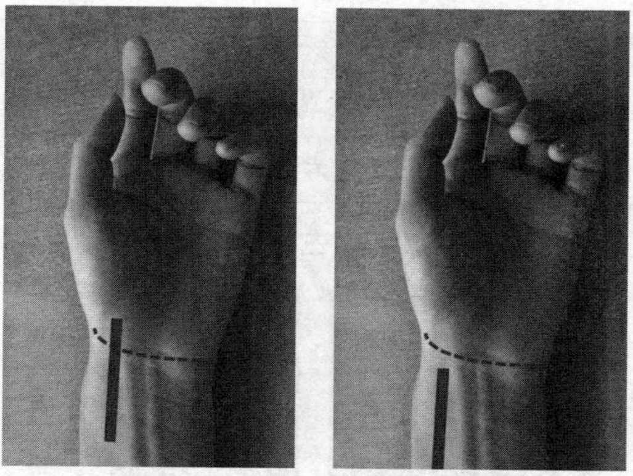

图1-3-6　上下脉示意图（左图为上脉，右图为下脉）

（3）左右：“左右”根据左右手脉象特征的差异来诊断疾病或根据左右手不同脏腑定位来诊断疾病。

［取象比类］两只手，左手脉象称为左，右手脉象称为右。

［训练方法］以医者的左手诊患者右手，以医者右手诊患者的左手。寻按

不同层次的血管壁、血流以获取左右手的脉象特征，进行对比。

［表征意义］

- 左右表征意义
  - 辨病变脏腑器官
  - 辨外感内伤
    - 左手脉主外感邪气，右手脉主内伤
  - 辨外邪侵犯部位
    - 左手脉主表，右手脉主里
    - 外邪袭表的脉象特征多表现在左手脉；外邪直中脏腑的脉象特征多表现在右手脉
  - 辨外感风寒、风热
    - 感受风寒邪气多体现在左手脉
    - 感受风热邪气多体现在右手脉
  - 辨气血
    - “左主血，右主气”
    - 血虚、阴虚的脉象多体现在左手脉；气虚、阳虚的脉象多体现在右手脉
  - 辨气机升降
    - 左为阳、右为阴
    - 正常机体气机运动是左升右降
  - 辨病机演变
    - 综合分析左右手脉象特征，可判断病机演变轨迹

图1-3-7　左右表征意义

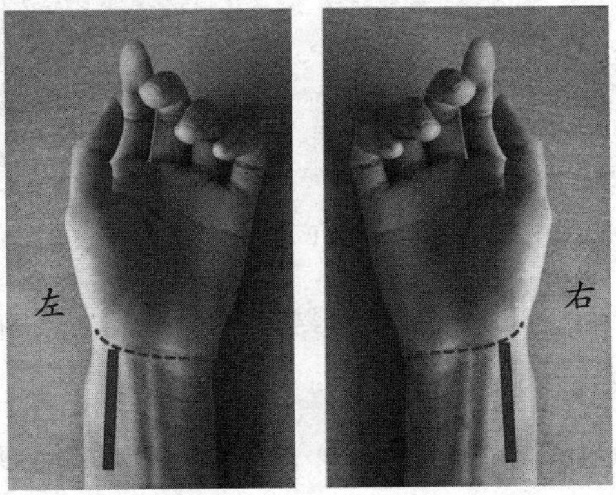

图1-3-8　左右脉示意图

（4）内外："内外"是指桡动脉的尺侧、桡侧。内指桡动脉尺侧壁及周围组织，外指桡侧壁及周围组织。脉象的形成与脉管、内容物以及脉管外的组织结构有关。诊脉时，医者不仅需探查桡动脉血管壁和血管内容物的信息要素，还需探查伴随血管跳动周围组织的状态。严格来说，"内外"不是脉象要素的范畴，而是诊脉操作规范的内容，但是由于两者所包含的意义特殊，姑且归为此类。

［取象比类］河堤两岸美轮美奂，弯曲的河流两侧风景各有风趣，脉搏也是如此，脉如河流，脉的内外两侧信息是不同的。

［训练方法］运用形态觉、压力觉或精细触觉感知"内外"要素，当手指用力按压至桡动脉血流最大层面时，感受尺侧或桡侧血管壁的张力、血管壁外的压力、血管壁与周围组织间结合的疏密程度、有无"附脉"存在等。

［表征意义］

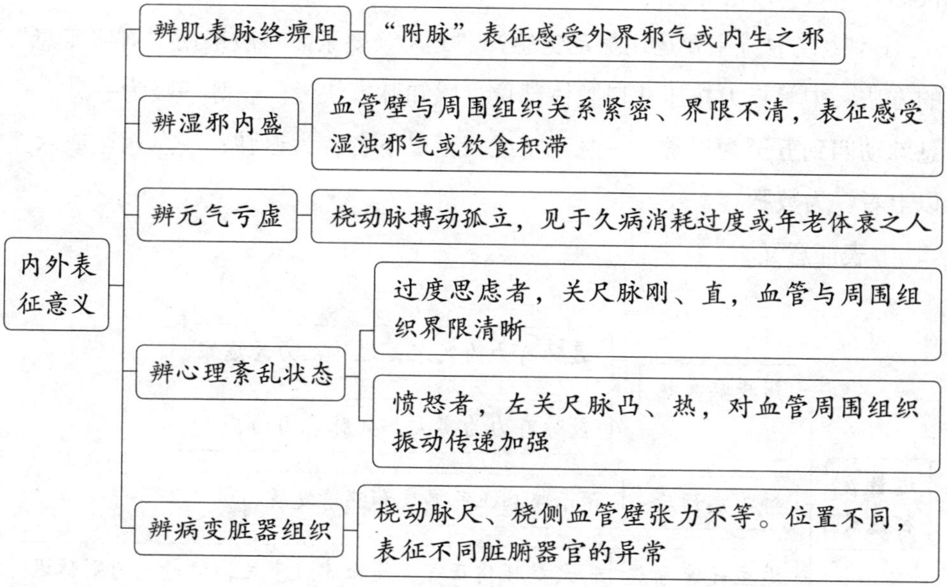

图1-3-9　内外表征意义

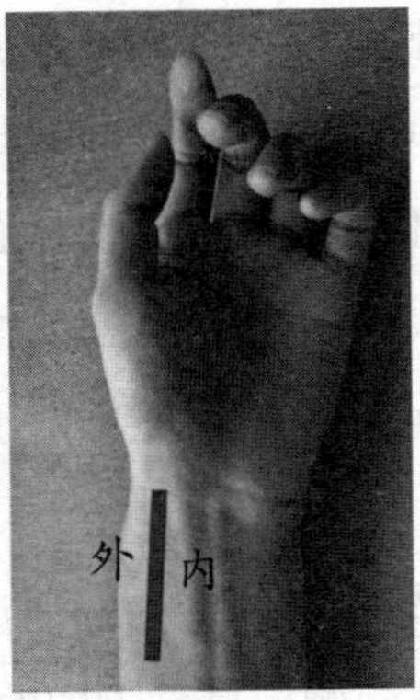

图1-3-10　内外脉示意图

2. 脉数

（1）迟数："迟数"是指脉率的快慢。"迟数"见于整体脉象。

［取象比类］骏马奔跑跳跃，有的急速，有的缓慢，正如脉搏波动，跑得快称为"数"，跑得慢称为"迟"。

［训练方法］主要运用振动觉感知"迟数"要素。一般采用"呼吸定息"的方法，中等指力按压寸口整体部位，感知脉率快慢。一呼一吸为一息。一息脉动四到五至为正常；一息三至或三至以下者，为迟脉；一息六至或六至以上者，为数脉。

［表征意义］

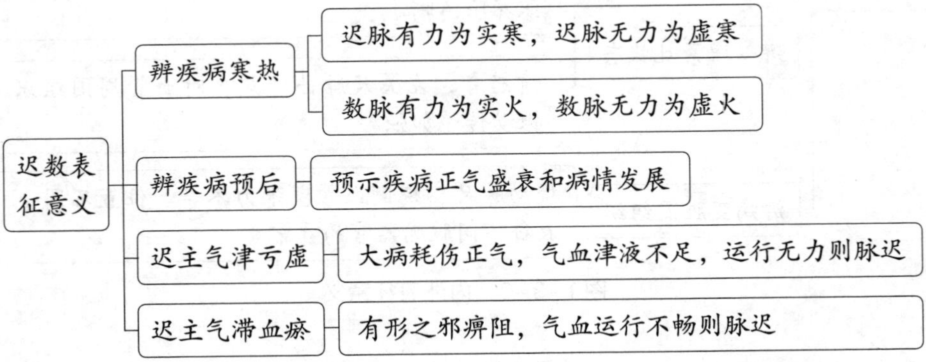

图1-3-11　迟数表征意义

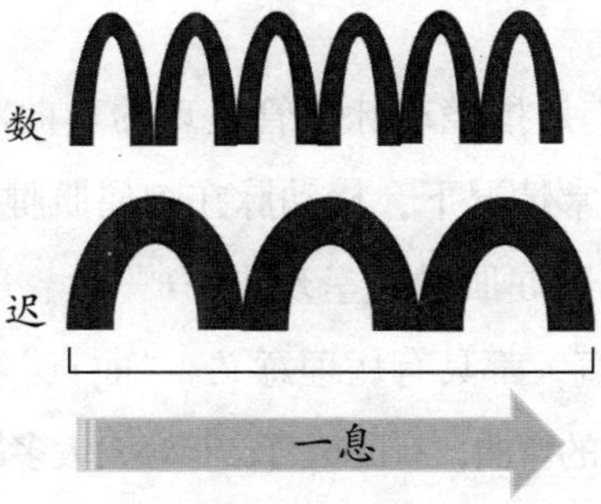

图1-3-12　迟数脉示意图

（2）结代：“结代”是指脉搏节律紊乱，与传统脉学结脉、代脉的意义相同。代脉为脉搏跳动中有间歇，止有定数。结脉为止无定数。“结代”要素见于整体脉象。

[取象比类] 正常人讲话是流畅的，咬字清晰、谈吐顺畅，而中风患者有的表现为讲话口吃，这种不正常的说话方式如同脉搏搏动存在结代，脉搏搏动节律失调。

[训练方法] 主要运用振动觉感知“结代”要素。三指按压寸口整体部位感知脉率的均匀程度。脉有间歇，止无定数的即是结脉。脉有间歇，止有定数则为代脉。

[表征意义]

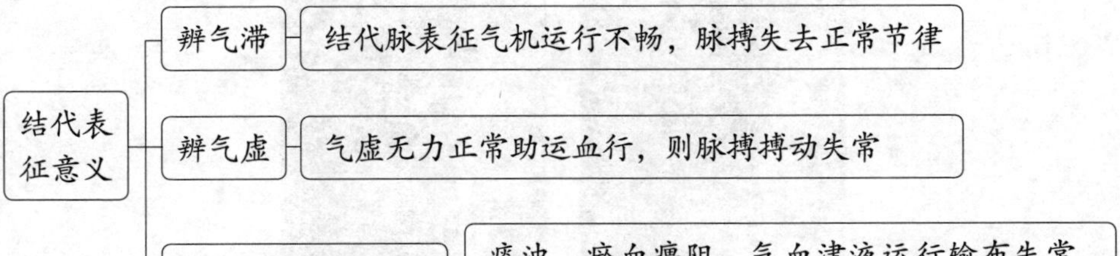

图1-3-13　结代表征意义

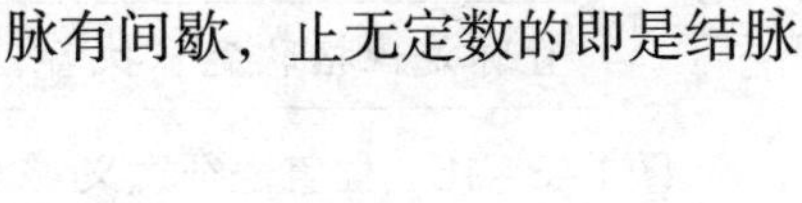

图1-3-14　结代脉示意图

3. 脉形

（1）曲直：“曲直”是指桡动脉脉管呈现的弯曲状态，即向尺侧或桡侧偏曲、迂曲或挺直。正常情况下，桡动脉在腕屈肌腱之间正中搏动。如果搏动显示偏曲于尺、桡侧腕屈肌腱或呈现出“C”状、反“C”状、“S”状、反“S”状，或行进过于挺直，都具有病理意义。“曲直”要素见于整体脉象。

[取象比类] 河道有的弯曲，有的挺直；年轻人大多昂首挺胸、腰背笔直，老年人多数驼背。正如脉象，有的走行笔直称为“直”，有的走行曲折称为“曲”。

[训练方法] 主要运用形态觉进行“曲直”要素的感知。一般采用总按指法，感受整体脉管的空间形态及尺、桡侧腕屈肌腱的距离。

[表征意义]

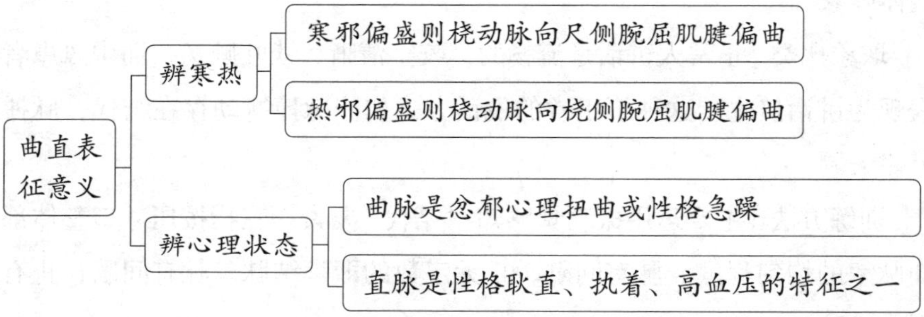

图1–3–15　曲直表征意义

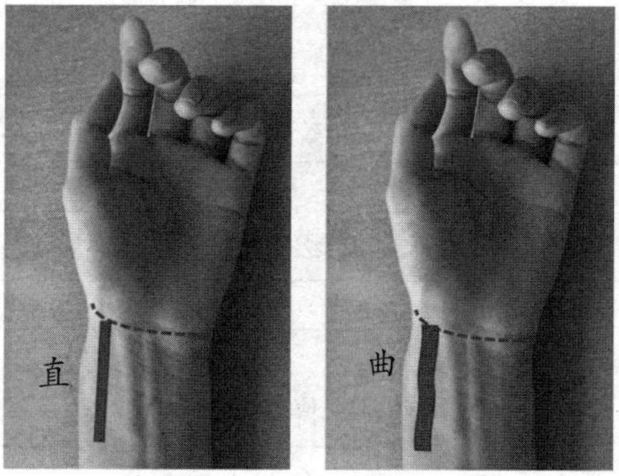

图1–3–16　曲直脉示意图

（2）粗细：“粗细”是指脉动应指的周向范围大小，即手指感受到的脉动粗细。粗为脉动应指范围宽大，细为应指范围狭小。脉动的粗细与桡动脉本身宽度及桡动脉整体周向运动幅度有关。“粗细”要素可见于整体脉象，也可见于局部脉象。

[取象比类] 河流有的宽，有的窄，脉象亦是如此，有的粗，有的细。

[训练方法] 主要运用实体觉进行“粗细”要素的感知。采用单按、总按的指法，中取感受寸口三部整体或局部脉管扩张的最大直径。

[表征意义]

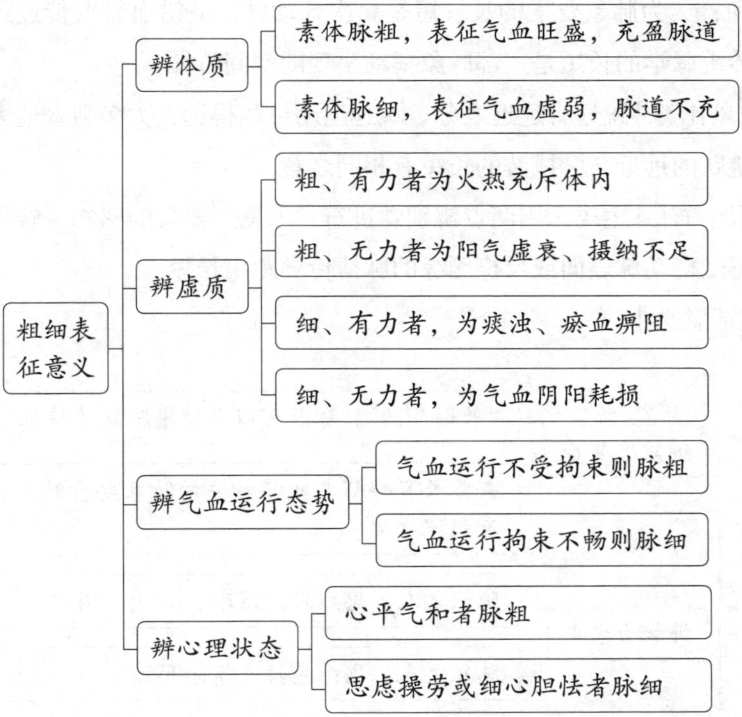

图1-3-17　粗细表征意义

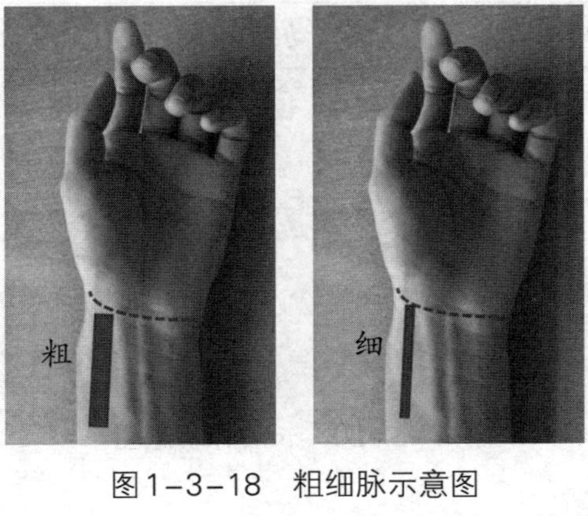

图1-3-18　粗细脉示意图

4. 脉动

(1)长短："长短"是指一次脉动脉搏波沿血管壁传递距离的长短。"长短"要素只见于整体脉象。

脉象要素的长、短与传统脉学的长脉、短脉概念存在差异。其差异包括两方面：一为脉象要素的长、短是界定在一次脉动中，而不是一次以上脉动的总和；二为脉象要素的长、短是一次脉动脉搏波沿血管壁传递距离的长短，而传统脉学的长短是三部脉象搏动呈现的空间特征。

[取象比类]跳远有远近之分。跳远运动员跳得远，大多数普通人跳得相较近，跳跃的远近与脉搏波的长短有相同之意。

[训练方法]主要运用两点辨别觉进行"长短"要素的感知。轻压桡动脉表面，感受桡动脉表面或尺桡侧缘的脉搏传导距离长短。

[表征意义]

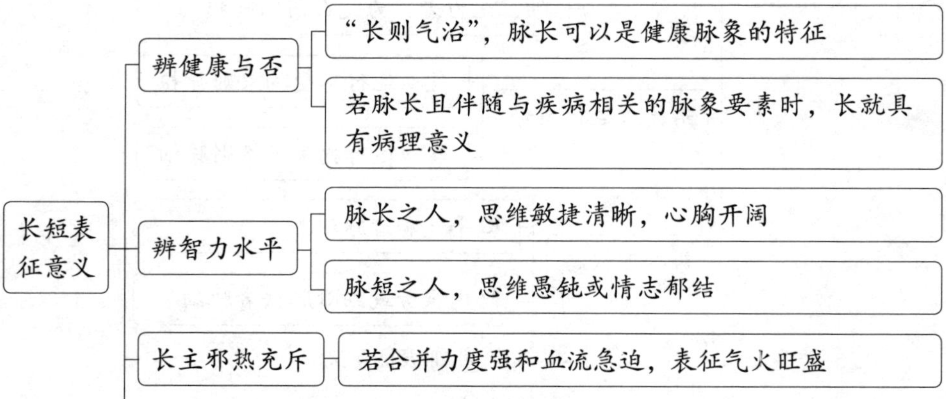

图1-3-19　长短表征意义

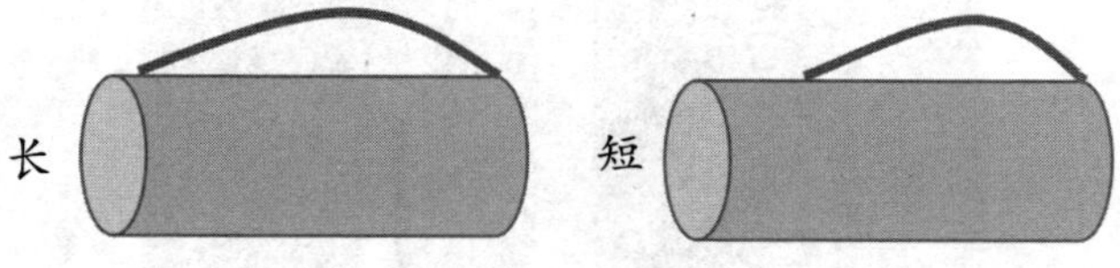

图1-3-20　长短脉示意图

（2）高深："高深"是指脉搏波起伏运动的高深程度。"高深"要素见于整体脉象。

"高深"与"浮沉"以及"来去"存在区别。"高深"是脉搏波起伏运动的径向深度。"来去"是指脉搏波的势能变化。"浮沉"是脉搏搏动的垂直性脉位。

［取象比类］波涛有峰谷，马头有垂昂，位置高低不同，脉搏波也是如此，脉搏波起伏运动位置高者称为"高"，脉搏波起伏运动位置低者称为"深"。

［训练方法］主要运用两点辨别觉进行"高深"要素的感知。通过变换指力，于脉搏波上升支和下降支的整体起伏上，探测脉搏最高点和回到基点的径向深度。

［表征意义］

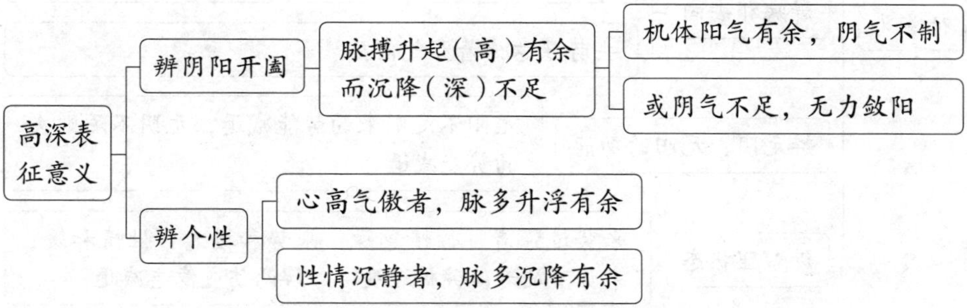

图1-3-21　高深表征意义

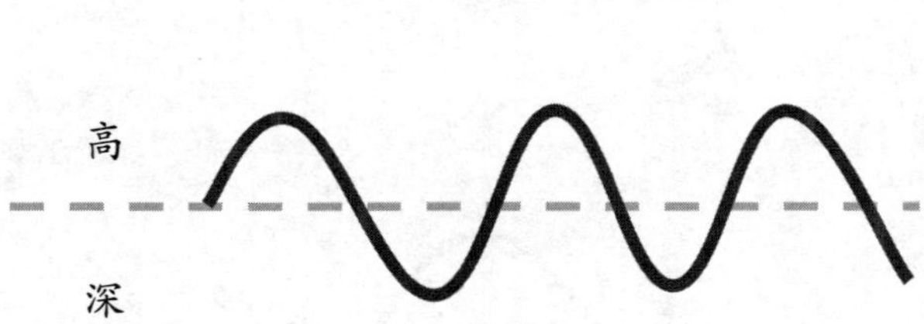

图1-3-22　高深脉示意图

（3）来去："来去"是指脉搏波上升和下降时段的势能，见于一次完整的脉搏搏动。严格来说，"来去"是脉搏波的不同时段，并不属于脉象要素的范畴。

[取象比类] 波涛起伏状如波浪线一般，脉搏波的运动态势亦是如此，脉波上升阶段称之为“来”，脉搏下降阶段称之为“去”。

[训练方法] 主要运用速度觉感知“来去”要素。根据脉搏的起伏变换指力，感知脉搏波的上升和下降时段，以获取上升和下降时段的势能变化。

[表征意义]

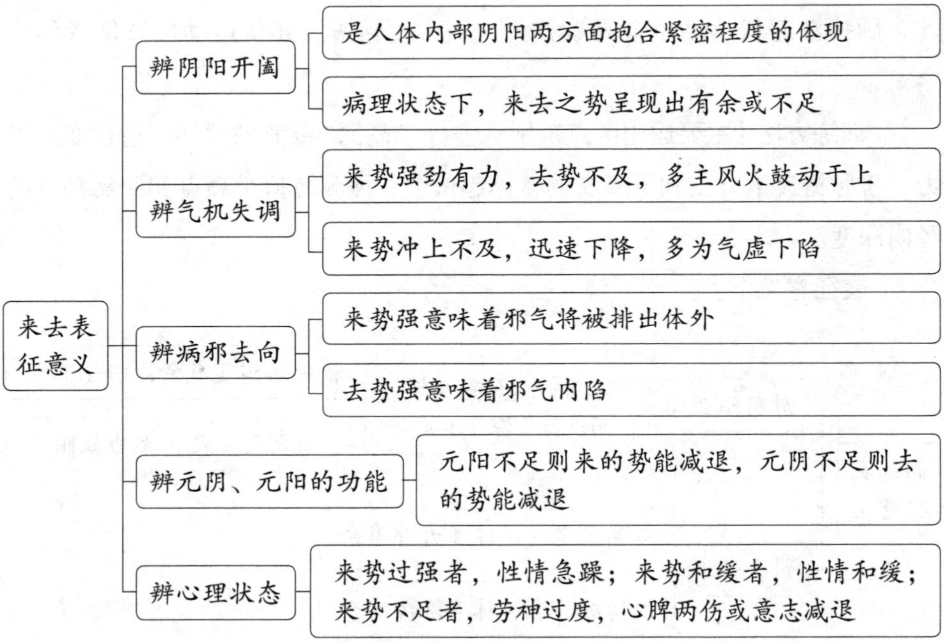

图 1-3-23　来去表征意义

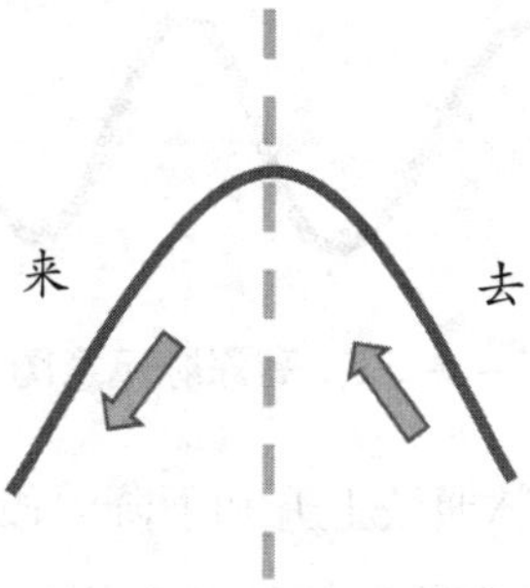

图 1-3-24　来去脉示意图

（4）怠驶：“怠驶”是指脉搏波沿脉管壁传导速度的快慢。怠为脉搏波传导速度慢，驶是脉搏波传导速度快。“怠驶”要素可见于整体脉象和局部脉象。

［取象比类］火车行驶有时快、有时慢，小兔子起跳奔跑也有快慢之分，正如脉搏传导有怠驶区别。

［训练方法］主要运用速度觉进行“怠驶”要素的感知。以指目在桡动脉表浅层面和双侧壁感知血管壁的脉搏波传导速度的快慢。

［表征意义］

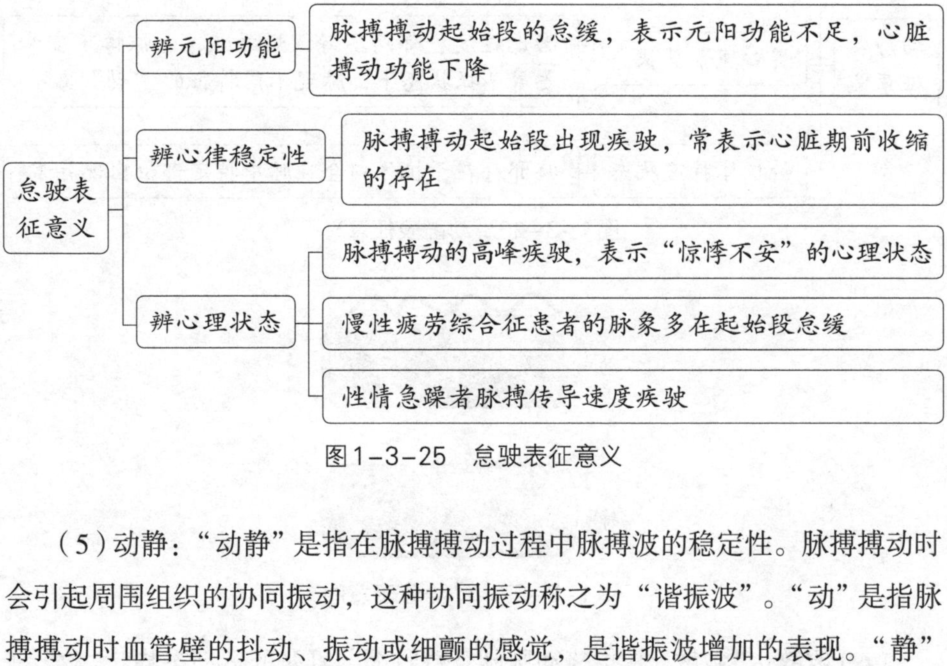

图1-3-25　怠驶表征意义

（5）动静：“动静”是指在脉搏搏动过程中脉搏波的稳定性。脉搏搏动时会引起周围组织的协同振动，这种协同振动称之为“谐振波”。“动”是指脉搏搏动时血管壁的抖动、振动或细颤的感觉，是谐振波增加的表现。“静”是指脉搏搏动时血管壁的附加振动较少，平静流畅之感，是谐振波减少的表现。“动静”要素可见于整体脉象和局部脉象。

脉象要素的“动”与传统脉学的“动脉”内涵存在差异。传统脉学“动脉”是脉象要素“动”的一个组分。

［取象比类］风和日丽，碧波荡漾，水波袅袅徐徐就好像“静”脉，没有杂乱，没有纷扰；狂风肆意，惊涛拍浪，浪花泛起涌动就好像“动”脉，纷纷扰扰。

［训练方法］主要运用振动觉进行“动静”要素的感知。感知部位为桡动脉浮取略浅到中取的位置，随时变化不同的指力，获取血管壁上附加的脉搏波主波及其周围组织中传导的谐振波的多少。

［表征意义］

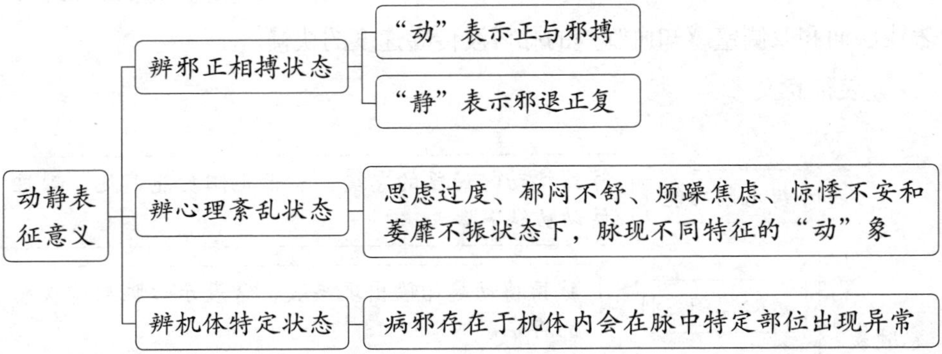

图1-3-26　动静表征意义

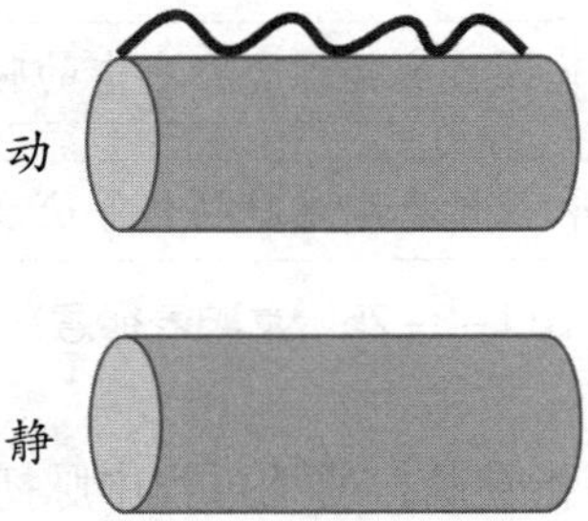

图1-3-27　动静脉示意图

（6）敛散：“敛散”是指桡动脉脉管壁收缩、舒张的运动态势。“敛”是指桡动脉搏动扩张有限而迅速回敛；“散”是指桡动脉搏动扩张有余而回敛态势不足。“敛散”要素可见于整体脉象和局部脉象。

［取象比类］鲜花向外开放过程就好比“散”脉，整体气机向外打开；鲜花向内闭合过程就好比“敛”脉，整体气机向内收敛。

［训练方法］主要运用速度觉和运动觉进行“敛散”要素的感知。运用中等指力按压至血流最大层面，单按或总按，感受脉搏径向扩张的势能变化。

［表征意义］

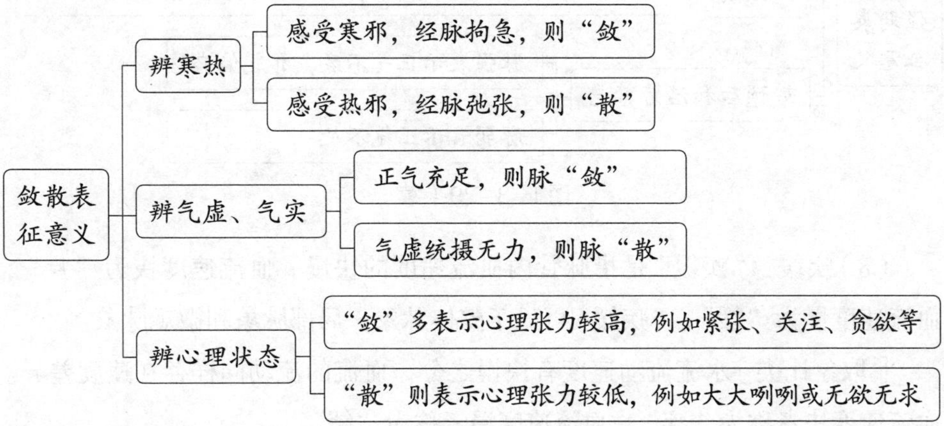

图1-3-28　敛散表征意义

（7）强弱：“强弱”是指桡动脉内脉搏压力达到最大时的压力大小。当手指压下，脉搏反作用于手指有力时称为强，无力称为弱。“强弱”要素可见于整体脉象和局部脉象。

［取象比类］水压有大小区分，高压水枪的水压远远大于涓涓细流的小水压，脉象中也是如此，脉管中血液流动存在压力（即脉压），脉压大者称为“强”，脉压小者称为“弱”。

［训练方法］主要采用触压觉进行“强弱”要素的感知。适当用力按压桡动脉，感知整体脉、三部局部脉，脉搏压力波对指目的反作用力。注意不能用力过大，按压至脉管的底层。

［表征意义］

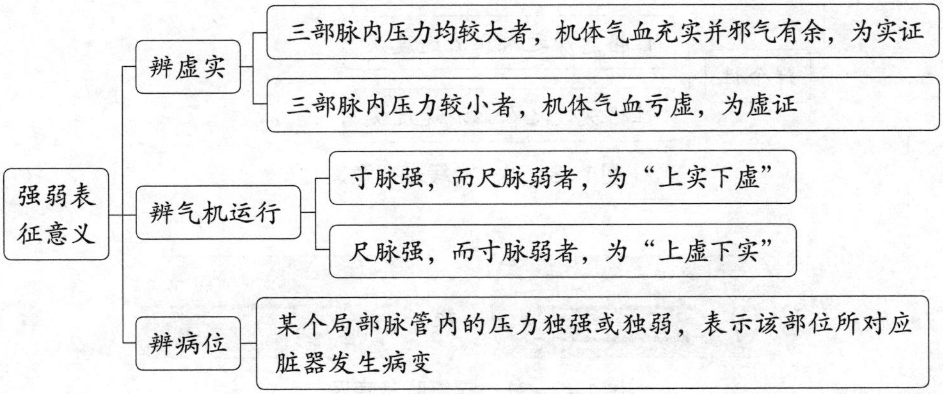

图1-3-29　强弱表征意义

- 强弱表征意义
  - 辨体质
    - 一般来说，脑力劳动者多脉弱，体力劳动者多脉强
  - 辨预后和治疗禁忌
    - 脉强表示正气不衰，邪气偏盛
    - 脉弱表示正气不足

图1-3-29（续）

（8）疾缓：“疾缓”是指脉管内血流速度的快慢。血流速度快为“疾”，血流速度慢为“缓”。“疾缓”可见于整体脉象、局部脉象和微观脉象。

[取象比类] 水流流动速度有快慢之分，血流的流动同样存在速度差异。血流速度快者称为“疾”，血流速度慢者称为“缓”。

[训练方法] 主要运用速度觉进行“疾缓”要素的感知。采用单按或总按的指法，运用不同指力感受三部脉的血流速度的快慢。

[表征意义]

- 疾缓表征意义
  - 辨病位
    - 脉搏搏动向远心端移位，并出现血流速度突然加快，表示患者有肩背、头面部的疼痛
    - 左寸脉血流减慢出现涩滞感，表示患者有胸部疼痛、胸闷等表现
  - 辨病性
    - 疾而有力表示体内邪气盛；疾而无力表示正气亏虚
    - 缓而有力表示邪气壅阻；缓而无力表示正气亏虚
  - 辨个性
    - 性格急躁之人血流速度疾
    - 性格缓慢之人血流速度缓

图1-3-30　疾缓表征意义

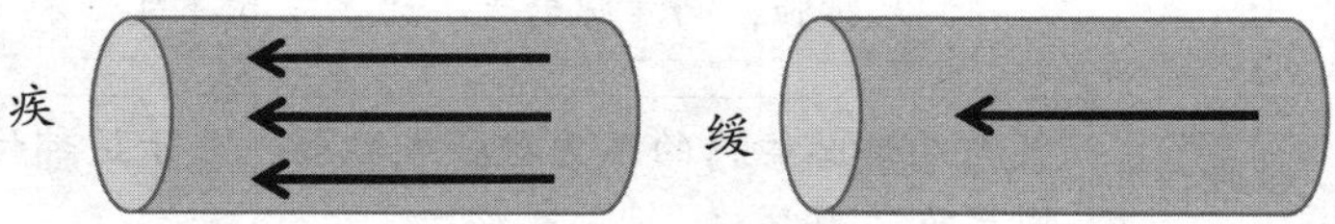

图1-3-31　疾缓脉示意图

（9）进退：“进退”是指血液从尺至寸和从寸至尺振荡式行进的态势。从尺至寸称为“进”，从寸至尺称为“退”。“进退”要素见于整体脉象，常与“疾缓”“上下”“寒热”“粗细”等脉象要素相联系。

[取象比类] 涨潮时势能为正（+），似脉象要素“进”；退潮时势能为负（-），似脉象要素“退”。

[训练方法] 主要运用运动觉进行“进退”要素的感知。采用中等指力，在寸口三部血流最大层面上获取寸口脉脉管内血流前进的势能变化。“进退”实质上是加速度的大小和速度的变化。

[表征意义]

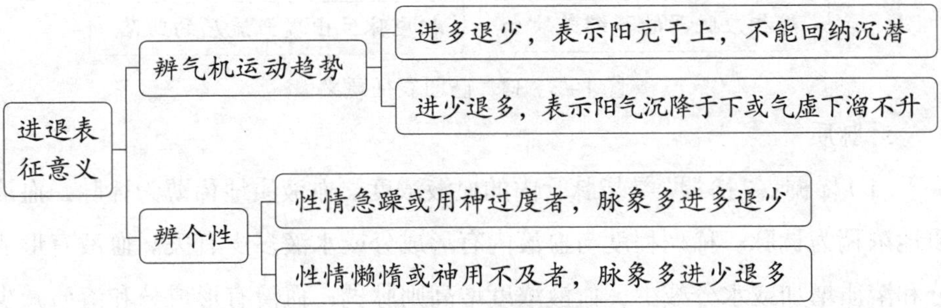

图1-3-32　进退表征意义

（10）凸凹：“凸凹”是指血流层面呈现出的凸出和凹陷的运动特征。凸出即为高起的特征，形态可以是圆形、条索形、粟粒形和不规则形等，质地可以是质硬、质韧、质软和软泡等。凹陷可以显示为长条、圆坑和不规则坑等。“凸凹”要素可见于局部脉象和微观脉象。

[取象比类] 表面风平浪静的湖面以下也可能会有暗流涌动。这些漩涡状暗流就好像血流中存在的“凸凹”要素，漩涡顶朝上称为“凸”，漩涡上部内陷称为“凹”。

[训练方法] 主要运用实体觉进行“凸凹”要素的感知。通过变换指力，总按或单按，运用循法、推法等指法，从脉管壁浅层至底层任何一个血流层面和从寸至尺的任一分段都必须进行仔细感知。

［表征意义］

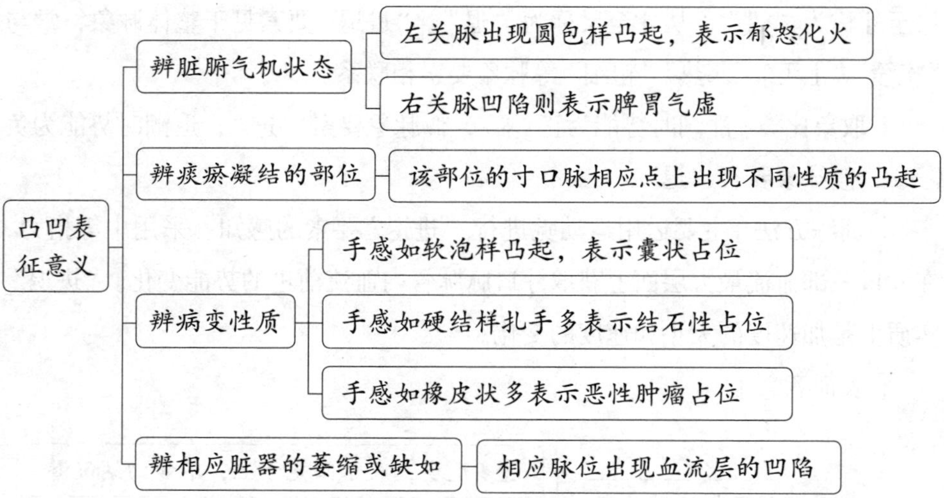

图1-3-33　凸凹表征意义

5. 脉质

（1）稀稠：“稀稠”是指脉管内的血液浓度。血液质地稀薄为稀脉，血液质地浓稠为稠脉。稀稠程度与血液内有形成分或水液多少有关。血液有形成分和溶质增加或水分减少，血液浓度增高则脉稠；血液有形成分和溶质减少或水分增加，血液浓度降低则脉稀。“稀稠”要素主要见于整体脉象。

［取象比类］流体有浓度高低之分，如老酸奶的质地多偏浓稠，牛奶的质地多偏稀薄，脉象中血流亦有“稀稠”的区别。

［训练方法］主要运用精细触觉进行“稀稠”要素的感知。采用总按的指法，按压整体三部脉，取最大血流层面感受血液的质地浓度。

［表征意义］

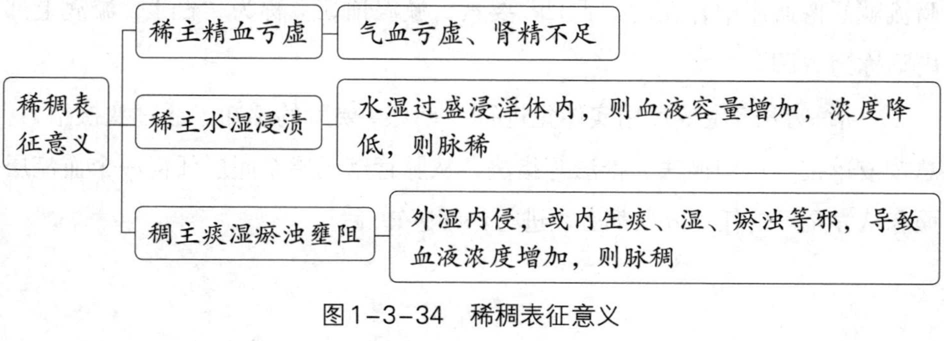

图1-3-34　稀稠表征意义

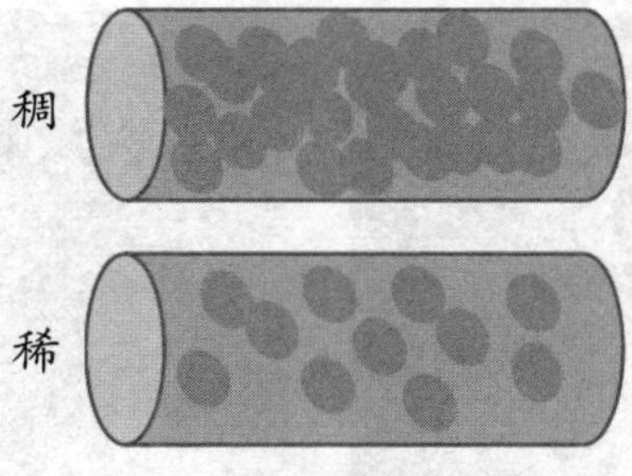

图1-3-35 稀稠脉示意图

（2）寒热："寒热"是指脉管或血液的异常温度。"寒热"要素可见于整体脉象、局部脉象和微观脉象。

[取象比类]水根据温度不同分为凉水、沸水。血管中血流温度以及脉壁温度也有不同，通过指端感觉温度的高低，将温度高于正常值称为"热"，低于正常值称为"寒"。

[训练方法]主要运用温度觉进行"寒热"要素的感知。可采用单按、总按或微观的指法，变换指力感知不同层面和时段的温度。

[表征意义]

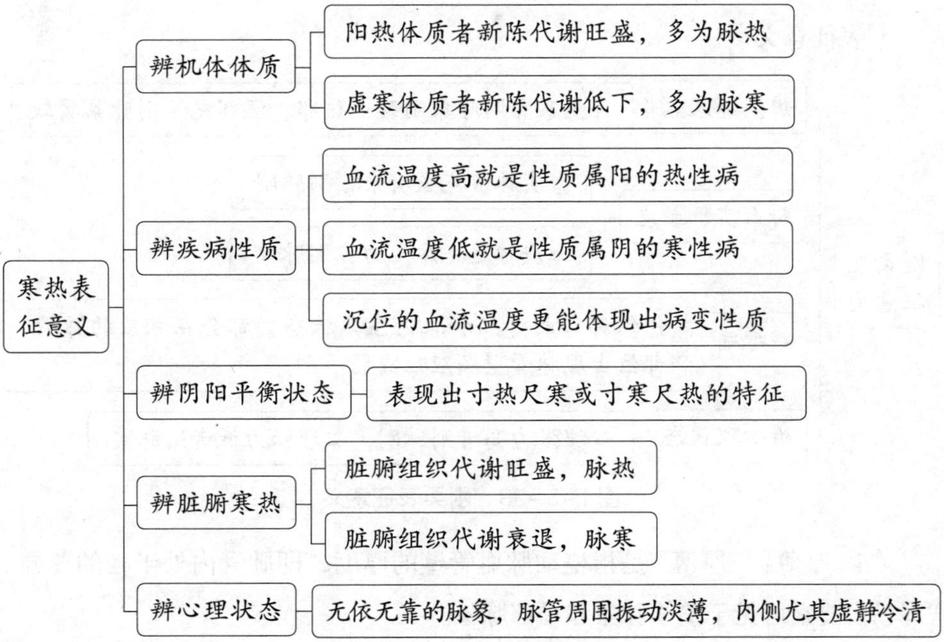

图1-3-36 寒热表征意义

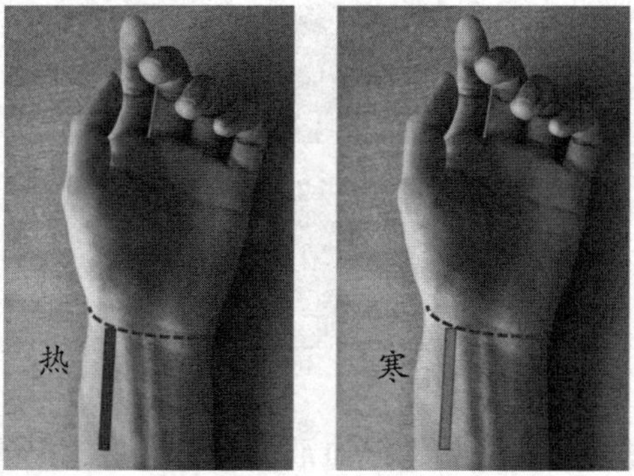

图1-3-37　寒热脉示意图

（3）刚柔："刚柔"是指血管壁顺应性的强弱。血管壁顺应性强者为"柔"，顺应性弱者为"刚"。周学海曰："刚柔，以诊形之软硬也。"刚柔在古代被称为"缓急"。"刚柔"要素见于整体脉象和局部脉象。

[取象比类]绳子可塑性强，柔软易于变形；杆子可塑性差，质地坚硬。脉象也是如此，脉壁分为刚柔，顺应性强为"柔"，顺应性弱为"刚"。

[训练方法]主要运用压力觉进行"刚柔"要素的感知。感受桡动脉上层或尺、桡侧缘血管壁，体察整体或局部血管壁的顺应性。

[表征意义]

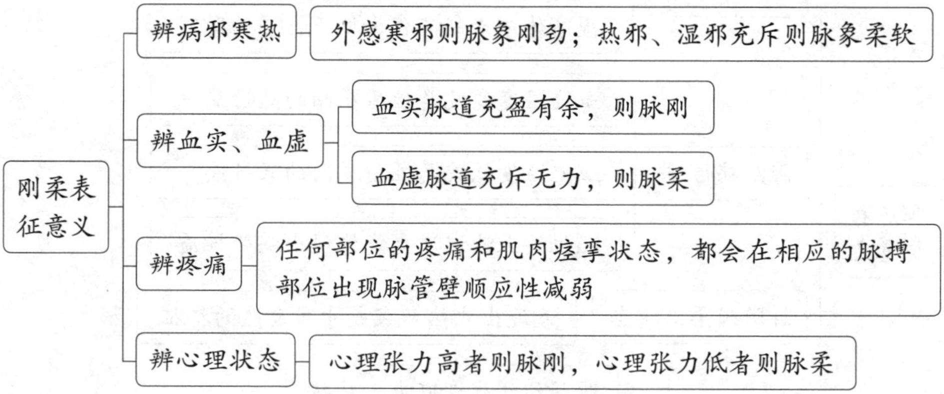

图1-3-38　刚柔表征意义

（4）厚薄："厚薄"是指桡动脉血管壁的厚度，即脉管内外半径的差异。"厚薄"要素可见于整体脉象和局部脉象。

[取象比类]身上穿的衣服有厚薄之分，人体的体质有强弱区别，体质强

者耐受外邪侵犯能力强，体质弱者耐受外邪侵犯能力弱，正如脉管管壁有厚薄之分，脉管壁厚者体质多强，脉管壁薄者体质多弱。

［训练方法］主要运用实体觉进行“厚薄”要素的感知。感受部位为桡动脉的上层血管壁，采用轻取到稍重的指力，感受桡动脉上层血管壁的厚度。

［表征意义］

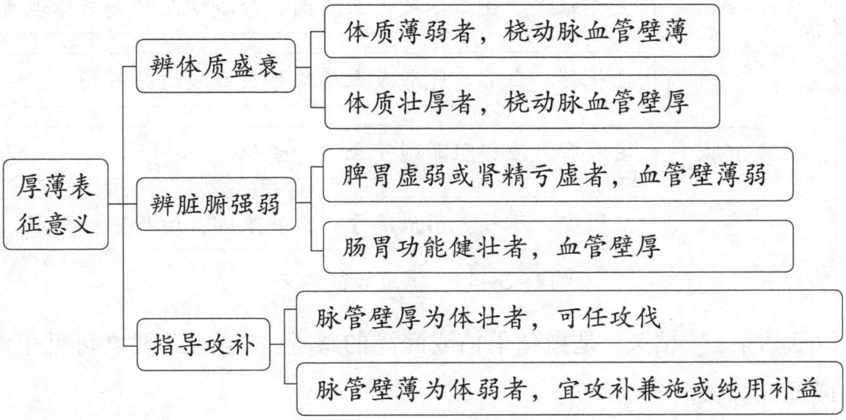

图1–3–39 厚薄表征意义

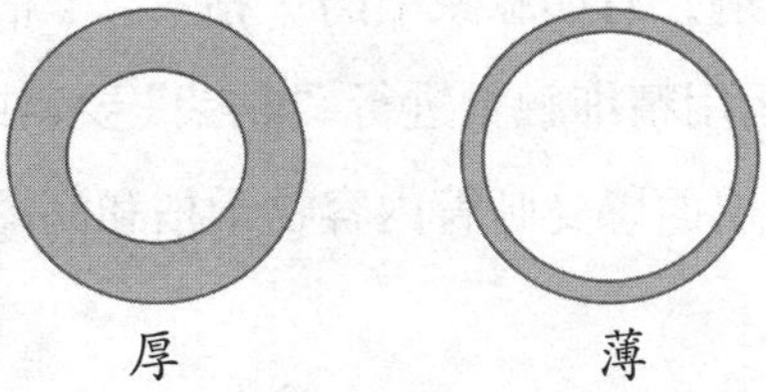

图1–3–40 厚薄脉示意图

（5）滑涩：“滑涩”是指脉中血液运行的流利程度。滑是血液流利度增加，涩是血液流利度降低。“滑涩”要素见于整体脉象、局部脉象和微观脉象。

［取象比类］小孩子爱玩滑梯，一不溜神就从顶上滑下来，中间过程顺畅无阻，好似血流运行流利，称为“滑”；若滑滑梯时中间有障碍，过程变得磕磕绊绊，好似血流运行不流利，称为“涩”。

［训练方法］主要运用精细触觉进行滑涩要素的感知。通过变换指力感受不同血流层面和部位脉管内容物之间的摩擦力。先将指目按在脉的脊部，触及脉体，细心体察脉管内血液运行的流利程度，若脉管内的血液运行滑利，

则为滑脉；若运行艰涩，则为涩脉。

［表征意义］

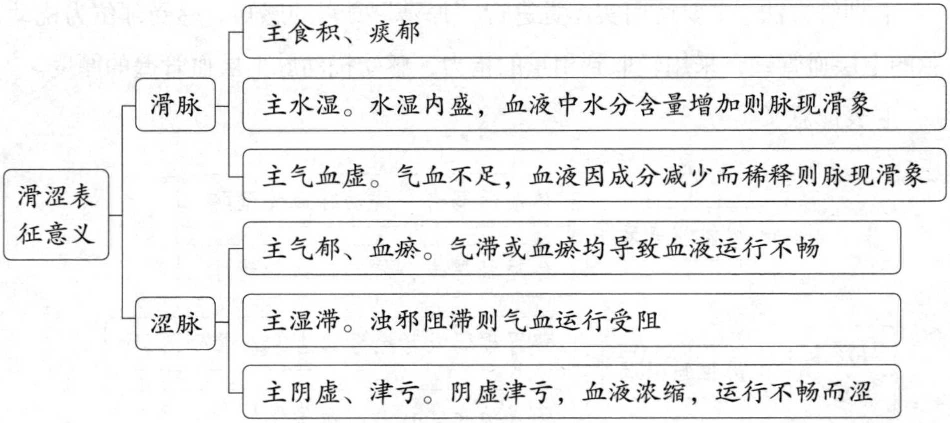

图1-3-41　滑涩表征意义

（6）枯荣："枯荣"是指脉干枯或润泽的感觉。"枯荣"要素可见于整体脉象或局部脉象。

［取象比类］风调雨顺，河水丰盛，有如脉象中的"丰"，荣润悦怡。连年灾旱，土地因缺水贫瘠，有如脉象中的"枯"，干枯萧条。

［训练方法］主要运用精细触觉进行"枯荣"要素的感知。采用单按或总按的指法，在最大血流层面感受脉管内容物干枯和润泽的程度。

［表征意义］

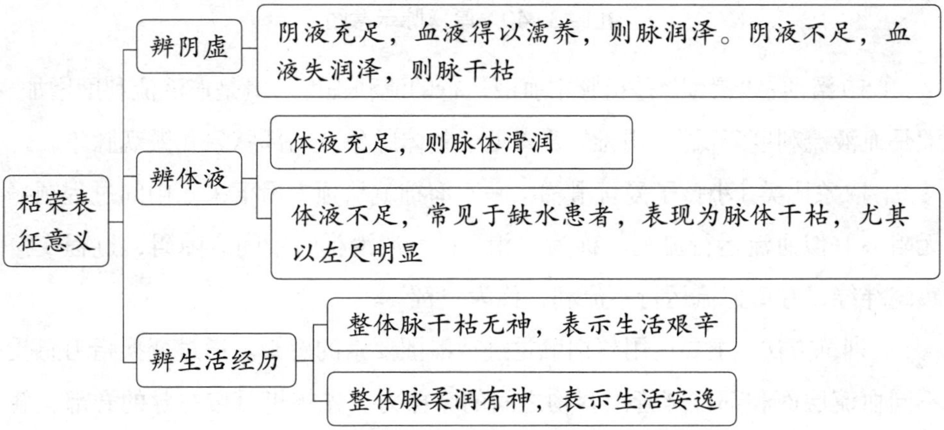

图1-3-42　枯荣表征意义

（7）清浊："清浊"是指脉象清澈灵透和粗糙混浊的指感。"清浊"不属于物理因素，而是人体手指的细腻感。"清浊"要素见于整体脉象。

［取象比类］水面有澄澈、混浊的区别，脉象亦是如此，根据清澈或混浊的指下感觉分出"清浊"。

［训练方法］主要运用精细触觉、质地识别觉进行"清浊"要素的感知。采用中等指力将指目按压至血流流速的最大层面感受脉管内血液清澈或混浊的感觉。

［表征意义］

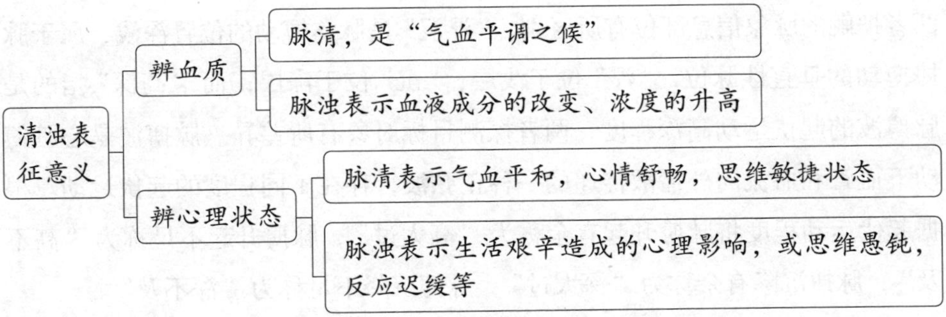

图1-3-43　清浊表征意义

二、识别易混脉象要素

"系统辨证脉学"基于脉位、数率、脉形、脉动、脉质，对25对脉象要素区分归类，从五方面对脉象进行基本组成的划分，执简驭繁，帮助大家在临床诊脉时切出最清晰的脉感。在了解基础脉象要素后，笔者进一步总结出不容易掌握和记忆的彼此相似的脉象，将其归纳区分为以下7种。

（一）浮沉与上下

"浮沉"与"上下"均是对脉搏搏动位置信息进行的描述，能够表征整体脉象的气机运行方向。需要注意的是，两者是从不同角度对位置进行的探测。"浮沉"描述的是纵切面下脉搏搏动距离皮肤表面的位置深浅，脉位表浅贴近皮肤的称为"浮"，当把脉时所用指力大于"总指力"的3/5才触及脉搏的最强状态时称为"沉"；而"上下"描述的是轴向上以寸、关、尺三部为参考对象的脉搏搏动范围，当脉搏搏动范围超过腕横纹，向远心端延展，能明显摸到寸上脉，称为“上”，若脉搏搏动的范围超过尺部向近心端延伸，称为“下”。

初学者对要素概念掌握不够牢固的情况下，容易出现概念混淆的情况，不够清晰“浮沉”与“上下”所探测的位置。因此在诊脉训练前，习脉者巩固要素定义是必要的。

（二）浮沉与高深

“浮沉”与“高深”均是对脉搏纵切面进行的信息描述，需要注意的是，两者把触的脉象信息部位有所区别。“浮沉”是脉体搏动的位置深浅，属于脉搏搏动的垂直性脉位，“浮”位于浅层，“沉”位于深层；而“高深”指的是脉搏波的起伏运动高深程度，两者探测目标对象有所差异。脉搏波是心脏搏动下血管和血流向外播散传递的一种正弦波，存在不同程度的起伏运动。根据起伏运动程度将脉搏升起有余称为“高太过”，脉搏升起不足称为“高不及”，脉搏沉降有余称为“深太过”，脉搏沉降不足称为“深不及”。

实操诊脉时，习脉者需留心区别脉搏波运动与脉体位置的不同，运用两点辨别觉感知“高深”要素，通过触压觉和位置觉进行“浮沉”要素的感知。

（三）清浊与稀稠

“清浊”与“稀稠”均表达的是脉象血流层的信息情况，两者不同之处在于，“清浊”是一种清澈灵透或混浊不清的手感，而“稀稠”是对血液内容物多少的区分描述，质地稀薄称为“稀”，质地黏稠称为“稠”，两者均用精细触觉采取信息，属于高级手感。需要注意的是，脉稀不一定脉清，脉稠不一定脉浊，脉清代表了血液成分和流动性处于正常态，若患者近期油腻厚味进食过多，机体尚未代谢运化排出体外，此时可以呈现出稠脉的脉象。若患者气运流通滞缓，水津痰浊代谢缓慢，脉象呈现为浊脉，但同时有血虚、贫血情况，是可以呈现出稀脉的脉象。

习脉者临床练习区分2对脉象要素时，三指总按寸、关、尺三部，采取中等指力按压血流到最大层面体会，细心辨别区分清浊与稀稠。

（四）稀稠与枯荣

“稀稠”与“枯荣”两对要素都是血流层面脉象的要素，两者均是对血液内容物进行的描述，不同的是，“稀稠”表征内容物含量的多少，“枯荣”表征的是脉管内容物的干枯或润泽程度。当阴液充足，血液得以润养时，脉象呈现为荣润的手感，若机体津液不足，血液失于润泽，脉象则呈现为干枯的手感。有一个方法能够帮助大家体会枯荣，当你减少饮水量，缺水的时候可以把下自己的脉，呈现的是枯脉；补充饮水，脉象能够变回荣脉。临床上常用“枯荣”这对要素指导患者的饮水量。

习脉者临床体会区分时，采用总按的指法于最大血流层面感受脉管内容物的不同信息，探索开发手指的精细触觉进行体会感受。

（五）敛散与粗细

“敛散”与“粗细”从尺度层面来说，均是通过衡量宽度长短来定义的脉象要素。“敛散”通过在单位时间内比较收缩与舒张两种运动态势的宽度的长短，以此得出收缩与舒张的快慢差异，脉管扩张有限而迅速回敛的称为“敛”，脉管扩张迅速而回敛缓慢的称为“散”。“粗细”是对脉动应指周向范围大小的衡量，感受桡动脉本身的宽度以及向周向运动的幅度。两者是不同层面的长度衡量。

习脉者临床练习时，运用速度觉和运动觉感知“敛散”要素，采取单按或总按的指法，用中等指力按压至血流最大层面。运用实体觉感知“粗细”要素，采取中取的指法，来感受寸口三部整体、局部脉管扩张的最大直径。

（六）疾缓与怠驶

“疾缓”与“怠驶”均是一种脉象速度信息的体现，区别于取象维度，“疾缓”代表的是脉管内血流速度的快慢，血流速度快的称为“疾”，血流速度慢的称为“缓”；“怠驶”代表的是脉搏波沿血管壁传递速度的快慢，传导速度快的称为“驶”，传导速度慢的称为“怠”。

习脉者运用速度觉体会“疾缓”与“怠驶”，于桡动脉表浅层面和双侧壁，感知血管壁的脉搏波传导速度快慢；采用单按或总按的指法运用不同指力在各个层面感受血流的流速。

三、规范学习脉象要素

如果说临证诊断相当于警察办案的过程，那么脉诊技术则是侦探调查的线索；如果说脉诊技术相当于警察的随身手枪，那么脉象要素则是手枪里的“核心”——子弹。“系统辨证脉学”认为脉象要素是系统化的、独立性的，是手指收集到的最原始、最初级的信息，根据手指收集来的信息判断其特点，辨别出每个维度信息的“太过与不及”，超过正常水平的称之为“太过”，达不到正常水平的称之为“不及”，由此来确定证候、挖掘病因病机、确定理法方药，实现“脉象—证候—治疗”一体化的临床诊疗效果。可见脉象要素是脉象系统的理论基础，如同单体一般，在各个脉象要素的交叉组合下最终构成高分子化合物，即脉象系统。那么如何学好脉诊？首先需要我们灵活掌握脉象要素，为构建高楼大厦打下坚实的基础。

研究者根据提纲挈领的位、数、形、动、质，从脉位、脉数、脉形、脉动、脉质5个方面对脉象系统进行了基础划分，带领大家初步认识学习了25对脉象要素。不仅如此，脉象要素还可以根据脉体、脉管壁、血流、脉搏波进行分类。脉体层面包括“浮沉”“上下”“左右”“内外”“曲直”“粗细”“寒热”“清浊”；血管壁层面包括“厚薄”“刚柔”“敛散”；血流层面包括“疾缓”“进退”“强弱”“凸凹”“稀稠”“滑涩”“枯荣”；脉搏波层面包括“长短”“高深”“怠驶”“动静”“来去”“迟数”“结代”。研究者又根据各个要素出现在脉象部位的不同分为整体脉象要素、局部脉象要素和微观脉象要素。

笔者建议在学习的过程中遵循“简单—困难”“整体—局部”“局部—微观”“单一—复合”的途径，可以先选择“上下”“左右”“浮沉”“内外”“曲直”“迟数”“结代”这7对脉象要素，在熟练掌握以上脉象要素的基础上，再进入到下一阶段的学习。需要注意的是，学习单一脉象要素的过程是打基础的过程，我们希望学脉者在这一阶段能够留心脉象要素的指导意义，例如，厚薄要素有3个方面的指导意义：第一，用于判断体质盛衰，体质薄弱者多为血管壁薄，体质壮厚者多为血管壁厚；第二，用于判断脏腑强弱，脾胃虚弱或者肾精亏虚的患者，血管壁是薄弱的，胃肠功能健壮的患者，血管壁是粗厚的；第三，指导攻补，脉管壁厚的人，体质健壮，可以先祛邪后扶正，脉管壁薄弱的人，体质敏感，适宜攻补兼施或纯用补益药。熟悉脉象要素的指导意义后能够有效帮助学脉者领悟接下来的脉象系统指导意义，快速进入到“即学即用”这一临床阶段，这不仅能领悟到书面意义，还能将书面内容转化到实际应用上，避免陷入“书呆子”的窘迫。

四、进阶提高看脉象系统

学习完脉象要素的临床采集和识别后，将会进入脉象系统的提升阶段，需要学脉者掌握分析和推理多种脉象要素搭配组合的临床意义，正如警察在侦察破案一般，抽丝剥茧，层层剥离开重重迷点，找到真正的罪魁祸首。在熟练掌握脉象系统所表征的意义后，便可对特定的病机和证候做出科学的判断，迈出像包青天断案如神般的重要一步。

（一）七情脉象系统

1. 喜伤脉象

《医醇賸义》曰：“过喜则心气大开，阳浮于外。”喜志是伴随愿望实现、紧张情绪解除时显现的一种轻松愉快的情绪体验。但若喜乐过度，则心气涣散，神不守舍，气机张越。

（1）整体脉象：“动”“柔”“粗”“浮”“长”“缓”“驶”。喜悦所导致的血管壁谐振波可以泛及双手整体脉象，脉象表现为动跃不稳的“动”。喜志的心理愉悦，较之愤怒、恐惧、忧思等心理压力和张力偏低，因此血管壁的张力降低。喜悦不能自持，志发于外，气机运行趋于机体之外，血管壁周向扩张和轴向搏动的幅度加大，则脉象“粗”“浮”“长”。血管壁张力降低，血管增粗、增大，血流速度则相对较慢，脉象“柔”“缓”。心情愉悦，血管壁的脉搏轴向搏动传导疾速，脉象“驶”。

（2）局部脉象：“动”。这是一种动跃不稳的感觉，最常出现在右尺脉或左寸脉，医者可以感应到欣欣然、愉悦发散的感受。

- 喜伤脉象
  - 整体脉象：“动、柔、粗、浮、长、缓、驶”
  - 局部脉象：“动”，一种欣欣然、愉悦发散的感受

图1-3-44　喜伤脉象

2. 怒伤脉象

怒志是由于愿望受阻、行为受挫而致的不良情绪体验，可分为郁怒和愤怒两种。若怒而不泄，气机不畅，则肝气郁结，进而导致气滞血瘀等，此情况称之为郁怒；若大动肝火，疏泄太过，则肝气上逆，暴怒动气，气升太过，则血随气逆，称之为愤怒。

（1）愤怒整体脉象：“动”“数”“粗”“高”“疾”“驶”。较长时间的气升太过，导致血管壁高频率谐振波的增多，这种特征脉象可以表现在双手寸口各部，脉象“动”。生气时的急性心理应激期、争执（吵）过程中或心情没有得到平静时，情绪激愤，交感神经保持高度兴奋，心率较快，心肌收缩力增加，心排血量增多，脉象“数”。急性心理应激状态下，心脏搏出量增大，外周血管扩张，脉搏的起伏程度较大，气血趋向于肌表，脉象“粗”“高”。急性心理应激期的血液流速加快，脉象则“疾”。脉搏轴向传导速度加快，脉象则“驶”。

（2）郁怒整体脉象：“动”“短”“怠”“数”。患者较长时间的情绪压抑，引起血管壁慢频率谐振波的增多，脉象“动”。心情低落，压抑的情绪长期得不到缓解，开心不起来，反应慢，交感神经保持在低迷状态下，脉搏波一次的传导距离变短、传导速度变慢，脉象“短”“怠”；既无法与矛盾方对抗，又不能很好地宣泄情绪，情绪仍会激动，脉象“数”。

（3）两者的局部脉象：“动”“涩”。慢性心理应激的郁怒患者，常内心郁积，不善言语，遇事不能及时进行心理宣泄；或虽然个性开朗善言，但由于矛盾的对方实力太强，而不得不强忍愤怒，心理压力不得宣泄，以致郁闷不舒，表现为左关谐振波增多，给医者一种麻涩郁闷不适的感受。长期郁闷不舒，气血运行不畅而瘀滞，多表现为左关脉势涩滞，拘拘前行，脉象“涩”。急性应激的愤怒患者，脉的起始段和搏动最高点出现抖动的“躁动”之象。

（4）兼见脉象：①兼见“涩”脉象要素者，则为肝郁气滞，气滞血瘀证；

②兼见“滑”“稠”脉象要素者，则为肝郁气滞，痰浊内阻证；③兼见“滑”“稀”脉象要素者，则为肝郁气滞，水湿停聚证；④兼见“热”“驶”“粗”“浮”脉象要素者，则为肝郁气滞，郁滞化火证；⑤兼见右寸“粗”“凸”“热”“滑”脉象要素者，则为肝气郁结，肝木侮金证；⑥兼见左尺“下”“粗”“凸”“滑”和“热”脉象要素者，则为肝气郁结，化火下注证；⑦兼见右尺“下”“粗”“凸”“滑”和“热”脉象要素者，则为肝气郁结，肝木克脾证；⑧兼见“上”“寸热尺寒”“寸粗尺细”脉象要素者，则为肝气郁结，肝火上炎证；⑨兼见某个微观部位的“凸”“涩”或“滑”脉象要素者，则为肝郁气滞，痰浊瘀血凝结于局部；⑩兼见“高”“数”“动”“疾”“驶”脉象要素者，则为怒伤急性应激的心理状态。

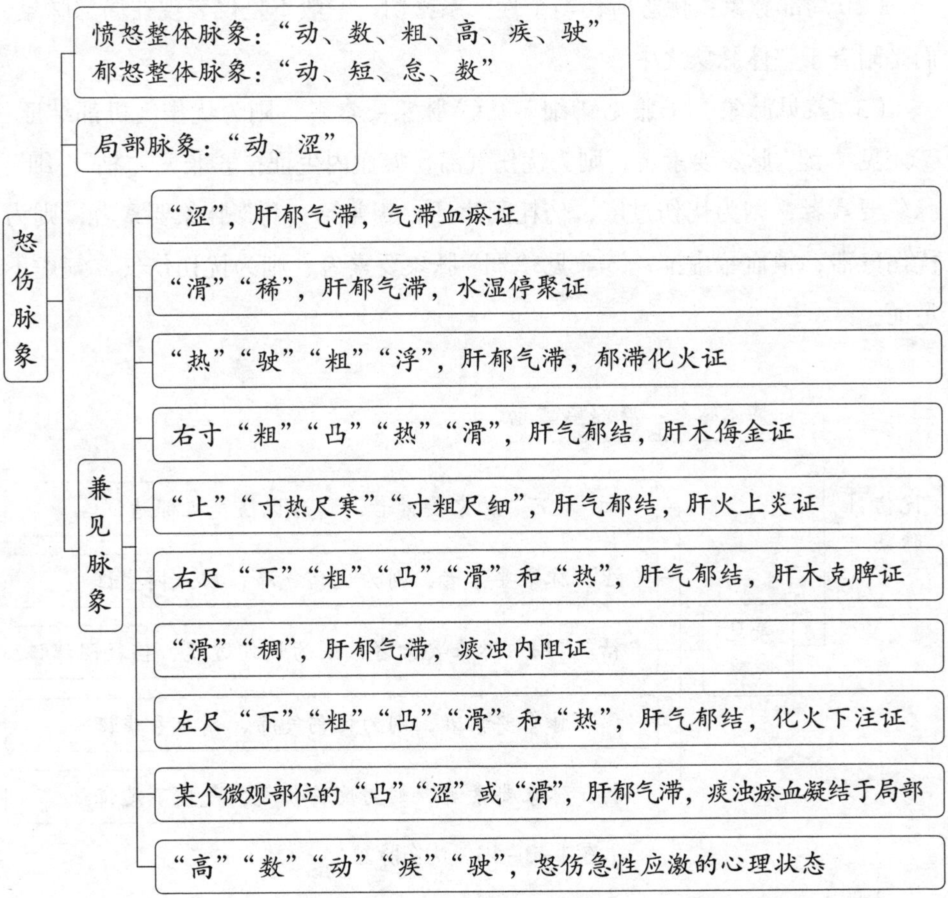

图1-3-45　怒伤脉象

3. 忧伤脉象

《灵枢·本神》曰："愁忧者，气闭塞而不行。"忧是人们面临问题而无法解决，理不清头绪而顾虑重重，心情低沉并伴有自卑的复合情绪体验。忧伤带有明显的个性特点，长期处于忧愁的情绪下，易致气机不舒，气血为之闭塞。

（1）整体脉象："动"。整体脉象的麻涩感，属于谐振波的增多。见于经常处于慢性忧伤情绪支配之中的患者，其脉象特征不是脉形或流利度的改变，而在于脉势的异常，是脉搏搏动谐振波频率改变的结果，主要表现为左手脉管壁周围组织中伴随着桡动脉的搏动出现低频率的震动，给医者以心情不舒畅的心理感受。

（2）局部脉象：忧志所伤与个性关系密切，一般不是仅表现在局部脉象，而是附着于整体脉象之中。

（3）兼见脉象：①兼见"细""沉"脉象要素者，则为忧伤气机郁结证；②兼见"涩"脉象要素者，则为忧伤气滞，瘀血内生证；③兼见"枯""细"脉象要素者，则为忧伤过度，伤耗阴津证；④兼见"稀"脉象要素者，则为忧伤气滞，精血亏虚证；⑤兼见"弱"脉象要素者，则为忧伤伤气，气虚不足证。

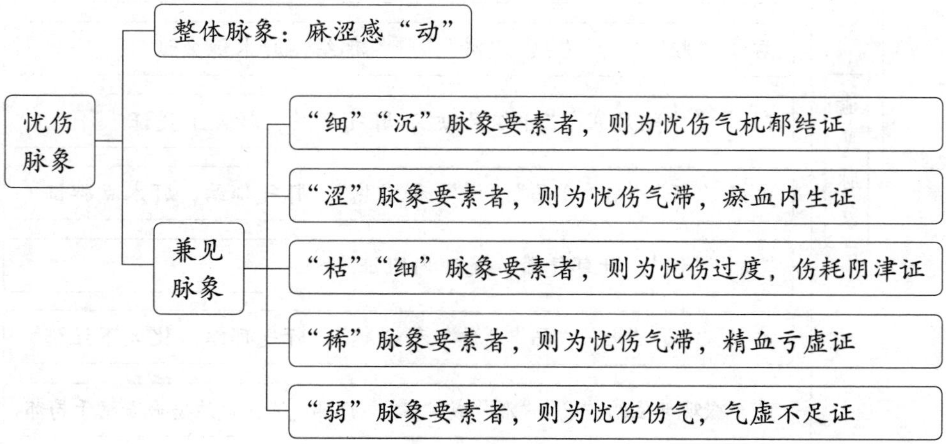

图1-3-46　忧伤脉象

4. 思伤脉象

思是人的精神意识思维活动的一种状态，是对所思问题不解，事情悬而未决，过度苦思冥想，凝神敛志的过程。思虑担忧是一种复合情绪状态，通常称为忧思。思虑过度、所思不遂，则可使人体之气郁结，气机升降失常，又可以导致多种病机演化。

（1）整体脉象："短""涩"。工作压力大、生活艰辛或忧愁某些事情，导致气血运行不畅，则脉搏轴向搏动的传导和血液向前运行的距离缩短，脉象"短"。由思虑过度伤及机体的阴血津液，血液濡润功能失常，或"思则气结"，气机郁闭，血液运行不利而产生血瘀，血液中有形成分之间摩擦力加大，脉象呈现"涩"。

（2）局部脉象："动""来怠去驶""内曲""细"。脉搏起伏过程中左手脉搏谐振波增多而杂乱，脉象"动"，给医者以艰涩苦楚的心理感受，此为古人所说的脉"结滞"，是脉势的涩滞感。右手脉搏上升支升起速度减慢而怠缓，而到达脉搏搏动最高点后难于持续一定时间，迅速回落到基线，给医者以心里很疲惫，做事缺乏激情的心理感受，研究者称之为"忧愁思虑脉"，脉象"来怠去驶"。对亲人的健康、子女的学习或对工作状况时刻不停地惦念、牵挂、关注，则其左手脉象常表现出向尺侧腕屈肌腱弯曲贴近，脉象"内曲"。对所关心事物的过度关注，使相应脑区的神经细胞异常兴奋，导致其周围脑区神经细胞的兴奋性受到高度抑制，表现出对周围发生的其他事情漠不关心的状态。这种大脑功能的紊乱状态影响了血管运动中枢的调节功能，使左手脉血管壁周向扩张不利，则脉管管径相对变"细"；若管径变细的脉管对其周围组织的震动播散相对减少，则脉管外的组织搏动减弱，给医者以孤立"挺然指下"的感觉；过度关注时间持久或程度非常严重，医者在轻触脉搏时会感觉到一条直线纵穿于脉管壁上，笔者称之为"过度关注脉"。

（3）兼见脉象：①兼见"来怠去驶"脉象要素者，则为"忧愁思虑"状态；②兼见"内曲""细"脉象要素者，则为"惦念关注"状态；③兼见"直""细"脉象要素者，则为"过度关注"或"强迫偏执"状态；④兼见

“直”“敛”脉象要素者，则为“钟情迷恋”状态。

思伤具体的病机证候演变是在思伤特定的“动”的脉象特征基础上而变化。①兼见“短”脉象要素者，则为思伤气结证；②兼见“滑”脉象要素者，则为思虑气结，痰气交阻证；③兼见“上”“热”脉象要素者，则为思虑气结，气结化火证；④兼见“涩”脉象要素者，则为气机郁结，气滞血瘀证；⑤兼见“怠”“缓”“弱”脉象要素者，则为思虑伤气，气虚不足证；⑥兼见“稀”“弱”脉象要素者，则为思虑过度，心脾两虚证；⑦兼见“细”“枯”脉象要素者，则为思虑过度，阴津耗伤证。

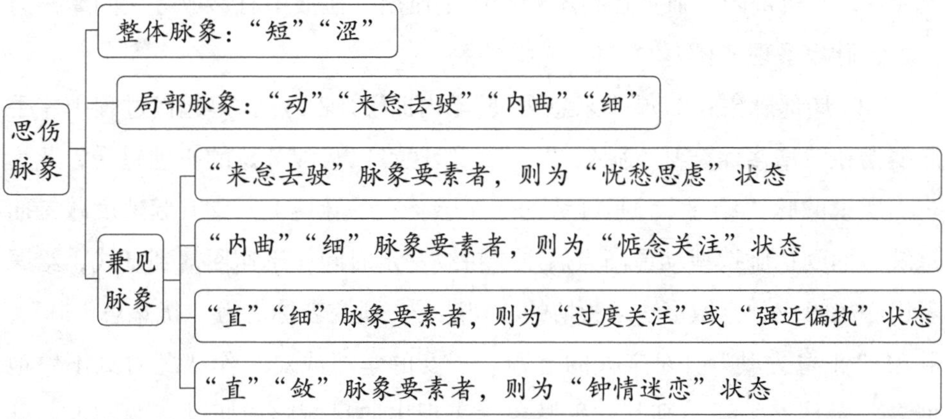

图1–3–47　思伤脉象

5. 悲伤脉象

《灵枢·本神》曰：“因悲哀动中者，竭绝而失生。”悲是指人失去所爱之人或物及所追求的愿望破灭时的情绪体验。悲损耗人体之气，肺主一身之气，故气耗则肺伤。悲伤的心理应激状态有急性和慢性之分。

（1）整体脉象：“数”“高”“驶”“怠”“短”“下”。人突然悲伤过度，处于心理应激时，心率和脉率加快，脉象“数”。悲哀哭号，气血激荡，则脉搏的起伏高度变大，则脉象“高”。哭号不止，心情激动，脉搏轴向传导速度加快，脉象“驶”。慢性悲伤，气血不足，心气受伤，脉搏传导速度减慢，脉象“怠”。悲伤气急，血管壁脉搏轴向传导缩短，扩张不利，脉象“短”。慢性悲伤状态时，“悲则气消”，脉象呈现三部脉整体向近心端移位，故脉“下”。

（2）局部脉象：“动”。见于急性悲伤过度，或出现于慢性悲伤的状态中。大多数人出现在右寸脉，少数人出现在左寸脉，出现与悲伤相对应的“动”象，给医者以悲痛欲哭的心理感受。

（3）兼见脉象：①兼见“数”“高”“驶”脉象要素者，则为急性悲伤状态；②兼见“怠”“短”“下”脉象要素者，则为慢性悲伤状态。

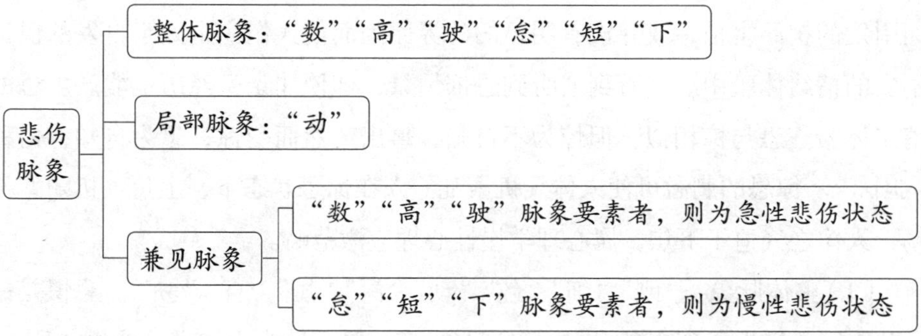

图1-3-48　悲伤脉象

6. 惊伤脉象

惊是外有所触，突然遭受意料之外的事件而引发的紧张惊骇的情绪体验。惊虽多由外发，但常伴随其他情绪体验，以复合情绪状态而存在。暴受惊恐导致心神不定，气机运行不能够平稳舒畅，属心理学急性心理应激范畴。

（1）整体脉象：“动”“数”“来驶去驶”“疾”“驶”。脉搏波传导过程中，所伴有的谐振波呈现多频率、多振幅性，导致脉象杂乱而出现“动”。暴受惊恐，心无所定，魂魄不依，导致机体的应激能力增加，心率增快，脉象“数”。心神不定，脉搏的上升支和下降支的陡度变大和幅度变小，且在脉搏波达到最高端后持续的时间缩短，迅疾下降，故出现“来驶去驶”之象，古人称之为脉“厥厥而动”。心脏搏动有力，排血量增加，血液运行疾速，脉象“疾”。气血激荡，脉搏传导速度加快，脉象“驶”。

（2）局部脉象：与惊相对应的脉搏“动”，是一种频率快、振幅高、抖动不稳的谐振波特征，多出现在左关脉。

惊伤脉象
- 整体脉象：“动”“数”“来驶去驶”“疾”“驶”
- 局部脉象：频率快、振幅高、抖动不稳的“动”

图1-3-49 惊伤脉象

7. 恐伤脉象

《灵枢·本神》曰：“恐惧者，神荡惮而不收。”恐指遇到危险又无力应付而引发的担心害怕，或并没有明显的外界原因而使人们完全处于自发的惧怕不安的情绪体验中。当看到或听到恐怖情景，即使非亲身经历也能产生恐的情绪体验。恐与惊相似，但惊为不自知，事出突然而受惊；恐为自知，俗称“胆怯”。惊恐的刺激可使人体气机紊乱。人在惊恐状态下，上焦气机闭塞不畅，人体之气迫于下焦，属心理学慢性心理应激范畴。

（1）整体脉象：“刚”“细”“敛”“动”“深”“短”“直”“驶”。恐惧是一种状态，是慢性心理应激引起的心理张力高，脉管壁张力较高，脉象“刚”。血管壁的张力偏高，周向扩张不利，则血管内径变细，即为古人所说的“脉形如循丝”。脉搏周向扩张不利，回缩动度加大，脉象“敛”。脉搏搏动和传导过程中附着有细微的颤抖感，脉象“动”。脉搏搏动的上升程度较小，达到高峰后迅速回落潜下，脉象“深”。恐惧所伤，气机停滞不畅，血液运行不利，脉象“短”。恐惧具有固定的目标，总是在关注且担心某件事情或人，脉体在敛紧的基础上显示出挺直之态，脉象“直”。脉搏传导速度加快，脉势给医者以惶惶恐恐、时时惊惧的心理体验，脉象“驶”。

（2）局部脉象：“细”“敛”。个性或所经历的有关恐惧事件时间久远，则在右尺脉出现脉形细和搏动敛紧的特点，对周围组织形成的震动较少。

（3）兼见脉象：①兼见“敛”“直”“刚”脉象要素者，则为恐怖对象持定；②兼见“下”“深”脉象要素者，则为恐惧气下证；③兼见“上”“驶”脉象要素者，则为惊恐气乱证；④兼见“细”“枯”“短”脉象要素者，则为惊恐所伤，气血（阴）不足证；⑤兼见“滑”脉象要素者，则为惊恐伤气，痰浊壅塞证。

- 恐伤脉象
  - 整体脉象："刚""细""敛""动""深""短""直""驶"
  - 局部脉象："细""敛"
  - 兼见脉象
    - "敛""直""刚"脉象要素者，则为恐怖对象特定
    - "下""深"脉象要素者，则为恐惧气下证
    - "上""驶"脉象要素者，则为惊恐气乱证
    - "细""枯""短"脉象要素者，则为惊恐所伤，气血（阴）不足证
    - "滑"脉象要素者，则为惊恐伤气，痰浊壅塞证

图1-3-50　恐伤脉象

（二）饮食不节脉象系统

随着现代社会的发展，中国人逐渐从传统的粗茶淡饭，转向各式各样的精细食品，饮食习惯逐渐多样化，大鱼大肉经常出现在人们的饭桌上，胃肠疾病也随之而来。暴饮暴食或嗜食口味厚重的饮食习惯是胃肠病患者最常见的病因。脾胃作为后天之本，对机体的健康至关重要。该系统问题的出现不仅代表着疾病处于前期，同时预示着人们从亚健康状态向疾病状态的转化。

1. 饮食积滞脉象

饮食积滞是指饮食超量，或暴饮暴食，或中气虚弱而强食，以致脾胃难于消化转输而致病。饮食积滞易伤及脾胃而导致其功能紊乱，水谷精微物质不能够运化而化邪，变生"痰""湿"；营养过剩则易导致消渴、肥胖、痔疮、心脉痹阻等病证。

（1）整体脉象："稠""滑""缓""强""粗""沉""短""刚""厚""稠"。血管壁与周围的组织界限模糊，血液中有数条细丝。血液中有形成分增加，则血液的黏稠程度升高，现"稠"黏之象。血液中脂浊存在，则现"滑"象。血液黏稠，前进的流动速度减慢，表现为脉象"缓"。血液有形成分的增加，渗透压增高，大量的水分被吸收于血管之中，血管内压力增加，则脉管内压力较大，脉体充大饱满，脉象"强""粗"。饮食痰浊积滞郁阻，气机不畅，

则脉位变“沉”。血液黏稠，每搏前行的距离变短，则脉“短”。饮食积滞，血脂高导致动脉硬化，则脉“刚”。食积痰浊，沉积在血管壁，导致血管壁增厚，则脉“厚”。血液稠浊侵及血管壁，血管硬化影响血管壁的扩张和收缩运动，进而影响血管壁和周围组织间的谐振，尤其以右手脉表现明显，血管壁与周围的组织界限模糊。痰浊充斥于血液中，形成黏扯不断的有形之物，血液中有数条细丝。

（2）兼见脉象：①兼见右关脉“粗”、尺侧壁“刚”脉象要素者，则为饮食积滞，食滞胃肠证；②兼见右侧脉象的“粗”“短”脉象要素者，则为饮食积滞，气机阻滞证；③兼见“滑”“热”脉象要素者，则为饮食积滞，食积化热证；④兼见“短”“稠”“涩”“缓”脉象要素者，则为饮食积滞，气滞血瘀证；⑤兼见“滑”“粗”、血管壁与周围的组织界限模糊、血液中有数条细丝的脉象要素者，则为饮食积滞，化生痰浊证；⑥兼见右侧脉象的“上”、右寸“粗”“浮”脉象要素者，则为运化不及，化生痰浊上注于肺证；⑦兼见右侧脉象“下”、右侧尺脉“粗”“滑”脉象要素者，则为食积化生湿浊，下注大肠证。

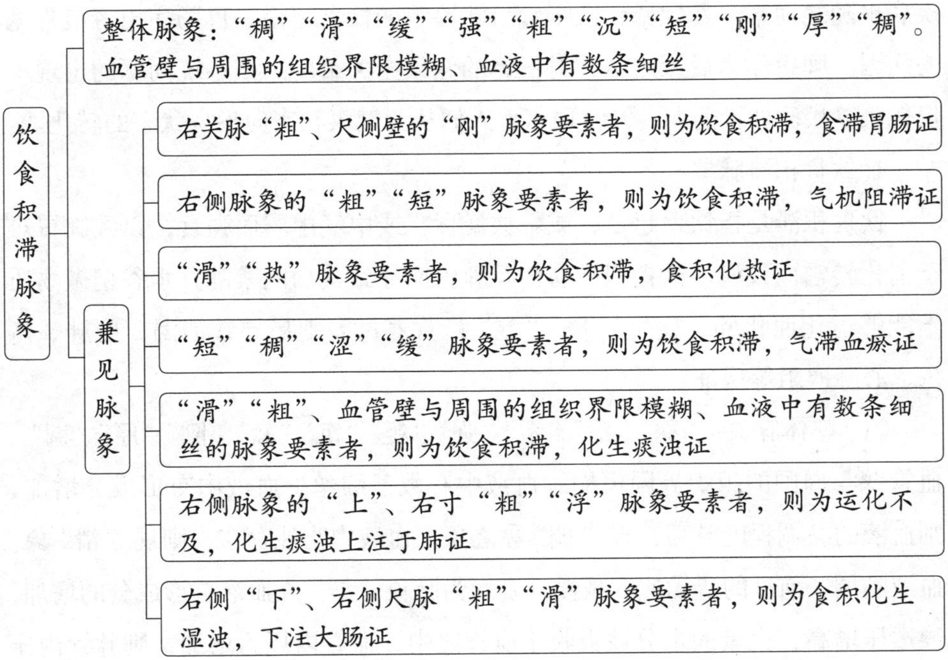

图1-3-51　饮食积滞脉象

2. 饮酒过度脉象

整体脉象“热”“滑”“稠”，局部右寸脉“沉”“稠”“滑”，这类脉象要素多见于虽常大量饮酒，却不出现呕吐或腹泻等排泄反应者。

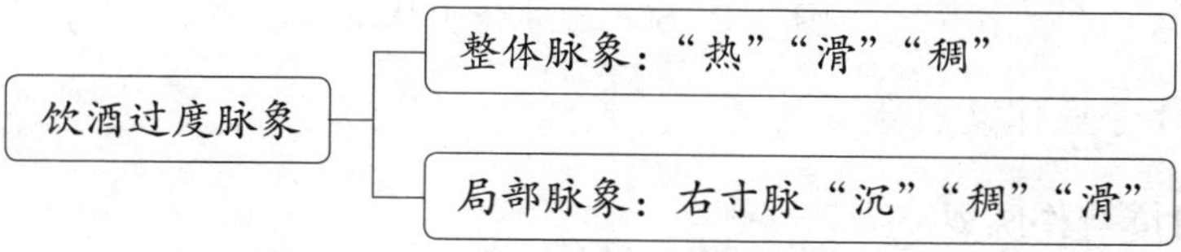

图1-3-52　饮酒过度脉象

3. 食盐过多脉象

平素进食食盐较多者，整体脉象右关脉血流“涩”，局部脉象血管壁尺侧与周围组织的界限模糊。

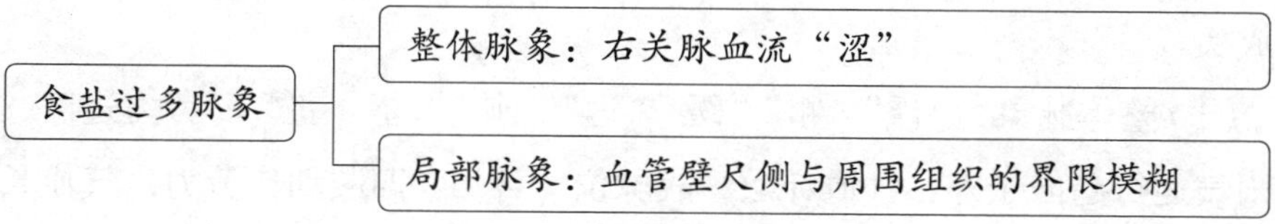

图1-3-53　食盐过多脉象

4. 嗜食肥甘脉象

（1）整体脉象：“滑”“短”“稠”，伴随桡动脉血流中出现无数轴向“细丝”划过。这是因为肥甘厚味积滞于体内，化生痰浊之邪，血液变浊稠，显现于外所致。

（2）局部脉象：右关脉“沉”“滑”，血管壁尺侧缘与周围组织间界限模糊。

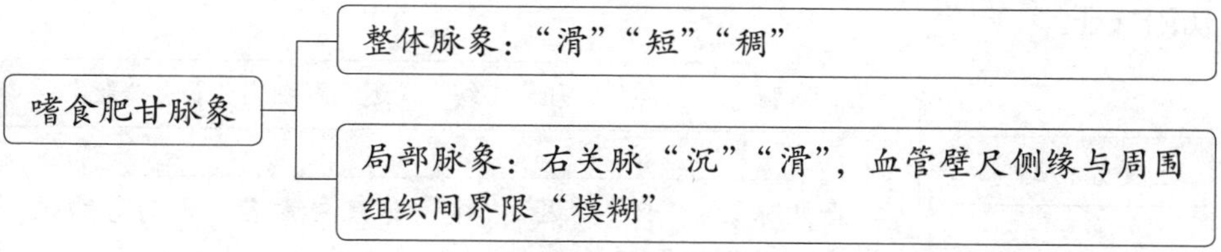

图1-3-54　嗜食肥甘脉象

5. 饮水量少脉象

饮水量少，则左尺脉出现“枯”的脉象特征，日久左尺脉出现“枯”“涩”脉象。其他原因导致的脱水脉象特征也是如此，可能是进水量少，体内缺水，津液不足，肾阴亏虚所致。

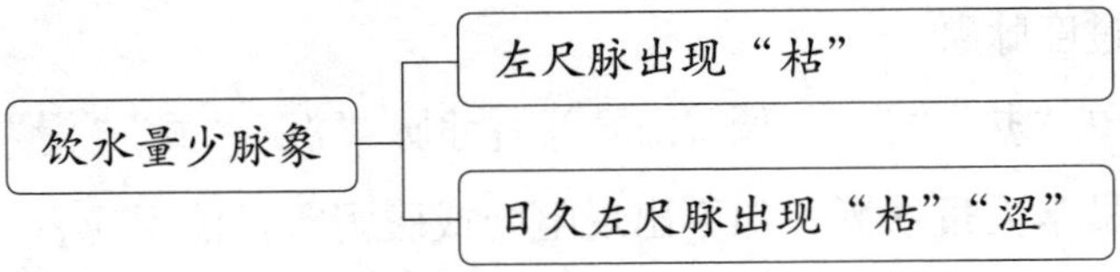

图1-3-55　饮水量少脉象

（三）劳逸体衰脉象系统

1. 过度劳伤脉象

劳力过度指较长时间从事重体力劳动，劳伤形体而积劳成疾，或病后体弱，勉强劳作，伤及正气，又称“形劳”。劳力过度伤及机体气血，气血运行不利，脏腑功能失常。劳力努责，使气机外散不能内守，脏气虚少，功能减退；过度劳力，损伤机体筋骨、关节、肌肉，致使机体组织损伤，久而积劳成疾。

（1）整体脉象：“浮”“粗”“缓”“迟”“刚”“弱”“散”。劳力过度，机体阳气运行趋向于外，气血耗散，故脉位“浮”。四肢动作劳力，气血长期运行于外，体表的血管扩张，脉象“粗”。长期努力劳作，劳则气耗，气虚无力推动血液运行，导致血流速度缓慢和心率偏低，脉象“缓”“迟”。血液长期充斥四肢血管，血管壁承受的压力较大，则出现不同程度的硬化，脉象“刚”。气血耗伤，脉道不充，脉管内部压力较小，脉象“弱”。体质素弱之人脉管壁薄软，强力久劳则脉管收缩无力而见“散”象。

（2）兼见脉象：兼见“散”“迟”“缓”脉象要素者，则为劳力过度，耗伤阳气证。

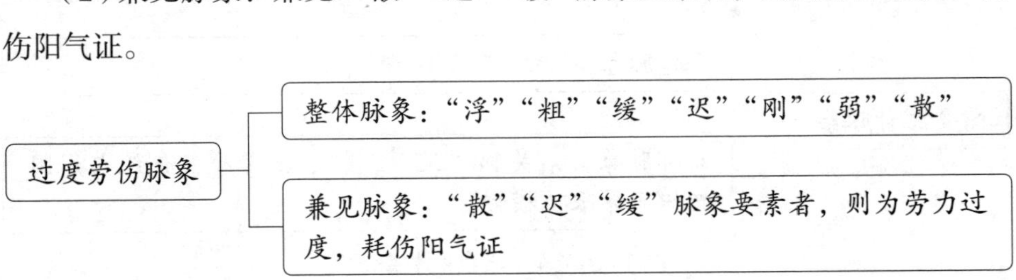

图1-3-56　过度劳伤脉象

2. 房劳过度伤脉象

房劳过度是指性生活过度，或早婚，产育过多，伤及肾脏，导致肾精不足，封藏不利，气血亏虚等病机变化。房劳过度是早衰的重要原因之一。

（1）整体脉象："稀""下"。房劳过度伤及肾精，气血亏虚，则血管内精微物质减少，血液质地变稀薄，脉象"稀"。体质强壮之人，青年时期思想无穷，导致气血的运行趋向于身体的下半部，由此表现为三部脉整体的脉位向近心端偏移，脉象"下"。

（2）局部脉象："粗""刚""凸""强""细""弱""涩"。思想无穷，欲望过度，导致身体下部时时充血，精关封藏不利，则尺部脉管变"粗"。思欲过度，气血运行趋于身体下部，机体下半部血管所承受的压力较大，故尺部的血管壁张力增高，脉象"刚"。思欲不断，死血败精，闭阻下焦精窍，则在尺部及以下部位出现脉管内压力大，或出现代表前列腺肥大的凸起，脉象"凸""强"。长期思虑，精气失泄过度，气血不足，脉道不充，则可出现脉管变"细"。劳欲过度，气血戕伤，精气亏虚，血管内部压力减小，脉象"弱"。房劳伤及肾阴，血液失去阴液濡养，血液内容物摩擦力加大，脉象"涩"。

（3）兼见脉象：①兼见"细""热""数"脉象要素者，则为房劳过度，阴虚火旺证；②兼见"涩""枯"脉象要素者，则为房劳伤及肾阴，肾阴亏虚证；③兼见"细"脉象要素者，则为房劳过度，气血戕伤证；④兼见右尺"动""热"脉象要素者，则为房劳过度，相火妄动证；⑤兼见"粗""刚""凸""强"脉象要素者，则为思欲不断，房劳过度，死血败精闭阻证。

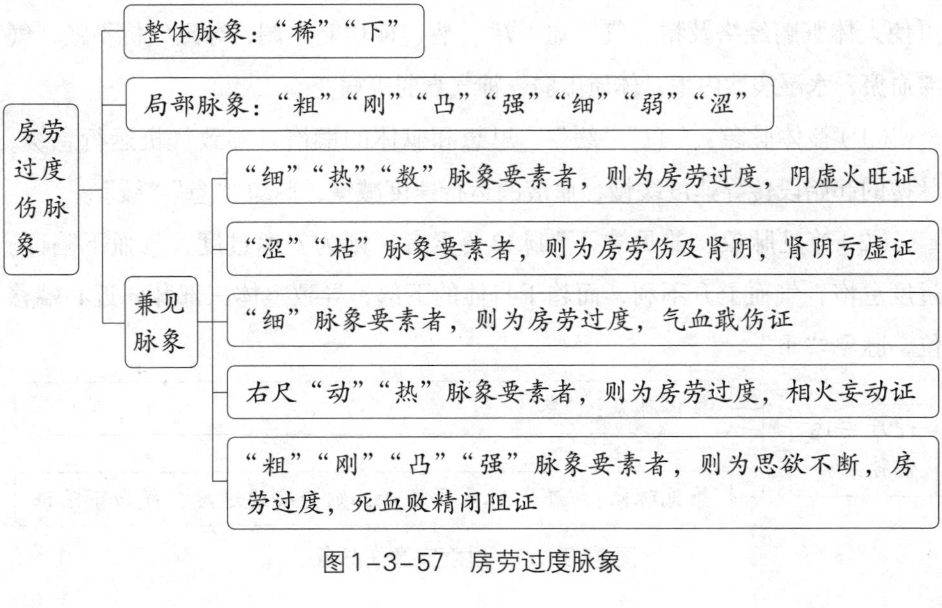

图1-3-57　房劳过度脉象

3. 劳神过度伤脉象

劳神过度伤指长期用脑过度，思虑劳神导致“神伤”而积劳成疾，古人又称“心劳”，属西医学“慢性疲劳综合征”的范畴。劳神过度则神伤，神伤过度则会导致“精”和“气”的不足而出现虚劳病。

（1）整体脉象：“怠”。劳伤心神，心气亏虚，鼓动血液运行无力，首先在右尺部脉搏搏动的起始段出现上升传导速度的怠缓。

（2）兼见脉象：①兼见“弱”“短”脉象要素者，则为劳神过度，气虚不足证；②兼见“细”“枯”脉象要素者，则为劳神过度，阴血亏虚证；③兼见“弱”“下”“短”脉象要素者，则为劳神过度，气虚下陷证。

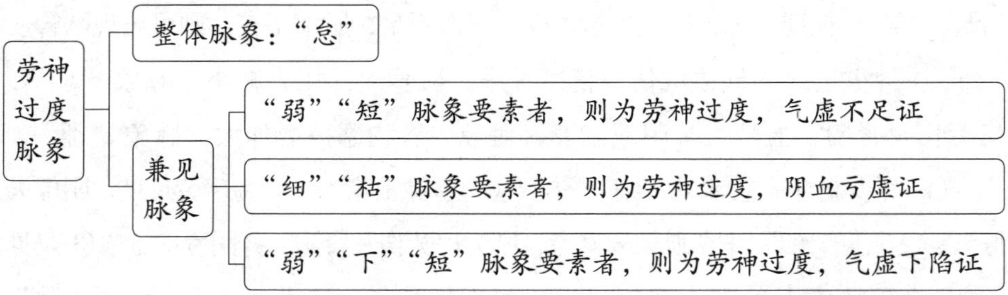

图1-3-58　劳神过度脉象

4. 过度安逸伤脉象

过度安逸包括体力过逸和脑力过逸。长期安闲少动，或者用脑过少等，可使人体脏腑经络及精、气、血、津、液、神功能失调，导致气机不畅，气滞血瘀，水湿痰饮内生，体质虚弱，神气衰弱等病变。

（1）整体脉象：“怠”“缓”。思想和躯体的懒惰，导致气机运行怠缓，脉搏的起始段传导速度缓慢，血液的运行速度减慢，脉象“怠”“缓”。

（2）兼见脉象：兼见“下”脉象要素者，则为安逸过度，气血下陷证。过度怠惰，气血上升不利，而趋于身体的下部，导致整体三部脉向近心端移位，脉象“下”。

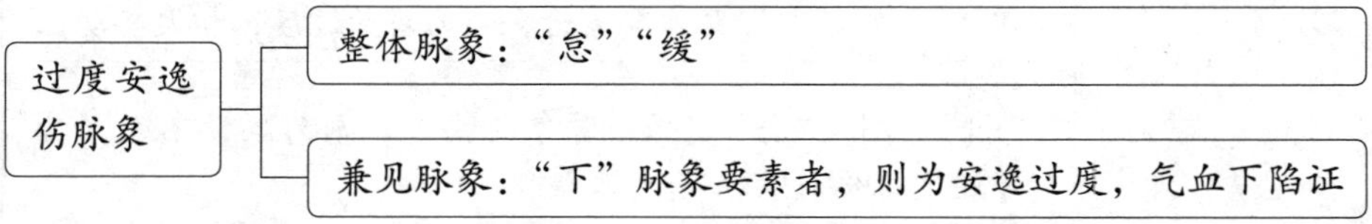

图1-3-59　过度安逸伤脉象

5. 年老体衰脉象

年老是指机体正常脏腑组织功能的衰退和气血精微的减少。人体在自然生存中或多或少受到外来或内在的戕伤，对机体正常的功能都会造成一定的影响。此处所讲的衰老是将这些因素排除之后，以机体的老化衰退为唯一改变的现象。从人类生物学角度来看，衰老是一种自然生理现象，而不是病理现象。人们的体质一般都存在阴阳的偏颇，年老后会加大这种偏颇，呈现出或阳气亏虚或阴液亏耗两极化的表现。

（1）整体脉象：脉搏对周围组织撼动减少，脉象“缓”“怠”“弱”“涩”“细”“柔”“寒”“滑”“稀”“枯”“热”“薄”。老年人元气不足，加之其皮下组织减少，血管壁对周围组织的震动传导减少。年老体衰，机体阳气不足，血液运行缓慢，脉搏起始段上升速度“怠”“缓”。老年人体内气血精微亏虚，脉管内压力小，脉象“弱”。气血、阴精不足，脉道不充，脉象“细”。长寿老人血管壁没有一般老人的硬化现象，脉象“柔”。机体的阳气不足，血液从体内所带出的热量减少，脉象“寒”。阴精的精微物质减少，血液质地相对稀薄且滑润，脉象“滑”“稀”。年老之人，体液减少，津液不足，血液水分减少，脉象“枯”。阴液不足，无力制阳，阳气相对亢盛，脉象“热”。老人胃肠道黏膜及肌层萎缩、功能减退，则血管壁相对变“薄”。

典型的长寿脉象给医者以如同把玩美玉的细腻、滑润、圆通感。

（2）兼见脉象：①兼见“缓”“怠”“弱”脉象要素者，则为年老体衰，气虚不足证；②兼见“滑”“稀”脉象要素者，则为年老体衰，精气亏虚证；

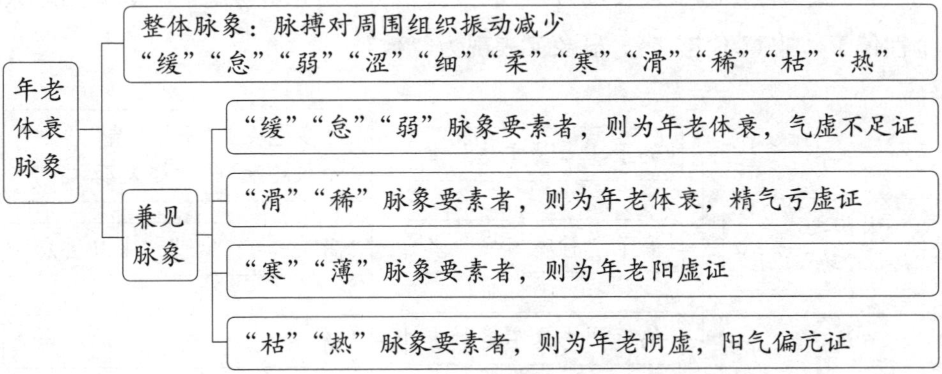

图1-3-60　年老体衰脉象

③兼见“寒”“薄”脉象要素者，则为年老阳虚证；④兼见“枯”“热”脉象要素者，则为年老阴虚，阳气偏亢证。

（四）个性脉象系统

《内经》按照阴阳的盛衰，将人群划分为太阳型、少阳型、太阴型、少阴型和阴阳平和型5种类型，统称“五态人”。各态人的体质阴阳存在偏颇，形态不同，筋骨的强弱、气血的盛衰，也各不一样，性格、气质亦存在差异，因此，各类型人的脉象特点有其独特性。掌握个性脉象系统，有助于学者在临床处方前依照患者阴阳、形态、性格、筋骨、气血和脉象的不同，调整用药治疗方案，提升合理用药水平。

1. 太阳之人

太阳之人多阳无阴，“居处于于，好言大事，无能而虚说，志发于四野，举措不顾是非，为事如常自用，事虽败而常无悔”。太阳之人的个性特点是事事善于表现自己，习惯说虚妄大话，能力不大却言过其实，好高骛远，行为作风草率，不顾是非，意气用事，过于自信，事败而不知悔改。

（1）基础脉象：“浮”“动”“上”。太阳之人随意而不拘谨，性情欠稳重，意气散发于外，气血升腾，则脉位“浮”，且三部脉向远心端移位，脉象“上”心理活动较多，好思考，谐振波活跃，则脉象“动”。

（2）兼见脉象：①太阳之人个性偏于“心神亢越”者，脉象又表现为“进多退少”“长”“直”“刚”“寸粗尺细”“寸强尺弱”；②太阳之人个性偏于“神魂不安”者，脉象又表现为“高”“疾”“驶”“来驶去怠”；③太阳之人个性偏于“志意不定”者，脉象又表现为“数”。

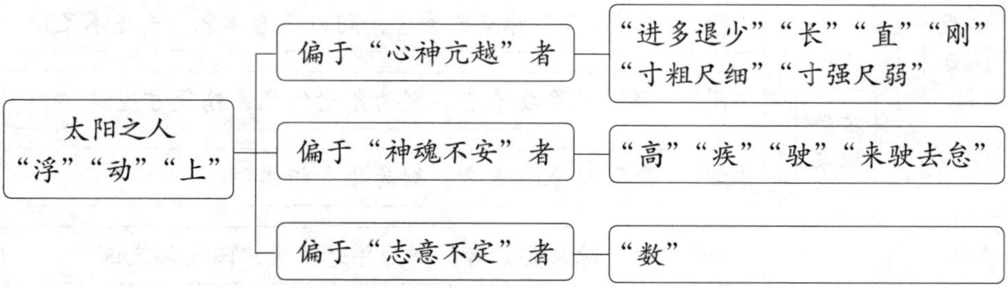

图1-3-61　太阳之人脉象

2. 少阳之人

少阳之人多阴少阳，“諟谛好自贵，有小小官，则高自宣，好为外交，而不内附”。少阳之人个性特点为工作生活谨慎，自尊心较强，爱慕虚荣，稍有地位则自夸自大，好交际而难于埋头工作。

（1）基础脉象：“上”“细”“长”。少阳之人，情绪不能内敛，时常洋洋自得，气血运行趋于身体的上部。工作认真负责，自律性强，脉象应之而血管细。思路清晰，关注外部事务较多，应之每搏血液运行和脉搏传导的距离较长。

（2）兼见脉象：①少阳之人个性偏于“神思过用”者，脉象又表现为“浮”“疾”；②少阳之人个性偏于“魂用过激”者，脉象又表现为“动”“高”；③少阳之人个性偏于“魂强魄弱”者，脉象又表现为“动”“敛”“驶”。

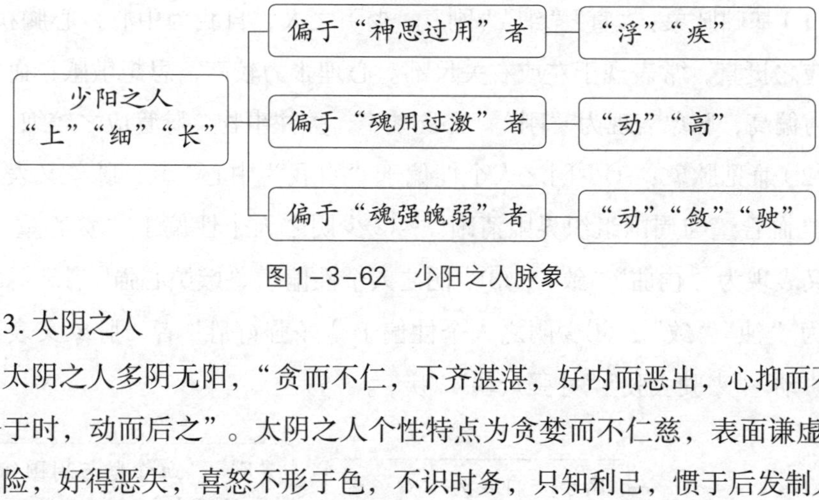

图1-3-62　少阳之人脉象

3. 太阴之人

太阴之人多阴无阳，“贪而不仁，下齐湛湛，好内而恶出，心抑而不发，不务于时，动而后之”。太阴之人个性特点为贪婪而不仁慈，表面谦虚，内心阴险，好得恶失，喜怒不形于色，不识时务，只知利己，惯于后发制人。

（1）基础脉象：“沉”“下”“缓”。太阴之人，心理城府较深，气血应之沉潜，故脉位“沉”。性情沉静，善思而不溢于言表，气血运行趋于身体下部，脉体向近心端移位。意志不得发扬，气血运行缓慢，脉象表现为“缓”。

（2）兼见脉象：①太阴之人个性偏于“贪得无厌”者，脉象又表现为“深”“敛”；②太阴之人个性偏于“城府深藏”者，脉象又表现为“进少退多”“短”；③太阴之人个性偏于“思虑过度”者，脉象又表现为“内曲”“浊”。

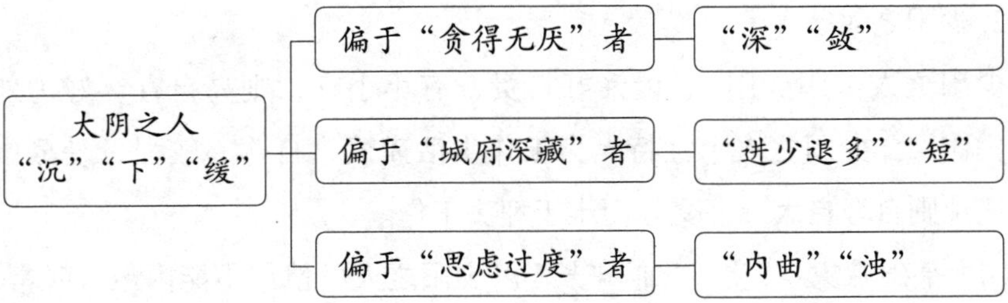

图1-3-63　太阴之人脉象

4. 少阴之人

少阴之人多阳少阴，“小贪而贼心，见人有亡，常若有得，好伤好害，见人有荣，乃反愠怒，心疾而无恩”。少阴之人个性特点为贪图小利，暗藏贼心，时欲伤害他人，见人有损失则幸灾乐祸，气愤嫉妒他人所获得的荣誉，缺乏仁爱。

（1）基础脉象：“直”“细”“刚”。少阴之人，自我为中心，心胸狭窄，脉象应之挺直，常表现于左或右关尺部。心理张力较高，思想敏感，血管壁的张力偏高，脉象表现为“刚”。心胸狭窄，关注事物，脉管应之较细。

（2）兼见脉象：①少阴之人个性偏于“自我为中心”者，脉象又表现为“刚”“血管壁与周围组织界限清晰”；②少阴之人个性偏于“贪心重”者，脉象又表现为“内曲”“敛”；③少阴之人个性偏于“嫉妒心强”者，脉象又表现为“浊”“敛”；④少阴之人个性偏于“争强好胜”者，脉象又表现为“上”“动”“来驶去驶”“寸强尺弱”“疾”。

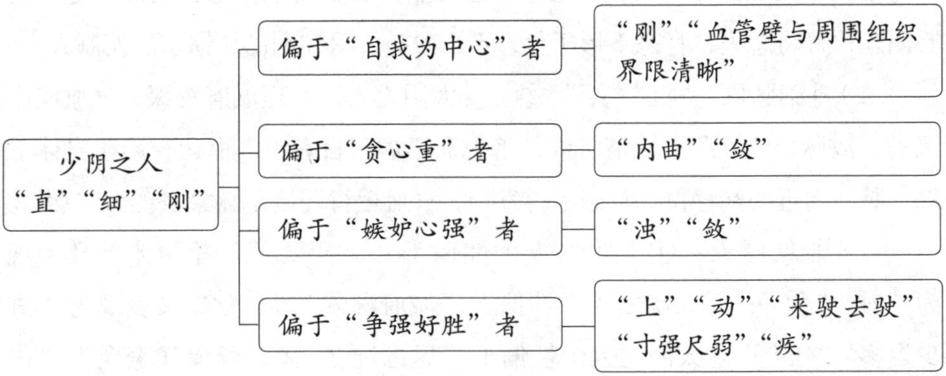

图1-3-64　少阴之人脉象

5. 阴阳平和之人

阴阳平和之人阴阳气和，“居处安静，无为惧惧，无为欣欣，婉然从物，或与不争，与时变化，尊则谦谦，谭而不治，是谓至治”。阴阳和平之人个性特点为能安静自处，不务名利，心安无惧，寡欲无喜，顺应事物，适应变化，位高而谦恭，以理服人而不以权势压人。行为从容稳重，举止大方，为人和顺，适应变化，态度严肃，品行端正，胸怀坦荡，乐天达观，处事理智，为众人所尊敬。

（1）基础脉象：“厚”“柔”“缓”。阴阳平和之人，性格敦厚，胃肠肌肉健壮，则血管壁较厚。“居处安静，无为惧惧，无为欣欣，婉然从物”的心态，心理张力较低，因此血管壁张力低，脉象“柔”。心理情绪稳定，气机运行和缓调畅则血流速度慢，脉象“缓”。

（2）兼见脉象：①阴阳平和之人个性偏于“闲逸之士”，脉象又表现为“长”“静”；②阴阳平和之人个性偏于“心胸宽广”，脉象又表现为“粗”“散”；③阴阳平和之人个性偏于“心理懒散”，脉象又表现为“散”“来怠去怠”。

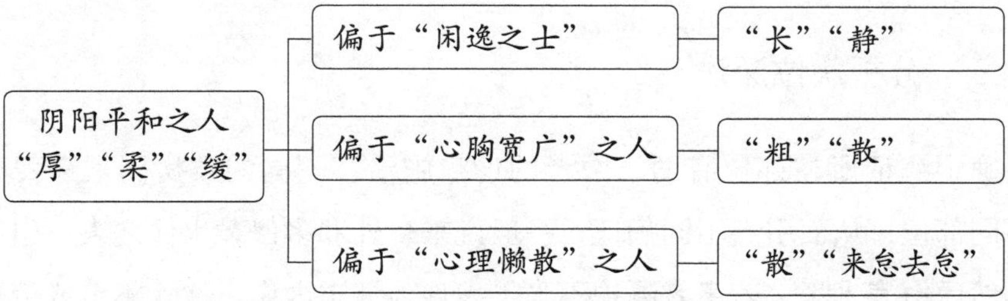

图1-3-65　阴阳平和之人脉象

第四节　学会脉诊，掌舵临床

一、分清体质禀赋

脉象体现着机体脏腑气血阴阳的盛衰，如《素问·五脏别论》云：“五脏六腑之气味，皆出于胃，变见于气口。”体质是人体阴阳、虚实、寒热、燥湿的属性汇总，呈现出个体疾病的易趋性。而《脉说》言："人之禀质，各有不同，而脉应之。如血气盛则脉盛，血气衰则脉衰，血气热则脉数，血气微则脉弱，血气平则脉和。"因此，脉诊作为气血盛衰的外在反映，往往是辨识体质的重要途径。在特定的脉象辨证下，表征出特征体质，可指明治疗的规律性。例如，脉"枯"表征阴液不足的体质，治疗时需以养阴增液药物为基础，谨慎使用温燥伤阴之品，如外感风寒时用养阴祛风的加减葳蕤汤，而不能用温燥散寒的麻桂剂。

二、判断正气盛衰

尽管脉象的表现多样，但从人体的正气盛衰来说，无外乎它主要反映虚实证候的信息。正气的强弱在发病过程中起主导作用，影响着疾病的发生、发展、转归和预后。"正气存内，邪不可干，邪之所凑，其气必虚。"当人体出现正气不足时，抗邪能力下降，影响机体对某些病邪的易感性，同样影响到疾病发生的证候类型、病机从化。从脉象上讲，当机体正气衰弱时最明显的表现是脉象"弱""怠""散"，反映出相应脏腑的虚弱。

三、分析病位深浅

确定病证所在部位有助于医者的诊疗施治。不同的致病因素易侵袭人体不同部位，从而引起不同病证。一般说来，外邪多侵袭人体之表，引起表证，然后由表入里，若患者顾护不当，表现为情志内伤、饮食不节或劳逸失度则易直接损伤脏腑精气，变生里证。辨明病变部位可以了解病情轻重及疾病传变趋向，对确立证候非常重要。

从古至今，脉象定病变部位有不同的方法，如三关定位法、浮中沉定位法、脉势定位法等，都具有一定的实用性。例如，浮中沉定位法根据整体脉象的浮、沉分别可判定病位之表、里；脉象要素的上、下可判定疾病在身体的上部或下部；根据脉象特征出现的脏腑分属定位可判定疾病所在的脏腑等。脉搏的速度也可以用来判断病位的深浅，如果脉搏快而急促，可能表示病位较浅；如果脉搏缓慢而沉稳，可能表示病位较深。当代的脉诊研究者把传统脉诊进行了深化，将定位推向了微观脉法，对解剖脏器组织定位具有更为准确的特点，如“金氏脉学”“许氏微观脉法”等。

四、推断病势顺逆

病势是疾病发展和演化的趋势，是病证的动态之势，表征着机体正邪相争，阴阳失衡的程度。判断病之轻重是医者首先要考虑的基本内容。一般所依据的标准主要有二：一是“神”的状态，即“得神”与“失神”；二是胃气的状态，《临证指南医案》云：“有胃气则生，无胃气则死，此百病之大纲也。”我们在判断病势进展时，主要从以上两点综合评判。不仅如此，病势的顺逆还取决于正邪力量强弱，邪胜正衰，病势逆，正盛邪衰，病势顺；也与发病诱因及体质有密切关系，一般来说外感病变较急，内伤病变较缓，如整体脉象的“涩”“稠”“短”患者多为气滞血瘀体质，患者往往可以同时患有甲状腺、乳腺及子宫等多部位增生，在脉诊感应区出现“凸”的特征；若兼有“弱”“散”脉，常提示病势逆，患者的正气不足，不利于疾病康复。

五、指导精准医疗

精准医疗是个体化的诊疗模式，根据患者内在的生物学信息以及临床症状和体征，对患者实施的量身定制治疗方案。医者通过触摸患者脉搏获得的脉诊数据将成为精准医疗的起点。

通过脉象信息，医者可以获得包括患者体质、心理、症状、病因、病机等的各种情况，综合分析后有助于医者更全面地了解患者的健康状况，帮助医者制订个体化的治疗方案。这个方案可以包括中药治疗、针灸、推拿按摩、饮食建议等中医疗法，也可以包括药物治疗等西医的治疗方法，最大程度地满足患者的个体需求，提高治疗效果。

通过脉诊指导的精准医疗不仅用于治疗疾病，还可以用于健康管理和疾病预防。医者可以根据患者的脉象和体质特点，为患者提供个体化的健康建议，给予生活方式、饮食、运动等方面的指导。例如，冠心病患者在左侧桡动脉脉搏波扩张期前1/3时段中层血流出现纵向、细长、质韧的“凸”特征，在此基础上，整体脉象“稠”“涩”“缓”者是痰浊壅盛，两者结合则为胸痹痰浊阻闭证；整体脉象特征“短”“涩”“缓”者多为气滞血瘀，则为胸痹气滞血瘀证；如出现郁动、思动、上等脉象特征，就能进一步细化出肝郁、思虑过度等证候的源头因素，建议患者除服药外，保持心情舒畅，少食油腻味厚之品。

第二章

系统辨证脉学辨脉知诊

对于“系统辨证脉学”脉象要素的认识，研究者是建立在脉管横向、纵向、径向的空间定位的基础上，从位、数、形、动、质5个维度出发，自血管壁至血流层来描述具体要素。在对脉象要素进行临床采集、识别、鉴别后，系统辨证脉学研究团队不断积累临床经验，进一步对多种脉象要素组合以后形成的表征意义进行分析、归纳、总结，从而对病因病机及症状做出合理判断，指导辨证处方过程。“系统辨证脉学”将系统科学纳入脉象研究中，认为脉象是一个复杂的信息系统，对疾病过程中的任何环节或层次都具有客观的表征作用。“系统辨证脉学”临床辨证模式既是分析脉象要素及要素发生的内在机制、脉象要素之间的关联与逻辑关系和表征疾病及西医疾病的客观“证据链”，又是分析脉象系统所表征的机体状态和层次，将各个层次一以贯之，从而全面认识整个疾病过程。

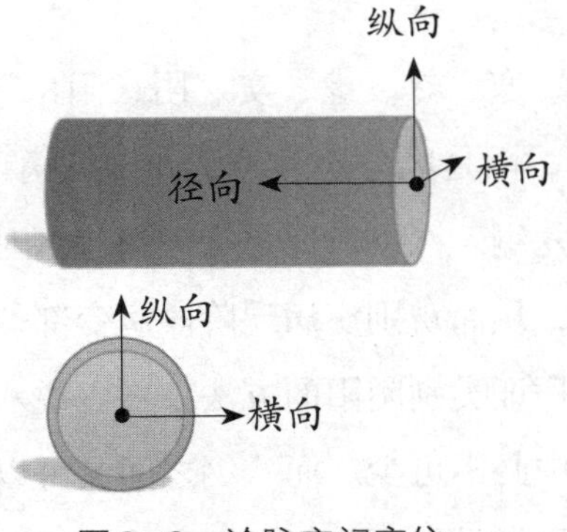

图2-0　诊脉空间定位

这一系列过程不仅需要掌握“系统辨证脉学”中25对脉象要素的手感及表征意义，还需要将其与中医理论结合，进行精确的辨证。但这并不代表研究者只是对脉象要素进行简单叠加。系统科学认为系统中的组分都按照系统特有的方式彼此关联在一起，当系统的元素数量多且彼此差异不可忽略时，不同的部分分别按照各自的组织模式整合成若干子系统，而子系统对母系统具有相对独立性。脉象系统亦是如此，它可以分化出不同层级的子系统。因此，我们需要厘清各个脉象系统、脉象层次之间的因果、演化、并列、时序等的脉络关系，分析、回溯、还原出疾病发展的整个过程。

中医辨证的过程，辨清证候是基础，即发热、咳嗽、便秘等临床表现。通过这些临床表现，我们要抓住疾病的“本质”，对病变的位置（心、肝、脾、肺、肾等）、性质（气虚、血瘀、寒等）做出本质判断，这便是证素。证素是通过对证候的辨识而确定的病理本质，是构成证名的基本要素。由于患者的病情处在不断的变化之中，所表现出的证候也在不断变化，而反映疾病本质的证素也不是静止的，我们可以从证素的演变中看出疾病发展的趋势。本章即对最基本的证素所对应的“系统辨证脉学”脉象进行详细描述，从而构建出“系统辨证脉学”辨证模式。

第一节　系统辨证脉学之中医辨证

一、八纲脉象辨证

八纲是指表、里、寒、热、虚、实、阴、阳8个纲领，是具有普遍性质的共性纲领。其中阴、阳是区分疾病类别和归纳病证的总纲，可以涵盖表、里、寒、热、虚、实六纲。八纲辨证是指运用八纲对四诊所收集的各种病情资料进行分析、归纳，从而辨别疾病现阶段病变部位的浅深、疾病性质的寒热、邪正斗争盛衰和病证类别阴阳的方法。可以说八纲辨证是其他辨证方法的基础，在诊断过程中必不可少。而八纲之间又可以相兼、转化，相互组合形成复合证，所以脉诊初学者不但要掌握具体的八纲辨证，还要熟悉八纲的复合证。《伤寒杂病论》已经运用了八纲辨证进行辨证论治；而张三锡在《医学六要》中说："古人治病大法有八，曰阴、曰阳、曰表、曰里、曰寒、曰热、曰虚、曰实。"《伤寒质难》云："所谓八纲者，阴阳、表里、寒热、虚实是也。"本节将分述"系统辨证脉学"中按八纲辨证的不同脉象，从而更好地指导临床辨证。

（一）寒热脉证

《素问·阴阳应象大论》云："阳盛则热，阴盛则寒。"寒证与热证实际上是机体阴阳的偏盛、偏衰。寒热的脉象系统辨证最重要的脉象要素就是"寒""热"。而临床上单纯的寒热之分很难辨别，常有寒热夹杂的情况，脉象上常有血管壁与底层血流的寒热不一。如果病情进一步发展，甚至有真寒假热、真热假寒的危证出现。

1. 寒证

寒证是指感受寒邪，或阳虚阴盛，导致机体功能活动受到抑制而表现出的证，具有"冷""凉"的症状特点。临床症状表现为恶寒，喜暖，肢冷蜷卧，或者有局部冷痛，口淡不渴，痰白清稀，小便清长，大便溏薄。

寒证之脉可见"寒"，若血管壁寒，为感受风寒所致表证。若血管壁局部寒而刚，代表该处肌肉紧张、拘急不舒，或关节疼痛。脉管血流层寒，若兼脉"强"，为寒邪中里，若兼脉"弱"，为素体虚寒。

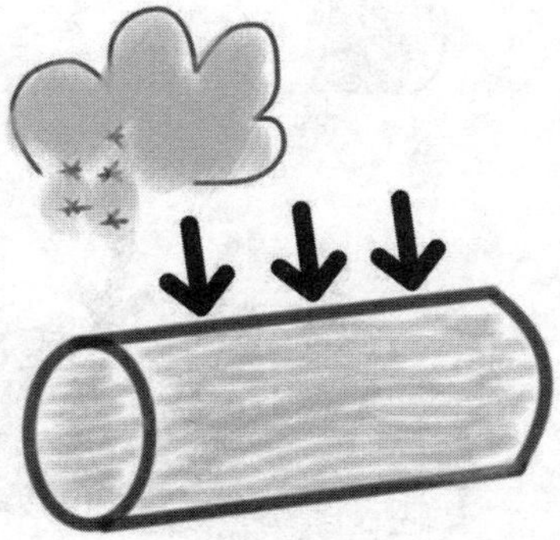

图2-1-1　寒证脉象示意图

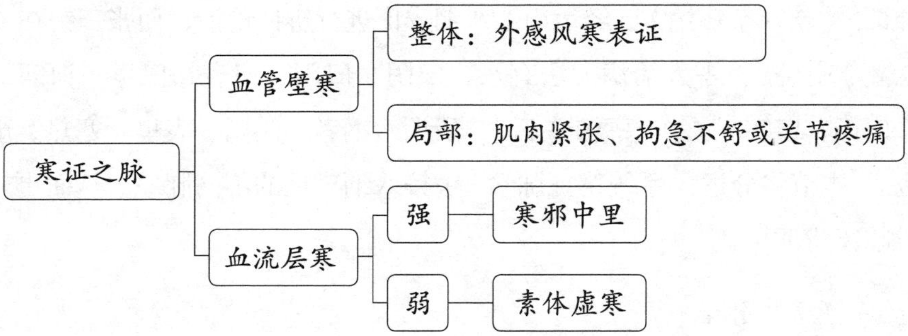

图2–1–2　寒证之脉

2. 热证

热证是指感受热邪，或阳气亢盛，或阴虚阳亢，导致机体功能活动亢进，从而呈现“温”“热”的症状特点。临床症状表现为发热、口渴欲饮、面赤、烦躁不安、痰黄而稠，小便短赤而黄，大便干。

热证之脉可见“热”，若血管壁热，为感受热邪；若血管内层血流热，为郁热在里，或素有内热。若左寸、关热且伴血流层“疾”，表示处在肝阳上亢状态；若局部热伴“凸”，为里热外越之象，可能有占位性病变。如果脉管壁“寒”而血管内“热”，为感受寒邪，表邪未解而传里化热导致邪热壅肺，即“麻杏石甘汤”证。

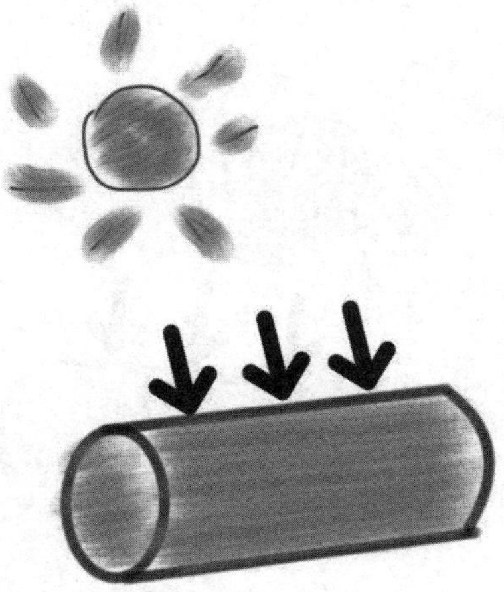

图2–1–3　热证之脉示意图

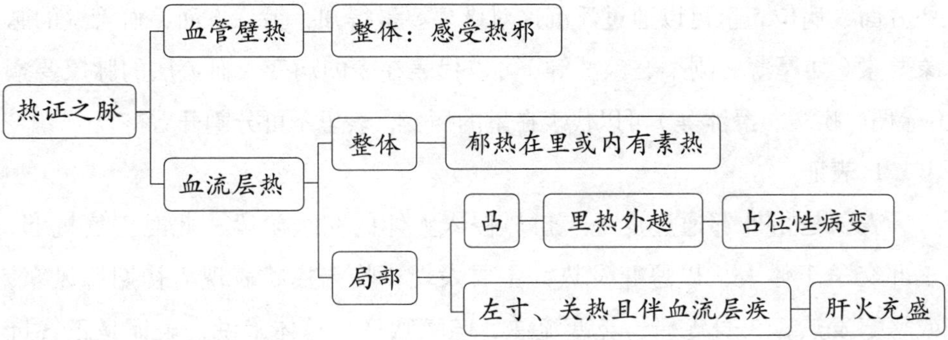

图2-1-4　热证之脉

当真寒假热、真热假寒这类危重症出现时，医生更需仔细鉴别脉象，以免耽误病情。此时鉴别要点在于稍用指力下压至最大血流层，判断寒热属性及强弱、敛散情况。现阶段的共同脉象特征为“浮”“散”“怠”，重按则弱甚至脉象消失，可伴“结”“代”。若为真寒假热，则稍一搭手便觉有热冒出，且脉“大”“粗”，但重按才能体会到底层血流“寒”，特别空冷凄清；若为真热假寒，为稍按脉管觉寒，但重按便有热辐射感透出。

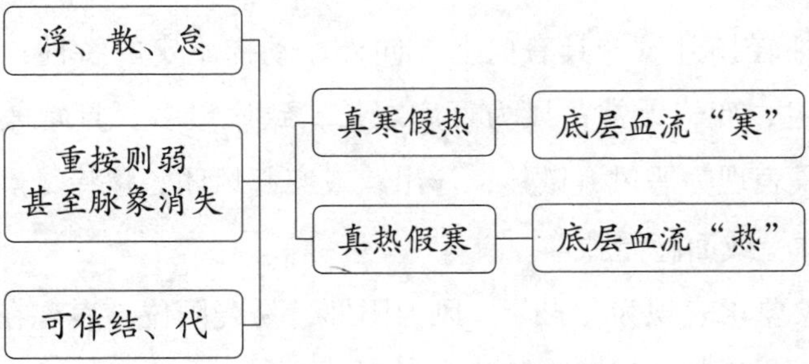

图2-1-5　真寒假热、真热假寒脉象鉴别

（二）表里脉证

通过辨表里可以得知病变部位的深浅，但表里并不是一个绝对的概念，而是通过比较得出来的。人的身体结构从外到内可大体分为皮肤、肌肉、筋骨、脏腑。若皮肤与肌肉相比，则皮肤为表，肌肉为里；若筋骨与脏腑相比，筋骨为表，脏腑为里；而脏与腑相比，腑为表，脏为里。在系统辨证脉学的观点中，从血管壁到血流层的探取摸索过程即为由表到里的过程。所以

一方面，病位表里可以通过浮沉这对脉象要素得知，另一方面，血管壁的脉象要素（如厚薄、刚柔、敛散等）可以代表在表的病变，血流层的脉象要素（稀稠、疾缓、滑涩等）可以代表在里的病变，表里不可分割开看待。

1. 表证

表证是指外邪通过皮毛、口鼻侵入人体的初级阶段，此时正气抗邪，正邪交争于体表，以恶寒发热为主要表现。临床症状表现为初期恶风寒，或恶寒发热，头身疼痛，鼻塞流涕，咳嗽咽痒。总体来说，表证是正气抗邪于外的表现，不能简单地认为表证就是皮肤等体表部位的病变。

表证之脉可见“浮”，由于气血迫于体表所致。值得注意的是，麻黄汤证的脉“能浮”，但不一定“浮”，这是因为体表寒邪侵袭，阳气收束，血管壁“寒”“刚”“敛”，气血虽有抗争之势，但不一定透发。此外，若见血管壁有其他异常，如血管壁“粗”“刚”“强”，为体表正邪相争的过程，此时也为表证范畴。

通过外感六淫辨证，读者能更好地理解表证。

（1）风：风邪侵袭人体导致卫外功能失常，而表现“风”性特征，即风为阳邪，其性轻扬升发，具有向上、向外、动摇不定的特性；风邪善动不居，游移不定，变幻无常；风为百病之长，致病最多，且常兼他邪合而为病。一般证候表现为恶风，微热，汗出；或突起风团，瘙痒，麻木，肢体关节游走性疼痛，或面睑浮肿等。

局部脉象要素表现为“凸”。风为阳邪，易袭阳位，表现在脉象上可见寸部出现粟粒状或圆包样质地较软的凸起（此处易与甲状腺疾病混淆，需要结合整体脉象鉴别）。

整体脉象要素表现为“上”“浮”“粗”“柔”“缓”。风邪轻扬升发，鼓动气血向上向外，故脉位在径向表现为“上”，在纵向表现为“浮”，在横向表现为“粗”。风性开泄，导致患者汗出，而非寒邪闭郁在内。此时脉管压力减小，桡动脉血管壁张力降低，故表现为“柔”“缓”。

临证脉症合参，诊脉时根据“浮柔而缓”的脉象特征可做出感受风邪的病因诊断。若寸见脉“凸”，则为风邪上扰证，头项强痛，面部麻木，口眼祸斜等头面部症状明显；若整体见“粗”“柔”“缓”，则为风邪袭表证，恶风，微发热，出汗等表证明显。

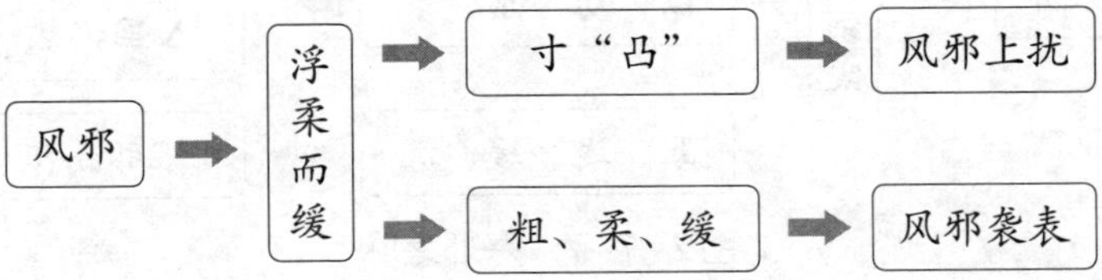

图2-1-6　风邪之脉

（2）寒：寒邪侵袭人体，阳气被郁，发为寒淫证。寒为阴邪，特性为凝结、阻滞、收引，易导致气机收敛，气血津液凝结，腠理闭塞，经络运行不畅，筋脉收缩而挛急。寒邪不仅见于冬季，寒客肌表，郁遏卫阳者为“伤寒”；寒邪直中于里，伤及脏腑阳气者为“中寒”。一般证候表现为恶寒重，无汗，头身疼痛，鼻塞流清涕；或咳嗽伴咳稀白痰；或脘腹冷痛，肠鸣腹泻；或四肢厥冷，局部拘急冷痛。

局部脉象要素表现为“寒”“刚”“敛”“细”。寒邪侵袭机体，阳气失温，若局部拘急冷痛，可表现为相应脉位温度下降及相应脉侧桡动脉血管壁张力增加。寒性收引，气机易敛，脉搏周向搏动受限，故表现为“敛”“细”。

整体脉象要素表现为“寒”“刚”“敛”“细”。寒邪充斥机体内外，与局部脉象要素相同。

临证脉症合参，诊脉时根据“刚”“敛”“细”“寒”的脉象特征可做出感受寒邪的病因诊断。若脉又有“浮”“动”，表示正气外出抗邪，鼓动气血，为太阳伤寒证，可见恶寒、身体疼痛、呕逆等；若脉在桡侧缘“刚”“敛”“寒”的基础上，同时又表现出血流中“稠”“动”“热”的特点，则表示寒邪郁闭于内，化热化火，为寒邪束表，入里化热证，表现为恶寒、发热、咳喘等症状；若脉表现为“寒”“迟”“缓”“沉”，表明寒伤阳气，阳气鼓动无力，为寒邪伤阳证，可见呕吐清水、腹泻腹痛、食欲缺乏、肢冷神疲等症状。

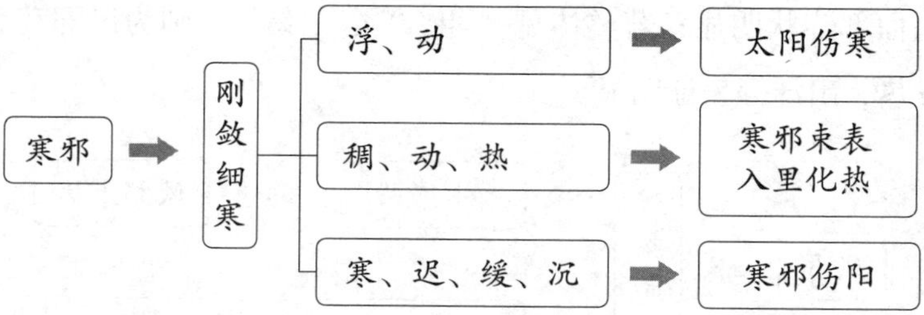

图2-1-7　寒邪之脉

（3）暑：《素问·热论》云："先夏至日者为病温，后夏至日者为病暑。"发病于夏至之后、立秋之前，具有炎热、升散、兼湿特性的外邪，则为暑邪。暑为阳邪，为盛夏炎热之气所化，耗气伤津，致病有"伤暑"和"中暑"之别。而当人体过于避热趋凉，如坐卧于阴寒潮湿之地，久可导致风、寒、湿邪侵袭人体，引发"阴暑"。张景岳曰："阴暑者，因暑而受寒者也……此以暑月受寒，故名阴暑。"伤暑证表现为发热，心烦汗出，口渴多饮，气短神疲，胸闷脘痞，腹痛呕恶等；中暑证表现为发热，甚至猝然昏仆，汗出不止，气急等；阴暑证表现为身热头痛，恶寒无汗，关节酸痛，腹痛腹泻，肢体拘挛麻痹等。

局部脉象要素表现为"动""热""枯"。暑热充斥，透发外出，表现为右尺脉动跃欲发，有燥热之辐射感；暑邪耗气伤津，脉道不荣，故左尺脉"枯"。

整体脉象要素表现为"浮""热""数""高""稠""滑"。暑热充斥，人体阳气病理性亢盛。暑多夹湿，致血液黏稠度增加，血管壁与周围组织界限模糊，影响血管壁和周围组织间振动的正常传导，脉象应之"稠""滑"。

演化脉象要素如下。①"刚"或"柔"，阴暑受寒邪，导致筋脉挛急，桡动脉桡侧壁应之张力增加；阳暑受湿邪，导致筋脉弛张，桡动脉管壁的张力降低；②"浮""粗""散"，暑邪耗气伤阴，卫气开合失司，营阴外泄，随着程度加深，导致阳气外散欲脱；③"细""弱""涩"，阴津伤耗后，体液丧失，脉道不充，气随之耗散，桡动脉变"细""弱"。

结合暑邪夏至之后、立秋之前的发病季节特点，若脉象呈现"浮散而热"可认为感受暑热，在此基础上，若右尺脉表现为"动""高""热"，则为暑热邪气证；若整体脉又见“粗”“弱”，则为暑热耗气证；若整体脉“细”“涩”，左尺脉“枯”，为暑热伤津耗液证。若脉象呈现“刚”“寒”“稠”“滑”，可认为感受阴暑邪气，在此基础上，若右关尺侧缘“刚”“敛”明显，则为阴暑直中于里；若血管壁与周围组织界限不清，则为暑邪夹湿证。

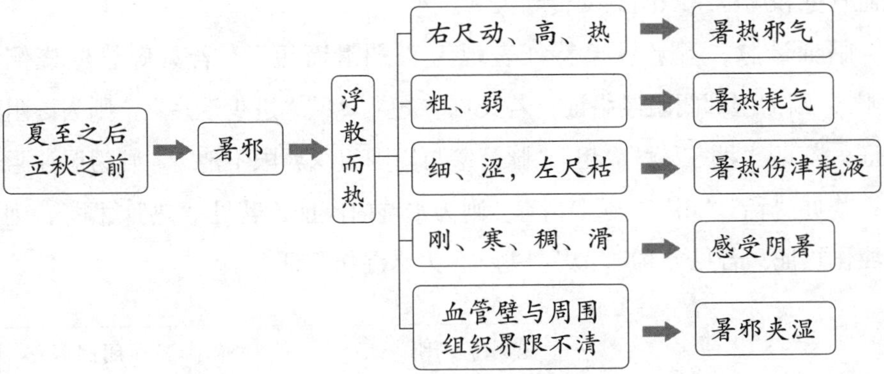

图2-1-8　暑邪之脉

（4）湿：人体感受外界湿邪，如气候潮湿、涉水淋雨、居处阴潮等，阻遏人体气机，损伤清阳，具有黏腻、缠绵、重浊趋下的特征。《素问·生气通天论》云：“因于湿，首如裹，湿热不攘，大筋软短，小筋弛长，软短为拘，弛长为痿。”《素问·太阴阳明论》云：“阴受湿气……伤于湿者，下先变之。”《素问·六元正纪大论》又云：“湿盛则濡泄，甚则水闭胕肿。”这些都记述了湿邪致病的特点。《医学入门》云：“湿气熏袭，人多不觉。”一般来说，湿邪为病，病程较长且常在不知不觉中生成。一般证候表现为头身困重，倦怠乏力，肢节酸痛，或发热恶寒，或皮肤瘙痒，或面色垢晦，或脘痞纳呆腹胀，或大便稀溏，带下量多，小便混浊。

局部脉象要素表现为“稠”“滑”“缓”“刚”。湿邪阻滞中焦，气机不利，在右关脉出现“稠”“滑”“缓”。湿邪浸渍机体体表或四肢经络，闭阻不通，桡动脉相应桡侧缘部位张力增加。

整体脉象要素为“沉”“短”“怠”“柔”“稀”“下”“进少退多”“粗”“血管壁与周围组织界限模糊”。湿邪损伤人体阳气，阳气卫外功能减弱，且湿邪阻滞气机，气机运行不利，则脉位“沉”，每次脉搏搏动的传导距离缩短，起伏变化速度变慢。湿性柔润，桡动脉血管壁张力降低，表现为“柔”。若水湿停饮，或湿邪伤人阳气后运化水液不利，表现为“稀”。湿性重浊趋下，且阻滞气机，多伤及人体下部，前进血流量相对较少而后退血流量相对增加。水湿为患，身体内体液容量增加，脉道充盈，若进一步停痰停饮，则导致血管壁和周围组织间振动传导失常。

临证诊脉，湿邪脉象特征表现为“稠滑而短”，若见脉管壁桡侧缘“刚”，则为湿邪闭阻经络证；若又见“短”“缓”“进少退多”，则为湿阻气机证；若见“稠”“缓”“粗”“脉管壁与周围组织界限不清”，则为湿浊阻遏证；若见“稀”“粗”“柔”“滑”，则为水湿内停证；若见“热”“稠”，则为湿浊化热证；若见“稀”“缓”“寒”，为水湿伤阳证。

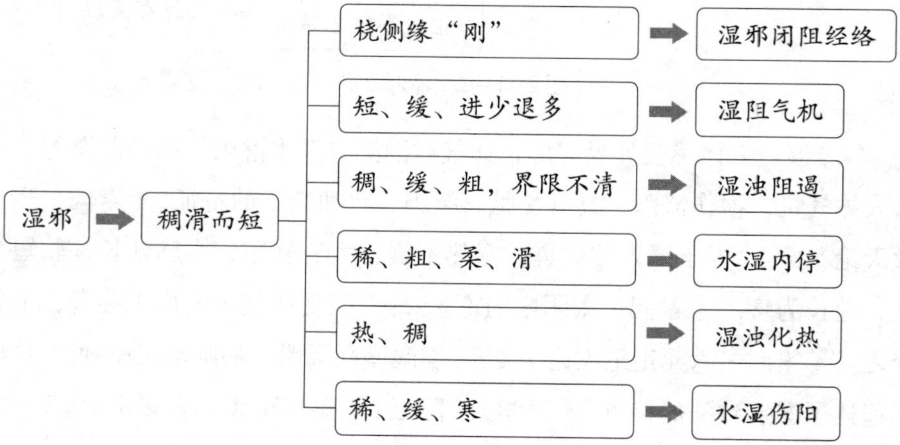

图2-1-9　湿邪之脉

（5）燥：《素问·阴阳应象大论》曰：“燥胜则干。”《素问玄机原病式》曰：“诸涩枯涸……皆属于燥。”外感燥邪，耗伤津液，容易出现各种干燥和伤津的症状。燥虽为秋季主气，但不仅仅出现在秋季，当气候干燥时，肺脏作为人体与外界气体交换的场所首当其冲，主要表现为口鼻、咽喉、皮肤干燥等。一般证候表现为口鼻、咽喉、皮肤干燥，干咳少痰，痰黏难咳，甚至痰中带血丝，口渴欲饮，小便短黄，大便干结。

局部脉象要素表现为“涩”“枯”“粗”“强”。肺脏最易受燥邪，故感受燥邪后右寸脉多涩；津液耗伤，血脉不足，易出现在左尺脉。燥邪伤津后，津液亏虚，大肠失润，大便干结难下。

整体脉象要素表现为“细”“数、热”或“敛、寒”。燥邪伤津，血脉不充故见脉“细”。若感温燥，热邪内盛，充斥体内，心跳加速表现为“数、热”。感受凉燥，血管收缩，阳气受伤，温煦不利表现为“敛、寒”。

临证诊脉，燥邪脉象表现为失于荣润滑利，“细”“涩”“枯”。若见“数”“热”，则为感受温燥，临床表现为发热，微恶风寒，咽喉疼痛，有汗等；若见“寒”“敛”，则为感受凉燥，临床表现为恶寒发热，头痛，无汗等。

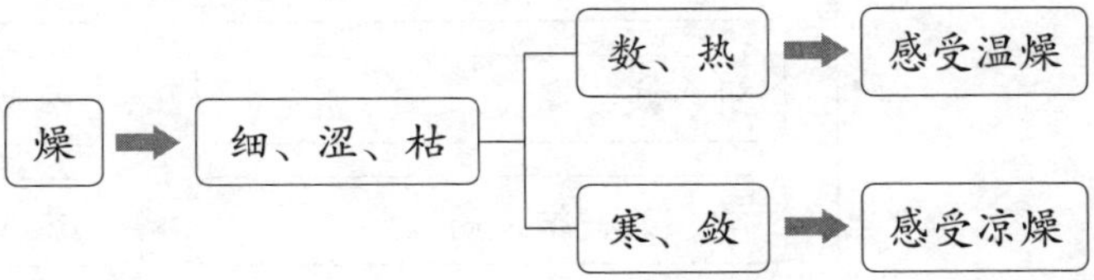

图2–1–10　燥邪之脉

（6）火：外感火邪，阳热内盛，或感受其他邪气，郁而化热，均可致火淫证出现，且所致疾病为实热性疾病，无明显季节特征。火性燔灼，发病急迫，容易伤津耗气，其性炎上，易生风动血，致疮疡。一般证候表现为发热，头痛及咽喉疼痛，或鼻塞流浊涕；或壮热喜冷，面红目赤，烦躁，甚则神昏谵语；汗多，口渴饮冷，大便秘结，小便短赤，或见吐血衄血，或发痈肿疮疡。

局部脉象要素表现为“热”“粗”“滑”。火热积聚，迫血流行，局部血容量增加，同时热入营血，煎熬津液，化生痰浊，故可有局部脉“热”“粗”“滑”。

整体脉象要素表现如下。①“热”，此为感受火邪的特征脉象，火热充斥，搭脉时可感受到透发的热辐射感；②“动”“高”“粗”“强”，正气抗邪外出，与火邪相搏，相争之势明显，故脉管变粗、脉搏上升支出现“躁动”之象，脉管内压力增大，尤以起始段明显；③“疾”“数”“长”“上”，热邪充斥，心搏出量增加，心率加快，可见脉管内血流速度加快，脉搏传导距离变大，且火性炎上，冲击头面，脉象向腕横纹的远端轴向扩张；④“来驶去怠”“进多退少”，火热亢盛，鼓动血行，来则急促搏指，去则迟缓不及。火热鼓动气血振荡前进，升多降少。

临证诊脉，火邪侵犯人体表现为“热”“动”“强”，若见“粗”“长”“来驶去怠”“高”“疾”，则为邪热弛张证；若见“滑”“疾”“高”，为热邪内蕴证；若见“滑”“数”“细”“高”，则为热入营血证；若见“细”“敛”“动”，则为热极生风证；若见“细”“涩”“枯”，则为热伤血瘀证；若见局部“凸”“滑”“稠”，则为局部热盛肉腐证；若见“细”“沉”，则为火热郁闭证。

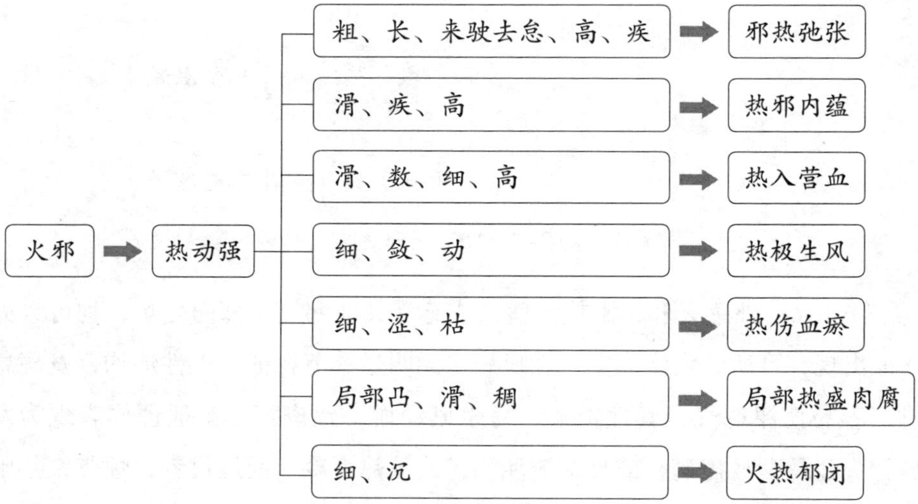

图2-1-11 火邪之脉

2. 里证

里证病变部位在内，累及筋骨、脏腑等，以脏腑受损或功能失调症状为主要表现，范围十分广泛。外邪不解、外邪直中、情志内伤或饮食劳倦均可导致里证的发生。临床症状表现多样且复杂，很难用几个症状或体征全面概括，可表现为但热不寒或但寒不热，心慌，咳嗽憋喘，恶心呕吐，腹痛等。但与表证相比，里证的病位更深、病情更重、病程更长。

里证之脉可见脉“沉”，或见血流层面脉搏波及血流的异常。在“系统辨证脉学”中鉴别表证与里证的关键点在于血管壁，若在血管壁感受到“强”“粗”“刚”“寒”或其他要素，以双寸部为重，即为表证范畴；若在血流层感受到“滑”“热”“稠”等或其他异常，以关、尺部为重，即为里证范畴。当然表里之间存在着动态变化的过程，当外邪不解或身体正气已虚时，疾病由表向里发展，病情进展更为严重；当邪气衰惫，或内在正气不虚、祛邪外出时，疾病由里向表退出。在半表半里阶段，关尺交界处、血管壁与血流层交界处均可出现异常，部分人群的脉象在血管壁之上还会出现刺手的谐振波。我们可以根据血管壁及血流层脉象之间的对比来判断表里的进程。

（三）虚实脉证

《素问·通评虚实论》云：“邪气盛则实，精气夺则虚。”临床上运用虚、实来判断人体正气强弱和邪气盛衰之间的关系。虚证是由于人体有形或无形物质的亏损，以“不足、松弛、衰退”为临床特征；实证是因为体内病理产物蓄积，而表现出“有余、亢盛、停聚”特征。

“系统辨证脉学”主要通过“强弱”来判断虚实。当人体正气充足，感受邪气时自然奋起反抗，给手指以较大的反作用力；当人体正气不足，难以抗邪，则给手指的反作用力较小。如果三部脉压力不均，则代表机体气机失调，如寸强尺弱，表示“上实下虚”，为身体下部气血不足，难以固护而导致气血上冲头面。此外，如果某部的脉独强或独弱、独凸或独凹，也代表该处脏器存在某种病变。

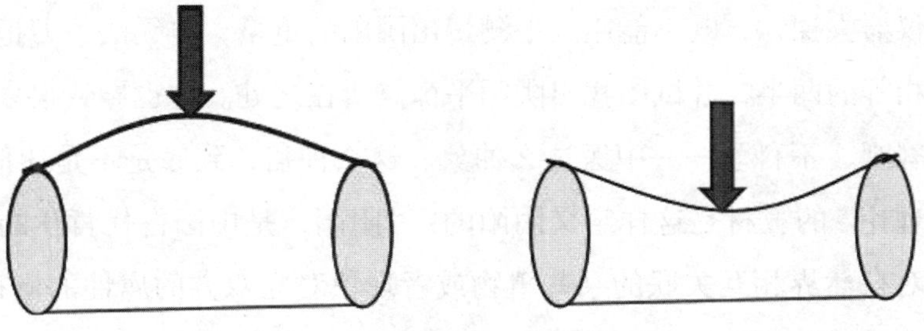

图2-1-12　虚实之脉鉴别

例如，过食肥甘厚腻及醇酒厚味之品，导致脾胃难以消化转输而功能紊乱。水谷精微物质不能够运化而变生痰湿，临床表现以脘腹发胀、纳呆厌食、呕吐食臭、嗳腐吞酸、心烦失眠为特征。若进一步发展，容易导致肥胖，变生消渴、痔疮、胸痹等疾病。

饮食积滞的脉表现为“沉”“稠”“滑”“强”（右关多见），为脾胃运化障碍，气机郁闭，积聚生痰生湿，浊气阻塞中焦所致。若见右关脉“粗”、尺侧壁“刚”，为饮食积滞于胃肠；若见右关“粗”“短”，为饮食积滞后气机阻滞；若见“短”“涩”“缓”，为饮食积滞后进一步气滞血瘀；若见“滑”“粗”“血管壁与周围组织界限模糊”“血液中有数条细丝”，为饮食积滞，化生痰浊；若见右侧脉“上”，右寸脉“粗”“浮”，为运化不及，湿浊上注于肺；若见右侧“下”，右尺“粗”“滑”，为食积化生湿浊，下注大肠；若见“刚”“厚”，为饮食积滞，血脂高致动脉硬化，且痰浊沉积致脉管壁增厚。

（四）阴阳脉证

《内经》曰：“阴阳者，天地之道也，万物之纲纪，变化之父母，生杀之本始，神明之府也，治病必求于本。”古人非常有智慧，在面对纷繁复杂的世间万物时，通过“阴阳”这个分类法化繁为简，把事物分为正向和负向两方面，并推而广之，这种思维方式不仅应用在中医学中来描述疾病的病性、病因病机或人体的体质等生理情况，还广泛应用到自然界、哲学等领域，如《穀梁传·僖公廿八年》云：“水北为阳，山南为阳。”又如《周易》云：“一阴一阳谓之道。”阴和阳的概念难以用具体的数据来说明，现阶段我们也无法用具体仪器去探知，既不能用天平测量出阴阳的重量，也无法一刀把阴阳劈成完全相等的两半，并试图找出阴阳平衡点所在之处。这也导致很多人认为中医不客观、不科学——中医这么抽象、这么神秘，到底是不是迷信？《中医基础理论》的教材是这样定义阴阳的：“阴阳，是中国古代哲学的一对范畴，是对自然界相互关联的某些事物或者现象对立双方的属性的概括。”所以阴阳本质上是一种人为的分类法，那些试图具象化阴阳的行为本身就是不客观、不科学的。总而言之，事物相互对立的两个方面可用阴阳进行概括或归类，阳属性的有上升、运动、兴奋、明亮、温热、春夏等，阴属性的有下降、静止、抑制、晦暗、寒凉、秋冬等。在这八纲之中，寒热、表里、虚实反映了不同维度的阴阳特征，而阴阳是对病情更高层面的总结。

在“系统辨证脉学”中，25对脉象要素对立存在。在学习系统辨证脉学的过程中，我们主要也是通过对比的方式来进一步掌握不同脉象要素的手感，比如“寒热”“滑涩”“稀稠”等。不同体质的人，本身的脉象特征就存在偏颇。比如素体脾气大、爱着急、一点就炸的人，脉为“强”“粗”“浮”“热”“高太过深不及”“来驶去怠”，脉象特征上也呈现阳属性；而个性内向，偏阴郁之人，脉表现为“细”“敛”“直”“高不及深太过”“麻手的谐振波”，脉象特征呈现阴属性。此外，从脉象的空间定位上来说，寸为阳，尺为阴，左为阳，右为阴，正如《濒湖脉学》云：“关前为阳，关后为阴，阳关阴尺，先后推寻。”《伤寒论》云：“太阳病，脉浮，头项强痛而恶寒。”外邪侵袭，首犯肺卫，卫气为人体一身阳气之表，所以在脉象上可见寸浮，而不能仅仅理解为双手脉俱浮。再以天麻钩藤饮方为例，由于患者肝肾不足，肝阳偏亢，生风化热，从而出现头痛、眩晕、失眠等症状，此为阴不足而阳亢，表现在脉象上，寸部“上”“热”“强”“稠”“滑”“动”，尺部“寒”“弱”“稀”“涩”“沉”“细”，整体脉象“进多退少”“高太过”，脉象上阴阳属性均可见。除“结代”要素不太明显外，其余脉象要素之间均可用阴阳表示。

（五）八纲复合脉证

表里、寒热、虚实、阴阳八纲都不是孤立存在的，前三者分别概括了疾病的不同方面，而阴阳又可以概括以上三纲。表证与里证都不能离开寒热、虚实而存在，换而言之，在诊断过程中，定位与定性要素都要兼备，这也表明八纲之间互相交织，有复合情况存在。而且疾病发展是一个动态变化的过程，八纲要素之间可以消长、转化，所以在运用八纲辨证的时候，更应该全面、谨慎，不应仅仅靠着片面信息或假象而轻下决断。八纲复合证按照排列组合有表实寒证、表实热证、表虚寒证、表虚热证、里实寒证、里实热证、里虚寒证、里虚热证。但临床实际很难看到真正的“表虚寒”与“表虚热”证，我们笼统地将其归为“表虚证”。

1. 表实寒证

表实寒证属于表证的范畴，又属于寒证，故辨证要点为恶寒重发热轻，无汗。我们可以以“麻黄汤证”来理解。在“系统辨证脉学”中，表实寒证的脉象为“浮”“刚”“敛”“血管壁寒”，关以上“粗”“强”。

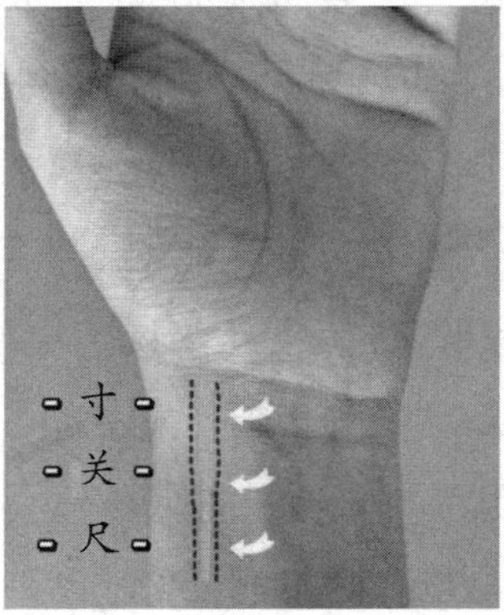

图2-1-13　表实寒证示意图

2. 表实热证

表实热证属于表证的范畴，又属于热证，故辨证要点为发热重，恶寒轻，口微渴，汗出。此时可以以“银翘散证”来理解。在“系统辨证脉学”中，表实热证的脉象为“浮”“强”“散”“略刚”“血管壁热”“关以上粗”。

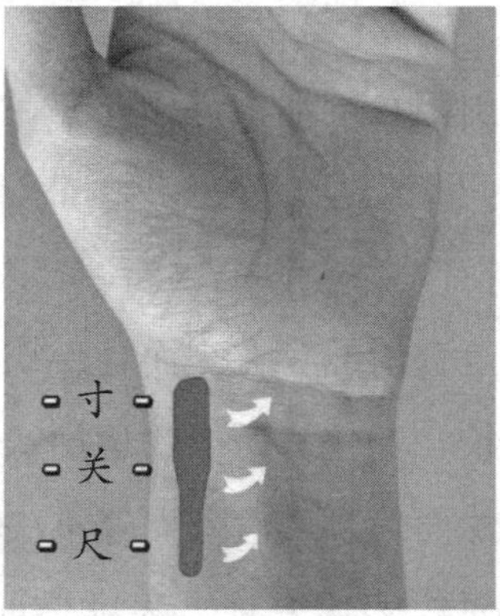

图2-1-14　表实热证示意图

3. 表虚证

表虚证有两层含义。一是“桂枝汤证”，即外感风邪所致的有汗出的病证。这是相对于“麻黄汤证”而言的，并不是代表真正的表虚。造成这种情况的原因其实是感受外邪的不同，当感受风邪时，腠理外泄则有汗出，此时的汗出是一种排邪反应。二是指肺脾气虚所代表的卫表不固。这种情况代表真正的表虚，可能是因为素体肺脾气虚，导致固表力量弱，也有可能是因为病后损伤正气、邪气太盛伤正等原因，究其根本，还是属于阳虚的范畴。

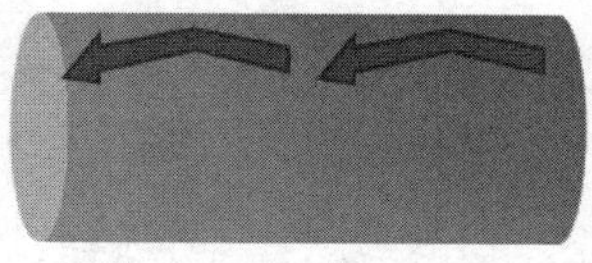

图2-1-15　表虚热证示意图

这两种情况的脉象特征需要分述：第一种情况，脉“浮”“缓”，但血管壁内稍“弱”；第二种情况，脉整体“虚”“散”“弱”，以右寸、关为重。

4. 里实寒证

里实寒证属于里实证的范畴，又属于寒证，以形寒肢冷，面白，口不渴，冷痛拒按，痰清，小便清长为辨证要点。在“系统辨证脉学”中，里实寒证的脉象特征为“沉”“寒”“强”，可有“稠”“浊”之感。

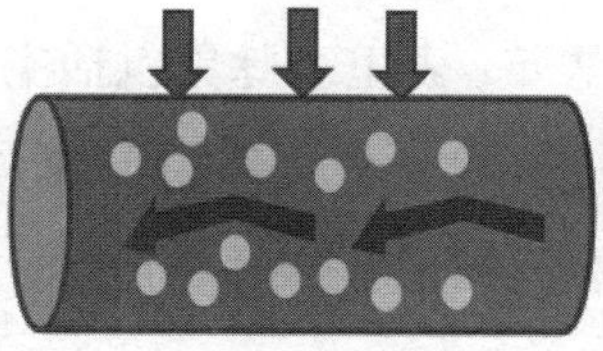
图2-1-16　里实寒证示意图

5. 里实热证

里实热证属于里实证的范畴，又属于热证，以壮热面赤，口渴，大便干结，小便短赤为辨证要点。在“系统辨证脉学”中，里实热的脉象特征为“沉”“稠”“滑”“强”“热”“数”，或有某处“凸”感。

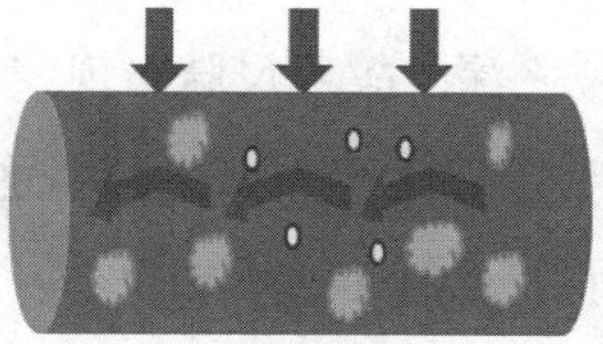
图2-1-17　里实热证示意图

6. 里虚寒证

里虚寒证病位在里，性质属虚、寒，以畏寒肢冷，神疲乏力，冷痛且喜温喜按，小便清长，大便溏为辨证要点。在“系统辨证脉学”中，里虚寒证的脉象特征表现为“沉”“虚”“寒”

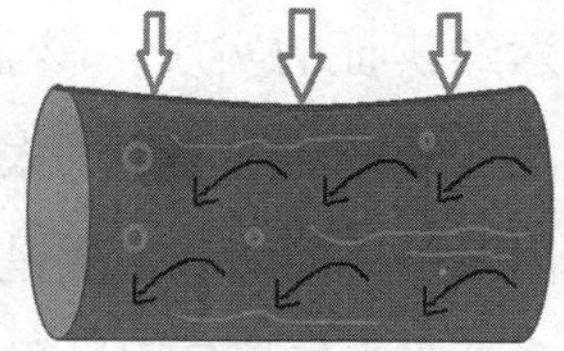
图2-1-18　里虚寒证示意图

“怠”“散”“稀”“高不及深太过”“进少退多”。

7. 里虚热证

里虚热证病位在里，性质属虚、热，以形体消瘦，五心烦热，午后颧红，口燥咽干，潮热盗汗为辨证要点。在“系统辨证脉学”中，里虚热证的脉象特征表现为“沉”“虚”“热”“数”“细”“略怠”“枯”。

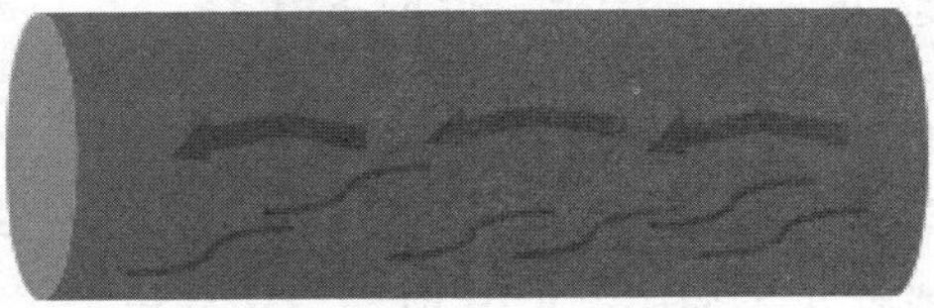

图2-1-19　里虚热证示意图

二、分经候脉辨证

脉象阴阳有太过、不及之分，所见证候当以八纲为辨证依据，分寒热、虚实、表里。脉象包括主脉和兼脉，当其出现变化时，证候也会出现相应改变。病、脉、证、治四者一一对应。三阴三阳病的辨证从气血阴阳三焦区别，如《伤寒论》124条：“太阳病六七日，表证仍在，脉微而沉，反不结胸，其人发狂者，以热在下焦，少腹当硬满，小便自利者，下血乃愈。所以然者，以太阳随经，瘀热在里故也，抵当汤主之。”此时出现下焦瘀热互结，“脉微而沉”并不代表传统意义上的气血无力鼓动脉气运行，而是说明结实部位之深。故双尺脉出现“沉”“涩”，沉取脉“强”“热”“高不及深太过”“血管壁刚”“寸脉浮”。不难看出，六经辨证脉法不仅仅涉及三阴三阳，还从上中下三焦认识疾病演变过程。梁华龙、田瑞曼[4]认为，六经辨证的实质是对疾病不同阶段的综合性认识，包括了机体正气的盛衰、内外邪气的强弱、机体的反应程度、病情的转归趋势以及体现在外表的各种表象的综合。脉象顺应六经辨证的实质，彰显了人体由表到里感邪阶段不同病理过程的脉象特征。六经辨证脉法中，太阳与少阴是病位同在表而人体功能盛衰不同而分为阴阳两极，阳明和太阴是在胃肠部位根据人体脾胃功能分化为阴阳两极，少阳和厥阴为气机病理过程中的阴阳两极。

（一）太阳病脉证

“太阳之为病，脉浮，头项强痛而恶寒。”太阳病提纲脉象为“脉浮”，这提示风邪上受。头项居上焦，体表居阳位，太阳病以上、中焦表实病变为主。太阳病主脉为寸部脉“浮”，尤以左寸“浮”明显，对应以头项强痛、恶寒为常见主症。太阳病分为太阳中风证、太阳伤寒证，“太阳病，发热汗出，恶风，脉缓者，名为中风”。太阳中风证有汗出，但是量不多，由于体表丧失津液，故怕风症状更为明显，脉象表现为双寸脉“浮”，左寸明显，“散”“柔”“凸”“来驶去怠”“高太过深不及”“血管壁略寒”“太阳病，或已发热，或未发热，必恶寒，体痛，呕逆，脉阴阳俱紧者，名为伤寒。”由于感受风寒之邪，体表毛窍闭塞，三部脉均有浮取“强”，血管壁“刚”，略“寒”，以寸部明显，由于体表受束，脉仅表现为能“浮”而不一定“浮”，体现了寒邪束表但正气不虚的病机[2]。

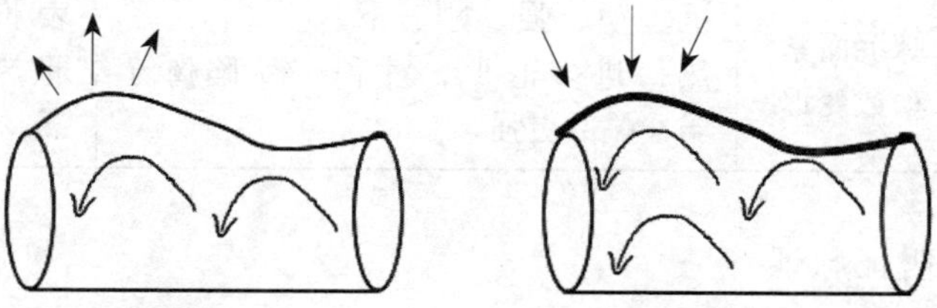

图2-1-20　太阳病脉示意图

兼证表现复杂，当从兼脉辨。《伤寒论》第134条云：“太阳病，脉浮而动数，浮则为风，数则为热，动则为痛，数则为虚。”太阳病本症及兼症的病因病机可以以此类推。

表2-1-1　太阳病兼证脉解

条辨数	原文脉象	脉象阐释	方药	病机
34	脉促	寸关浮、热、凸、强、稠、滑、数，高太过深不及，进多退少，血管壁略寒，右尺更为热、滑、数	葛根黄芩黄连汤	下之后正损，表寒入里，从阳化热

（续表）

条辨数	原文脉象	脉象阐释	方药	病机
38、39	浮紧 浮缓	血管壁刚、敛、寒，血流层热、强，脉动，进多退少，或浮或沉，寸浮粗或沉细	大青龙汤	邪在于表而有阳郁化热
63	浮滑	热、稠、滑、数，高太过深不及，以右寸、关更为明显	麻黄杏仁甘草石膏汤	表邪入里化热，壅遏于肺而致喘咳
71、72	脉浮	血管壁略寒，血流层热，左尺粗、散、下，进少退多，右关略弱	五苓散	太阳表邪不解入里，阻碍膀胱气化而致水饮内停
124、125	脉微而沉，脉沉结	沉、细、涩，重按疾、数、动，进多退少	抵当汤	表邪随经入腑，血热互结于下
134、135	脉沉而紧 动数变迟	沉、动、强、刚、下、热，进多退少，寸稍弱，关部更强	大陷胸汤	表邪失治误治，邪热内陷于心下，与水互结

（二）阳明证脉证

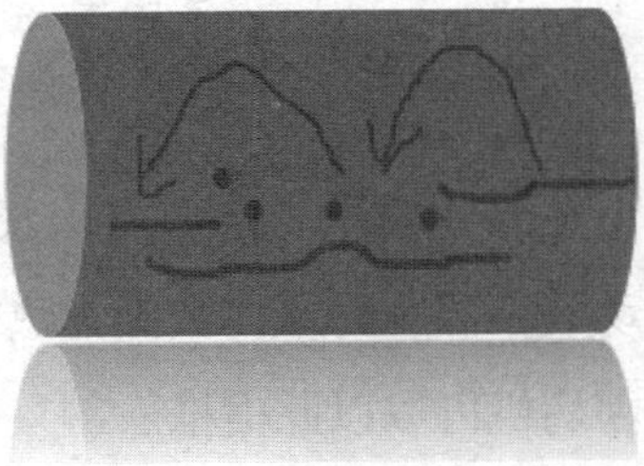

图2-1-21　阳明病脉示意图

“阳明之为病，胃家实是也。”由于病位入里，阳明病以内热而致发热、汗出为主要表现，大概分为阳明经热证（身热、汗出等而无燥屎内结）和阳明腑实证（肠胃邪热与燥屎内结、腑气不通，症见潮热、谵语、便秘等）[3]。虽然阳明病有太阳阳明、正阳阳明、少阳阳明三种，但条文中仍以正阳阳明的“胃家实”为主要表现。《伤寒论》第186条云：“伤寒三日，阳明脉大。”阳明经热主脉当三部俱现，但以寸、关明显，表现为脉形粗，脉热、数，脉力强，高太过深不及，来驶去驶，而当热邪进一步加重而出现燥屎内结时，脉象随着症状的进一步发展出现“迟”“稠”“浊”“滑”。基于此，除“少与小承气汤”之外可以通过脉象判断应用三承气汤的时机。

（三）少阳证脉证

少阳病有关的脉象主要见于《伤寒论》第265条“脉弦细，头痛发热者，属少阳”。还有“脉弦者，必两胁拘急”“脉弦浮大”等，提示少阳病主脉可能为弦脉，且以双关部脉弦明显。在运用系统辨证脉学解释弦脉时有4个维度：①血管壁刚；②血管形态直；③血管压力大（强）；④血管可扩张度受限（敛）。由于少阳病存在“血弱气尽，腠理开，邪气因入”的正虚病机，提示少阳病兼脉表现为“细”“涩”[4]。少阳病的主症表现为面部孔窍阳热性病证、胸胁闷胀痛等不适、发作性的往来寒热、情志异常、痰饮水湿等，治疗以柴胡类方为主，强调“有柴胡证，但见一证便是，不必悉具”。若少阳病郁而化热，向阳明方向发展，即表现为大柴胡证时，则脉除以上双关“弦”外，还有“粗”“热”“浮”“滑”之要素体现；若患者素体虚弱，邪气向太阴从阴而化寒，脉象除“弦”外，还表现为右关“弱”“怠”“缓”，随着脾胃生化功能不断受肝木影响，后天营血生成受损，影响肝的藏血，此时反而会出现右关粗于左关。

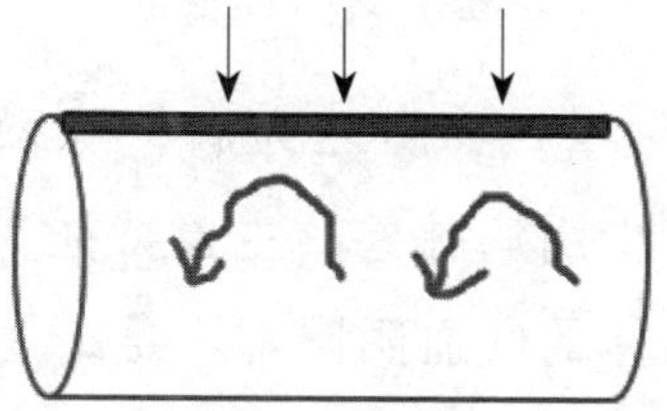

图2-1-22　少阳病脉示意图

（四）太阴证脉证

太阴病症状主要体现在脾胃功能的受损，由于素体虚寒、寒湿之邪直犯或失治误下所致，属脾脏虚寒。“自利不渴”最能体现出太阴病的本质[5]。《伤寒论·伤寒例》云：“尺寸俱沉细者，太阴受病也，当四五日发。以其脉布胃中，络于嗌，故腹满而嗌干。”太阴病主脉当见“沉”“细”，主要为关脉“弱”“沉”“寒”“细”“稀”“散”“进少退多”或寸关“浮”“进少退多”。《伤寒论》第277条云：“自利不渴者，属太阴，以其脏有寒故也，当温之，宜服四逆辈。”《医宗金鉴》云：“四逆辈者，指四逆、理中、附子等汤而言也。”

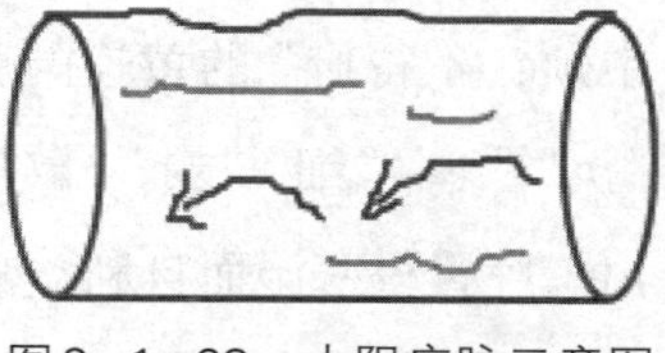

图2-1-23　太阴病脉示意图

根据脉象的“弱”“散”“寒”程度，轻者选用理中汤加减，重者选用四逆汤加减。

（五）少阴证脉证

“少阴之为病，脉微细，但欲寐也。”少阴病脉象的主要特征为“微细”，表明人体的气血阴阳都不足，尤以心肾虚衰为主要表现。阳气衰减，无力鼓动气血的运行，因此脉微；阴血亏虚，无法充盈脉道，所以脉细。少阴病脉当见沉，主脉微细，表现为寸、关、尺三部皆“沉”“细”“弱”“散”“高不及深太过”“进少退多”，但寸、尺“沉”“细”“刚”“敛”、关“沉”“细”“稍弱”，也属少阴的范畴。少阴病表现为下焦里虚症状，以精神较差、失眠（即“但欲寐”）为常见主症，实为阳虚阴盛，多真寒假热，病情危殆。三阴经中，太阴为开，少阴为枢，厥阴为阖，若少阴枢机不利，一则阴阳二气输布失调，可见不寐，甚则四肢厥冷；二则导致心肾失交，由于肾本身为水火之脏，肾阴不足则从阳化，肾阳不足则从阴化。若枢从阳转，从寒化火，整体脉象出现“细”“数”“热”“枯”“上”，尤以左手脉明显，左尺“枯涩感”，左寸、关“动”“直”“敛”“谐振波增多”，而脾胃为心肾阴阳水火升降的必经之处，右关脾胃运化不及，脉“沉”而“弱”，即以“心中烦，不得卧”的黄连阿胶汤为代表；若枢从阴转，从寒而寒，整体脉象“沉”“寒”“细”“弱”“散”“来怠去怠”，病情更进一步发展则脉甚至沉伏不出。脾胃得寒湿而自利益甚，右关、尺脉“散”而“弱”，且与周围组织界限不清，若有腹痛表现可出现脉管壁“刚”，即以四逆汤类方为代表。

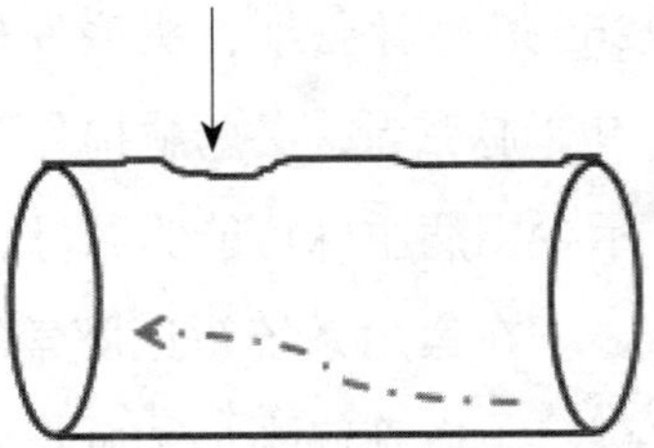

图2-1-24　少阴病脉示意图

（六）厥阴证脉证

平脉法中记载厥阴受病为“尺寸俱微缓”，并提出治则“此三经皆受病，已入于腑，可下而已”。厥阴病表现为阴阳之气不相顺接、三焦气机不利所致的寒热夹杂、虚实互见等错综复杂的证候，但厥阴之阴阳进退也包含了津液的消长。由于病情进入厥阴阶段，津液虚少，阴阳处于阴尽阳生的关口，或进或退，若热退阳复而津未复则多热，阳退则多寒而病进[6]。厥阴病的脉象总体可见寸、关、尺三部脉势脉力均不等，但总体表现为“沉”“弱”“细”“枯”，“厥阴中风，脉微浮为欲愈，不浮为未愈”可以证明。由于厥阴病动态性与多相性的特征，且脉象特征体现了病情此阶段的总和，故纲领性的脉象特征难以说明。厥阴病表现为手足逆冷、消渴、腹胀下利、饥而不欲食、胃脘嘈杂、烦躁、呕吐等上、中、下三焦不利的症状，症状之实与脉象之虚对比鲜明，故应“舍证从脉”，忽略复杂的证候，抓住虚实互见的病机。

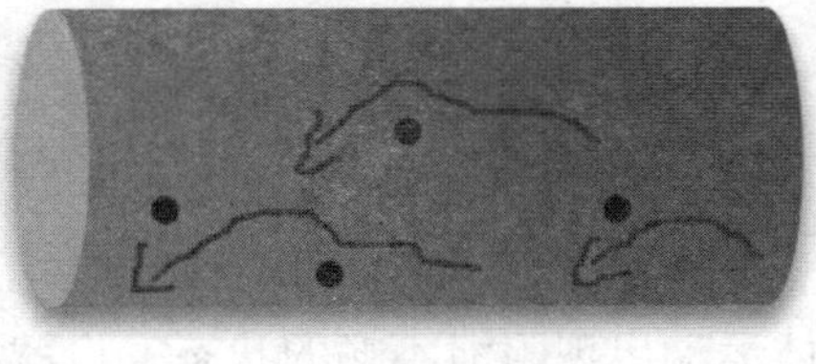

图2-1-25　厥阴病脉示意图

三、气血津液辨证

（一）气的辨证

气在人体内的运动有“升、降、出、入”4种形式，通过脏腑气机的升降出入运动，把摄入人体的气体和水谷转化为气、血、津、液、精等物质和能量。脏腑气化功能正常，出入有序，使机体能与外界环境不断进行新陈代谢，保证了生命活动的物质基础。

1. 气虚

气虚是指一身之气不足及其功能低下的病理状态。以心、肺、脾、肾四脏多见。气虚之脉可见“弱而散”，若兼见“浮”“粗”，为气虚不敛，欲将外脱证；若兼见“细”“迟”“怠”“进少退多”“来怠去驶”，为气虚无力推动血液运行；若兼见“沉”，为气虚无力外出；若兼见“涩”，为气虚血瘀证；若兼见“稀”“滑”，为气虚运化无力，生湿生痰；若兼见局部脉管壁“薄”“柔”，可以判断出具体哪个脏腑不足。

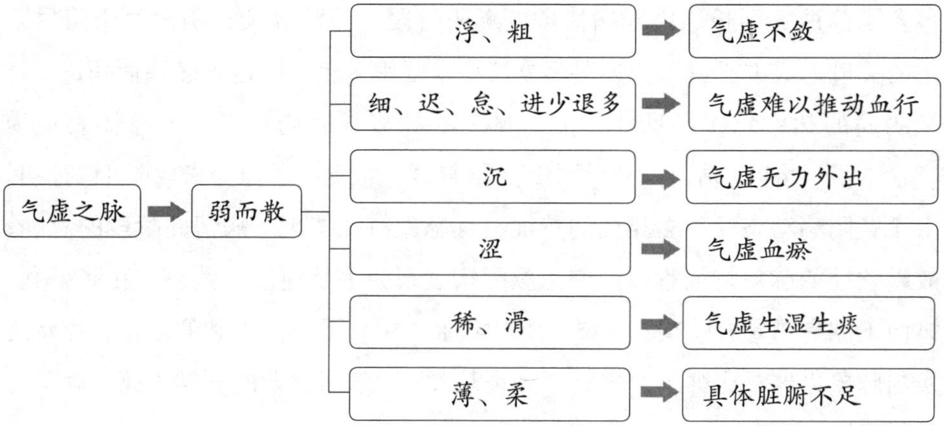

图2-1-26　气虚之脉

2. 气滞

《素问·举痛论》云："百病生于气也。"若气机失调，则脏腑功能失调，外邪也极易侵入人体，日久容易产生痰、瘀、湿、毒，百病丛生。气滞即气在身体内的局部或整体运动出现阻滞不畅的状态，也就是脏腑经络之气阻滞不畅。

气滞之脉可见"沉""动""涩"，若兼见某部血管壁"刚"，为气滞于局部；若兼见"热""数"，为气郁化火；若兼见"稠""滑"，为气滞痰凝或气郁水停；若"涩"象明显，为气滞血瘀。

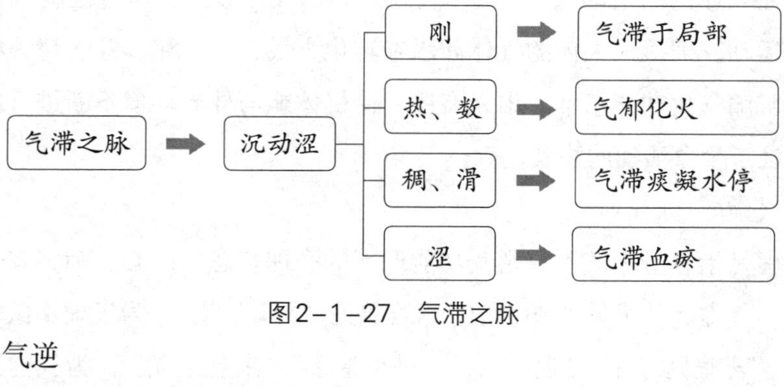

图2-1-27　气滞之脉

3. 气逆

气逆是指气机当降不降，反而气上冲逆或横逆的病理状态。一般情况下，气滞日久，导致冲逆太过或体虚无法摄纳而气机上逆。若肺气逆，可见咳嗽、气短、不得平卧；若胃气逆，可见呕吐、呃逆、嗳气等；若肝气逆，可见眩晕、昏厥等，严重情况下可导致高血压，甚至脑出血的发生。

气逆之脉为“上而粗”。根据脉“粗”的部位，可以反映气逆的部位诊断：肺气逆可见右寸“粗”，胃气逆可见右关“粗”，肝气逆可见左寸“粗”；根据寸所显现的“热”“强”“粗”“动”与尺所显现的“细”“寒”“弱”“涩”可判断气逆的程度；若脉“粗”的位置表现为“滑”，为气逆夹痰证；表现为“热”，为气逆化火。

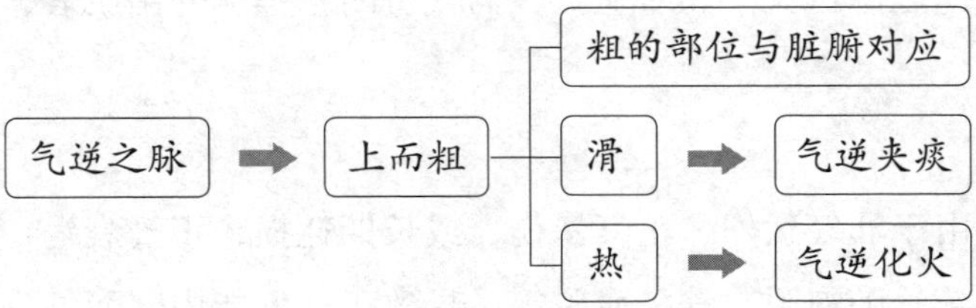

图2-1-28　气逆之脉

4. 气陷

气陷指的是气的上升不及，或者下降太过，与气逆呈相反的方向。因于虚，则为气虚无力升举，或为身体怠惰，气机不能振奋，或为过度思慕异性，或房劳过度；因于实，则为气血夹湿浊或湿热下注导致机体上部气血不足。上升不足会导致头部缺血缺氧，或脏腑不能固定在原先的位置，从而出现头晕、健忘、眼前发黑、精神不振等症状；下降太过会导致食物传递过快或代谢产物过度排泄，出现腹泻、小便频数、遗尿等症状。

气陷之脉见“下而粗”，根据尺的“粗”“热”“强”“动”与寸的“细”“寒”“弱”之间的比较，可以进行气陷程度的判断。若尺“热”“强”“滑”，为实，为下部气血瘀滞化热证；若寸“寒”“弱”“细”，整体脉“进少退

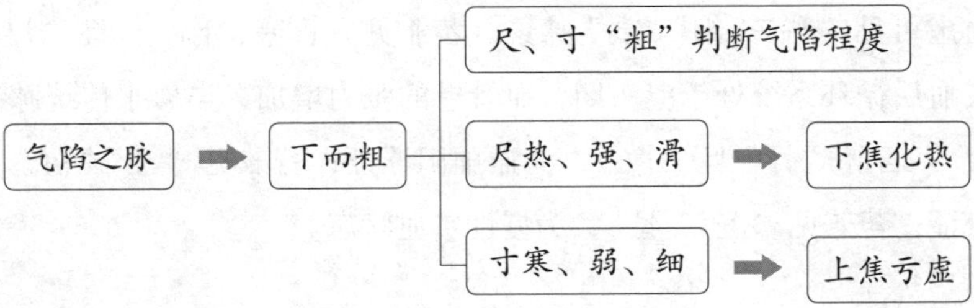

图2-1-29　气陷之脉

多”，为气血下沉、上焦气血亏虚证。

5. 气闭

气闭多是邪毒深陷于脏腑或郁闭于经络导致脏腑经络气机闭塞不通的病理变化。气闭可以出现在某一脏腑，也可以出现在连续部位。比如心气内闭会谵语癫狂，神昏惊厥；肺气闭会胸痹心痛，气喘声哑；膀胱气闭会小便不通；大肠气闭会大便秘结；经络气闭会关节或身体疼痛。其中以心气内闭最为严重。气闭之脉可见“沉而强”，为气机闭塞不能外出肌表，邪气壅盛所致。

6. 气脱

气脱是由于邪气猛烈、正气暴伤，或长期耗损，正气衰竭，或大汗、大吐、大出血致气随液脱、气随血脱等，导致正气不能内守而外失的危重病理变化。气脱常表现为几个脏腑迅速、相继出现气机衰竭的情况，并伴有神志的改变。

气脱之脉可见“弱而散”，结合不同脉象要素的转变，如“结”“代”“浮”“沉”“迟”“数”，可以判断气脱的严重程度。

（二）血的辨证

1. 血虚

血虚是指血液量不足或濡养功能减退的一种病理状态。血虚有两种状态：一种是急性的大量失血；另一种是慢性阴血损耗以及由此产生的其滋润濡养功能的减退，在此种情况下主要见于心血和肝血的亏损。“血为气之母”，血虚不能生气可兼见气虚征象；“阳在外，阴之守也”，血能载气，阴血不足，对阳气涵养不能，可见阳气浮越在外之征。

血虚可见“稀”“细”“弱”脉象。若兼见血管壁“刚”，且“浮”，为急性失血后循环系统处于应激期，血管壁的张力增加，类似于传统脉诊中的“芤脉”；若脉“浮”且“散”，为血虚阳浮证；若兼见“涩”“沉”，为血虚血瘀证；若兼见“沉”“弱”，为慢性贫血状态。

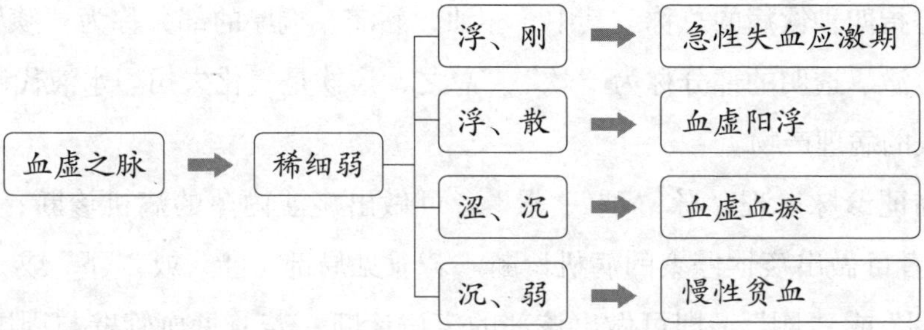

图2-1-30　血虚之脉

2. 血瘀

血瘀是血液运行迟缓不流畅，甚则停滞的病理状态。血瘀病位多见于心、肝、经络。血瘀与气滞互见，气滞日久，瘀血不去，新血不生，可导致阴血亏虚，滋润不能。

血瘀之脉可见“涩”。若某部位“凸”或伴有某段血管壁“刚”，可以根据脉所对应的部位做出定位诊断；若某部位“沉”“短”“强”，为血瘀气滞甚；若某部位呈现“涩”，而整体脉象要素为“稀”，为血虚血瘀证；若局部脉“热”或整体“热”，为血瘀化热证；若见“枯”，且以左尺部为甚，为血瘀气滞耗伤阴液。

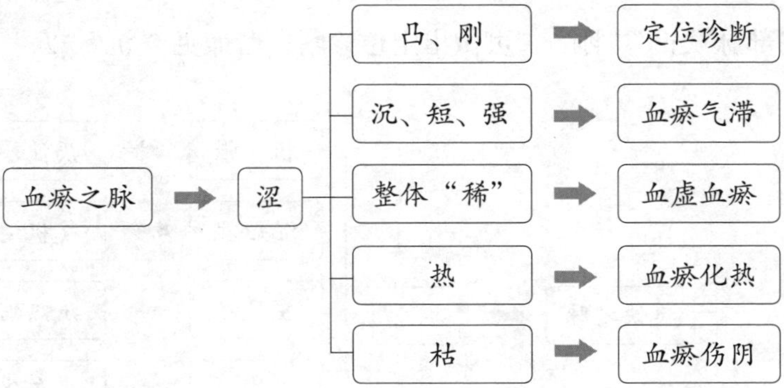

图2-1-31　血瘀之脉

（三）津液的辨证

1. 痰饮

汉代张仲景在《金匮要略》中创立“痰饮”之名，分为痰饮、悬饮、溢饮、支饮四类。狭义痰饮是指四饮中的一饮，即饮聚肠胃的一种病证；广义痰饮是指四种饮病的总称。其中，稠浊、黏滞、稠厚的部分称为“痰”，清稀、澄澈、透明的部分称为“饮”。总之，痰饮是气化失司、水液代谢障碍所形成的病理产物。

临证诊脉发现，脉“稠”“滑”者可做出痰浊内蕴的病机诊断；“稀”“滑”者可做出痰饮停聚的病机诊断。若兼见局部“上”或“下”或“凸”或“凹”或“刚”，即可做出该部的定位诊断；若兼见血管壁与周围组织模糊、血流中有无数细丝通过，呈现“粗”“强”者，为痰浊壅阻证；若兼见“沉”“短”“涩”，为痰饮阻滞气机运行；若兼见“热”，为痰郁久化热；若兼见左尺“枯”，为痰热进一步伤阴；若兼见“寒”，为痰饮伤阳。

2. 水湿

“湿”无明显形质，呈水汽状，弥漫性大，以肢体闷重酸困、头重如裹等为主要表现，若脾虚湿盛可见腹胀、大便溏泄、身重等；若湿郁久而化热，可见发热、烦躁、尿赤、便秘、口苦等。“水”质清稀为液态，流动性大，以水肿、少尿为主症。水为有形之邪，水液输布失常而常泛溢肌肤，可表现为水肿；水液停聚腹腔，而成腹水，可见腹部膨隆、叩之音浊。

水湿之脉见“稀”“滑”和“桡动脉之外组织按之如泥浆”“高不及”，若兼见局部脉“凸”“刚”，可做出定位诊断；若兼见“沉”“寒”，为湿从

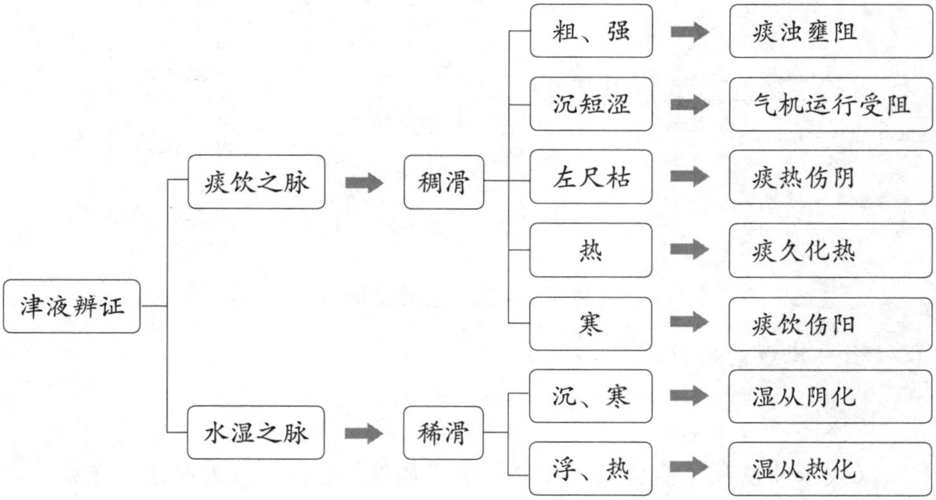

图2-1-32　痰饮水湿之脉

阴化，临床多表现出泄泻、水肿、癃闭、淋症等；若兼见“浮”“热”，为湿从热化，日久化燥。

3. 津（液）亏

津液不足是指由于津液亏少，失去其濡润滋养作用所出现的以燥化为特征的病机变化。津液不足不能滋润脏腑、组织、形体、官窍，从而出现相关部位干燥症状；阴液不足则易导致阳亢，阴津不足易化热为病；津液不足，脉道不充，且阴血耗伤，血液运行不畅，滞而为瘀。

津亏之脉可见“枯”。若兼见“细”，为津液匮乏，不能充盈脉道。

四、卫气营血辨证

卫气营血辨证，是清代叶桂在《外感温热篇》中所创立的一种适用于外感温热病的辨证方法。《素问·痹论》云：“卫者，水谷之悍气也，其气慓疾滑利，不能入于脉也，故循皮肤之中，分肉之间，熏于肓膜，散于胸腹。”《灵枢·决气》曰：“上焦开发，宣五谷味，熏肤，充身，泽毛，若雾露之溉，是谓气。”《素问·痹论》曰：“营者，水谷之精气也，和调于五脏，洒陈于六腑，乃能入于脉也，故循脉上下，贯五脏，络六腑也。”《灵枢·决气》曰：“中焦受气取汁，变化而赤，是谓血。”将外感温热病发展过程中不同病理阶段所反映的证候，分为卫分证、气分证、营分证、血分证四类，用以说明病位的浅深、病情的轻重和传变的规律，并指导临床治疗。赵绍琴认为，卫气营血的核心思想，就是以温热邪气对人体功能活动和营养物质的损害程度来作为判断温热病浅深轻重的标准，以此来分析疾病的发展和预后。卫气营血辨证中，由于感受温邪，脉象要素兼有热、数。随着病情的不断发展，脉象要素之间存在着转化，如脉体随着津液的不断缺失而逐渐由粗变细，由于热邪逐渐入里而导致脉象之热更为明显等。

（一）卫分脉证

卫分证是指温热病邪侵袭肌表，卫气功能失常所表现的证候。叶桂云：“温邪上受，首先犯肺。”吴瑭云：“凡病温者，始于上焦，在手太阴。”卫分证候是温热邪气由口、鼻而入，侵犯于肺。《外感温热篇》云：“肺主气属卫。”故临床见卫外功能失司以及肺失宣降的证候，表现为发热，微恶风寒，口微渴，咳嗽，舌尖边红、苔薄白，脉浮数等。在治疗卫分证时遵循“在卫汗之可也”的原则，选用辛凉清解的药物治之。由于外受温热病邪，初入卫分，正气不能完整透达、温煦体表，表不得温则恶寒，故脉象表现为“略有血管壁寒”、脉位“浮”；由于温热病邪的性质属阳属热，性发散，脉象表现为“浮”“数”，且人体受邪后，正气奋力抗邪，鼓动气血，脉随之出现“粗”，双寸明显，“高太过深不及”“来驶去驶”。“系统辨证脉学”卫分证脉象特征总结为脉“浮”“数”“粗”，双寸明显，“高太过深不及”“来驶去驶”“略有血管壁寒”。

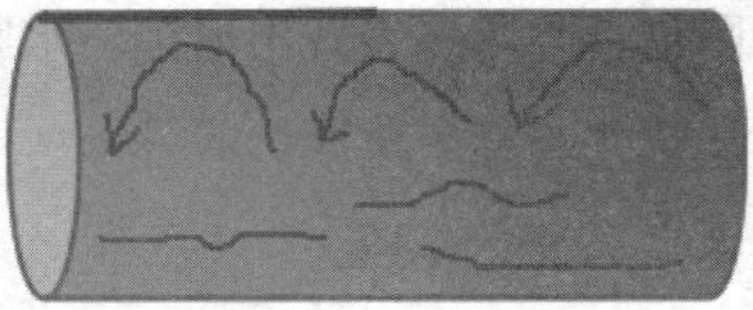
图2-1-33　卫分证之脉

（二）气分脉证

气分证是指温热病邪内传脏腑，正盛邪炽，阳热亢盛所表现的证候。临床表现为发热，不恶寒，反恶热，汗出，口渴，尿黄，舌红苔黄，脉数有力；或见咳喘，胸痛，咳痰黄稠；或见心烦懊侬，坐卧不安；或见日晡潮热，便秘腹胀，痛而拒按，甚或谵语、狂乱，苔黄干燥甚则焦黑起刺，脉沉实；或见口苦咽干，胸胁满痛，心烦，干呕，脉弦数。以发热、汗出、口渴、舌红苔黄、脉数有力为辨证要点。由于热邪进一步发展，脉热更为明显，热邪充斥，气血亢盛，脉出现“强”“高太过深不及”“来驶去驶”，脉形粗；若热邪进一步耗伤津液，炼液成痰，脉管内容物浓度随之升高，脉表现为“滑”，甚至进一步发展为“稠”。“系统辨证脉学”气分证脉象特征总结为三部脉俱“热”“数”“粗”“强”“滑”“高太过深不及”“来驶去驶”。

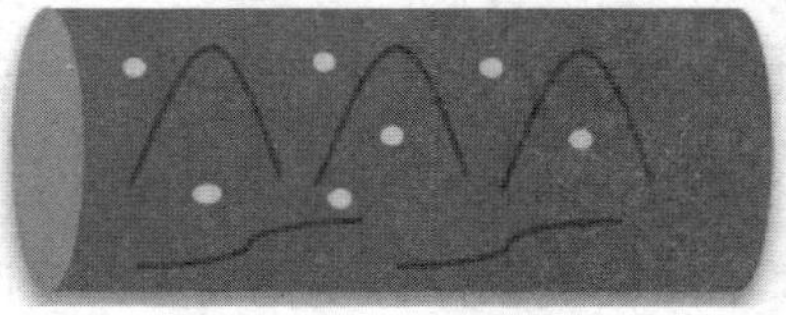
图2-1-34　气分证之脉

（三）营分脉证

营分证是指温病邪热内陷，营阴受损，心神被扰所表现的证候。临床表现为身热夜甚，口不甚渴或不渴，心烦不寐，甚或神昏谵语，斑疹隐隐，舌质红绛无苔，脉细数。以身热夜甚、心烦、舌红绛、脉细数为辨证要点。此时病情进一步发展到营分，伤津耗血，故脉体变细，而热势进一步加深，脉中热象更为显著，由于病位进一步发展到下焦，肝肾之阴亏耗，脉象特征以双尺"细""枯""涩""热""稠"为明显表现，由于影响心神，可有左寸、关部动跃不稳。"系统辨证脉学"营分证脉象特征总结为"细""热""数""枯""稠""涩"，以双尺更为明显，可有左寸、关部动跃不稳。

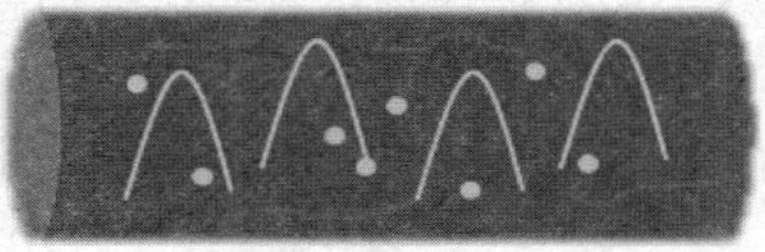

图2-1-35　营分证之脉

（四）血分脉证

血分证是指温病邪热深入阴血，导致动血、动风、耗阴所表现的证候。临床表现为身热夜甚，躁扰不宁，甚或神昏谵语，斑疹显露、色紫黑，吐血、衄血、便血、尿血，舌质深绛，脉细数；或见四肢抽搐，颈项强直，角弓反张，目睛上视，牙关紧闭，脉弦数；或见手足蠕动、瘛疭等；或见持续低热，暮热早凉，五心烦热，或见口干咽燥，形体干瘦，神疲耳聋，舌干少苔，脉虚细。辨证要点为发热、神昏谵语、斑疹紫暗、出血动风、舌质深绛。此时病情又进一步发展，由于病邪深入血分，热伏更深，伤阴更甚，脉位出现"沉"、脉"热""数"，营血亏耗不能充盈脉道，出现脉"枯""涩"，伤气耗血，人体正气亏耗过度，故脉表现为虚象。"系统辨证脉学"血分证脉象特征表现为"沉""热""细""枯""涩""数""弱"。

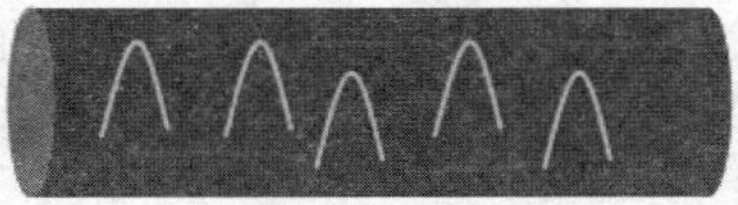

图2-1-36　血分证之脉

温热病的整个发展过程，实际上就是卫气营血病证的传变过程。其传变有顺传和逆传两种形式。顺传是指病变多从卫分开始，依次传入气分、营分、血分，反映了温病由浅入深的演变规律。逆传是指邪入卫分后，不经过气分阶段而直接深入营分、血分。实际上“逆传”只是顺传规律中的一种特殊类型，往往预示着病情更加急剧、重笃。

第二节　系统辨证脉学之精准辨病

人体是一个系统，在宇宙和地球的时空背景下产生，人不仅具备自身的解剖结构，即人体明确的形态，也具有顺应自然、适应环境的非解剖结构，这些结构都由多种子系统组成。“千里之堤，毁于蚁穴”，疾病的发展往往从某些解剖或非解剖结构出现异常开始，由功能性异常向器质性病变前进，而从功能性异常到器质性病变之间的发展存在着时间过程的累积。黑格尔说：“形态作为活着的东西，实质上就是过程。”西医通过一系列病名来定义人体功能的异常，比如功能性消化不良、功能性便秘、功能失调性子宫出血、特发性震颤、不宁腿综合征等。这些疾病可能并不能通过CT、磁共振、胃肠镜等辅助检查找到明确的病变，而仅仅表现为化验指标的异常或未见明显异常。中医对于功能性病变则更为注重，着眼于治未病、既病防变、愈后防复的整个过程，这也是中医之“证”与西医之“病”内在本质的不同。实际上在《内经》中已经出现了精准辨病相关的内容，比如《素问·脉要精微论》云：“尺内两傍，则季胁也，尺外以候肾，尺里以候腹。中附上，左外以候肝，内以候膈；右外以候胃，内以候脾。上附上，右外以候肺，内以候胸中，左外以候心，内以候膻中。前以候前，后以候后。上竟上者，胸喉中事也；下竟下者，少腹腰股膝胫中事也。”本节的重点在于运用系统辨证脉学对于器质性病变进行诊断，运用系统辨证脉学进行微观辨病时，脉诊要点在于熟悉全息理论，把脉时需准确定位，明确病灶所在之处，由于寸口脉部位狭小，定位时更需仔细谨慎，若初期对于微观脉象难以把握，可以借助患者的B超、磁共振等检查结果作为参考，逐渐提高把脉的准确度。

一、结节之脉

近些年，越来越多的人在体检中被查出身体某地方出现了“结节”，如甲状腺结节、乳腺结节、肺结节等，给人们带来了很大的困扰。那么结节是什么？结节会有怎样的后果？怎样从脉象上来感知结节呢？从概念上说，结节在形态上为球状或近乎球状，摸上去就是肿块的感觉，多个部位都可见到结节，大部分结节内部是实性。结节的大小不一，包括小结节（直径<1 cm）、微小结节（直径<0.5 cm）等，一般结节直径不超过3 cm。结节有多种类型，有良性、恶性之分，并非所有结节都会癌变。目前对于结节的诊断，基本是通过西医的影像学检查来明确的，而且往往需要进一步检查或定期复查。西医对于结节的病因尚不明确，而中医认为结节的形成往往由于情志不畅，气血运行受阻，加之肝郁乘脾，脾运化功能受损，最后导致气滞、痰凝、血瘀，形成有形之物。从中医的角度看，结节、增生、囊肿、息肉、肿瘤，都可归为“癥瘕”“积聚”“痃癖”“痰核”等疾病范畴，它们具有相似的发病机制，由于患者体质或情志原因，肝气郁结不能抒发，日久气滞而不行，聚结而停痰停瘀，最终形成不同性质的有形之物。中医治疗时可以“异病同治”“辨证论治”，从病因病机入手，统一调理。对于结节重点在于调气机，调升降，使身体全部气机顺利流动，气行则血行。

在“系统辨证脉学”中，结节之脉往往能感觉到圆粒状凸起，脉位浮。我们可以采取“取象比类”的观点，也就是说把手下能感受到的圆粒状凸起看作身体某部位的结节。若结节体积大则手下能感受到的凸起（圆粒）范围更大；若结节为良性或程度尚轻浅，则圆粒状凸起边界清楚、活动度好、体积更小，“滑”的感觉更为明显；若结节有发展为恶性倾向或得之时间久，则圆粒状凸起活动度会变差，“涩”的感觉更明显，也可能会摸到分散状点状凸起。就结节部位来说，甲状腺结节在双寸上部位最容易感知，尤以左侧明显。临床实践中发现，甲状腺结节伴甲亢的患者，脉象上还体现出“热”“上”“强”“直”“数”“高太过深不及”，而甲状腺结节伴桥本甲状腺炎的患者，脉象上会体现出“寒”“细”“涩”“来怠”“高不及”或有“脉形迂曲”；肺结节在右寸部位最容易感知；乳腺结节的部位在左手寸、关交界处容易被感知，不过需要注意当搭脉感觉到左手寸、关之间有馒头样凸起时时欲向外张，周围有边界不清、成片不规则的形状，血液流过略感滑，还未感受到明显结节样脉象时，代表有乳腺增生的情况，需要提前进行干预治疗。甲状腺结节、肺结节还需要与咽炎的脉象鉴别，咽炎的脉象也会出现点状凸起，左右手皆可出现，脉位“浮”，但是咽炎之脉，病位更表浅，搭手即可感知，伴右寸“热”“浮”“粗”“数”，而结节的脉象需要细心感知，且结节脉中略感“涩”。

二、囊肿之脉

囊肿是人体常见的一种良性病变，是指长于体表或内脏的囊状良性包块，形态大多为圆包状，突出皮肤表面为半圆形，边缘光滑整齐，触之有弹性及囊性感，多无炎症，皮温不高，呈正常皮色，一般发展是有局限性，不会无限扩大造成局部压迫症状。囊肿与结节最大的不同在于内容物的组成，囊肿内容物的性质是液态的。临床常见的有肝囊肿、肾囊肿、卵巢囊肿等，早期往往没有十分明显的临床症状，常于体检时偶然发现，但当囊肿逐渐增大到一定程度后，压迫邻近器官从而出现一系列症状，如卵巢囊肿在囊肿较小时多无症状，随着囊肿增大，可在小腹部扪及包块，患者出现腹胀，当囊肿压迫盆腔、腹腔或其他器官组织，可出现尿频、便秘等二便问题。

在“系统辨证脉学”中，囊肿之脉往往呈圆形气包感，“凸”“寒”，脉血流层“稀”“滑”，脉位不固定，若囊肿位于体表则脉“浮”，若囊肿位于内脏则脉“沉”；若为单发囊肿则脉象边界清楚，形状偏圆，若为多发囊肿则觉指下气泡聚集，错综排列，指感复杂。然而囊肿初起之时由于体积偏小，不易摸出，需要仔细分辨。

三、息肉之脉

人体内存在着各种各样的管道、腔道及囊状器官，如食管、胃、肠、胆囊、子宫等，它们的表面有黏膜，起到保护、润滑作用，息肉往往长于这些器官的黏膜处，表现为一个或多个多余的突出物，息肉是一类良性肿瘤。《说文解字》云：“息，寄肉也。”息为多余、盈出之意。《灵枢·水胀》云：“寒气客于肠外，与卫气相搏，气不得荣；因有所系，癖而内著，恶气乃起，息肉乃生。”这与痰浊、湿热、瘀血郁久化生浊毒的观点是一致的。一般息肉通过行肝胆胰脾肾彩超或胃肠镜检查时可发现。临床上常见的息肉有胃肠息肉、胆囊息肉、宫颈息肉等。息肉类似结节和囊肿，若呈现多发性增长或息肉较大，可压迫、阻塞周围组织或器官，出现相关症状，如胃肠息肉会出现腹部隐隐作痛、腹胀、反酸、恶心呕吐等。

“系统辨证脉学”中，由于息肉的大小、数目、部位不同，所呈现出的息肉脉象不尽相同。在部位上的分类，我们按照全息理论的思路进行，把脉象看作人体的缩影，脉象由关至尺即对应人体从头至脚。息肉的指感相对来说更为柔软，笔者曾把到过1例多发性胃肠息肉的患者脉象，右关指感凹凸不平，脉管壁“柔”，与周围组织界限不清，且脉位上可及寸，下可及尺上1/3，脉壁厚实均匀，脉形“粗”，略“曲”“寒”，脉过略“滑”，由于脾胃功能减弱易停痰停湿，脉管与周围组织界限不明显。

四、肿瘤之脉

肿瘤是机体细胞异常增生形成的一类疾病，其最突出的特点是在身体局部形成肿块，肿瘤可见于不同年龄段的患者人群，虽然西医病因都是因为体内某种类型细胞过度增殖，但根据病变所在具体部位及肿瘤良恶程度不同，患者所表现出的症状会有较大差异。肿瘤患者的典型症状包括局部出现异常肿块，部分肿块可迅速增大；体重不明原因大幅下降；疲倦乏力、虚弱，持续性低热，夜间大量出汗等；不明原因经常感染、出血、瘀青，或持续性淋巴肿大、持续性疼痛等，根据肿瘤部位的不同还会出现不同的局部症状。中医认为，癌病为正气亏虚，脏腑功能失调，气血瘀滞，痰郁酿毒久羁而成有形之肿块。在发病初期，邪毒偏盛而正虚不显，中晚期由于癌毒耗伤人体气血津液，多出现耗气伤阴，阴阳两虚等。故在治疗时，祛邪万不可忘扶正，不能仅着眼于肿瘤这一有形之物，更应关注形成这一有形之物背后的病因病机。祛邪即直接用药消除病邪对身体的损害，如活血化瘀、祛湿解毒、化痰散结等；而扶正即扶助正气，增强体质，提高机体抗病和康复能力，如补气养血、滋阴温阳等。

在“系统辨证脉学”中，肿瘤之脉最明显的特征是肿瘤形成的局部“沉”“稠”“强”“涩”“浊”“热”，局部与周围组织边界不清或边界粗糙，脉搏波经过时感“涩”“黏滞”，局部范围较大，整体脉管壁“刚”“厚”，硬如钢管，因正虚为癌病之本，故脉象可见“来怠去怠”“高不及深太过”，余处脉略“弱”。根据患者体质的不同，整体脉象也会存在差异。

五、结石之脉

我们设想这样的情景：一位中年男子突然出现一侧腰部剧烈绞痛，痛得满身大汗，甚至恶心呕吐；或某人在暴饮暴食后突然出现右上腹剧烈疼痛，还出现了恶心呕吐、发热的症状。以上举的例子中患者的表现都是结石病的典型症状，最常见的是泌尿系结石病和胆石症。结石是在体内器官空腔或导管腔中形成的块状物体，中医认为结石多由体内湿热积聚、气滞血瘀等病理因素引起，在中医理论中，湿热和气滞血瘀都属于痰湿阻滞的范畴，而痰湿是中医认为最容易引起结石的致病因素。另外，饮食不当、情志失调、长期用药等也是结石的常见病因。因此，中医治疗结石的关键在于祛痰化湿、活血化瘀。

结石之脉常常出现在局部，需要细微感受指下沙粒样脉象，“浮”“凸”，散在性，表面坚硬。若结石日久，则与周围组织界限不清；若伴有炎症，则脉“热”，透出热辐射感；若结石疼痛发作，胆结石疼痛可放射至后背，左关中上1/3外侧血管壁“刚”，肾结石、输尿管结石等可见尺上1/3内侧血管壁“刚”。

六、脏器缺如之脉

脏器缺如可由先天导致，如原发性支气管缺如、先天性肾缺如、先天性脾发育不全或缺如、生殖器官缺如等。因先天缺失的部位不同，患者所表现出的症状也有所不同，比如先天性单肾缺如的患者多无症状，通常是在超声等检查中偶然发现，预后良好，患者的生存率与年龄和性别匹配的正常人相近，但患者存在肾功能障碍、蛋白尿和高血压的发病风险及终末期肾病发生率相对较高；也有因单侧消化道出血发现先天性脾缺如的病例。由于后天手术原因也可导致脏器缺如，比较常见的是各种肿瘤病变、脏器坏死等行手术切除，此外，也有大体重人群为减重而行部分胃切除术造成的脏器缺如。

在“系统辨证脉学”中，脏器缺如脉可见局部脉象“凹”“沉”“静”，脉过时手下无脉感，不过寸口脉方寸之地，手下须仔细甄别，脉中血流层不连续、血流过时感涩滞、凹凸不平并不一定代表脏器缺如。若患者为后天由于肿瘤脏器切除后，还可感受到原发肿瘤病灶，呈现“涩”“寒”“刚”“来时黏滞”等，但有时并不会出现“凹”“沉”“静”的脉象，反而脉过势更“强”。

七、炎症之脉

炎症，即日常生活中常说的“发炎”，是具有血管系统的活体组织对损伤因子所发生的防御反应，主要表现为红、肿、热、痛及功能障碍。临床诊断炎症除患者症状表现外，还有实验室检查及影像学检查，包括白细胞（中性粒细胞）、红细胞沉降率、C反应蛋白、白细胞介素-6、降钙素原、X线片示纹理增粗、渗出等。

在“系统辨证脉学”中，炎症之脉可见“热”“浮”“数”“凸”“来驶去驶”、寸脉“滑”；若炎症反应出现疼痛，则根据全息理论定位所在血管壁，可出现“刚”；若痰热进一步伤阴，则可出现脉“涩”“细”“枯”，此时阴阳俱伤，须补气养阴并举。

八、脓肿之脉

脓肿是指急性炎症过程中在组织、器官或体腔内出现的局限性脓液积聚。脓液四周具有完整的腔壁。脓肿可以出现在身体的任何部位，最常见的部位是在腋窝皮肤、肛门和阴道周围（前庭大腺脓肿）、脊椎底部、牙齿周围（口腔脓肿）以及腹股沟区域。毛囊发炎也可导致脓肿形成，这种类型称为疖（痈）。脓肿常表现为局部疼痛、压痛、皮肤温度升高和有波动感（若脓肿接近皮肤表层）或发热等全身症状（若脓肿位于深部组织）。《金匮要略》

对脓肿脉做了如下描述："病者脉数……默默但欲卧，汗出。初得之三四日，目赤如鸠眼，七八日，目四眦黑，若能食者，脓已成也。"还有对肠痈之脉的描述："肠痈者，少腹肿痞，按之即痛如淋，小便自调，时时发热，自汗出，复恶寒，其脉迟紧者，脓未成，可下之，当有血。脉洪数者，脓已成，不可下也。"不难看出在传统脉法中，脓肿之脉明显的脉象特征为"数""洪数"，用"系统辨证脉学"的术语可描述为"热""数""疾""高太过深不及""来驶去怠""浮""粗""滑"。在甄别炎症和脓肿之脉时，要注意"有形"与"无形"的分别，脓肿已成形，则局部脉象触之似有包被感，如有物裹之，而炎症之脉则无明显包裹感。

九、高血压之脉

随着现代生活模式的改变，高血压已经成为现代人十分熟悉的疾病，其发病率逐年上升，并呈现出年轻化趋势。在古代中医典籍中，并无高血压的疾病名称记载。高血压所表现出的头晕、头痛、目眩、耳鸣、项强等症状，中医大多记载为"眩晕""头痛"。中医关于眩晕的记载最早可见于《内经》，如《素问·标本病传论》云："肝病头目眩，胁支满。"《灵枢·五邪》云："邪在心，则病心痛喜悲，时眩仆。"《丹溪心法·头眩六十七》提出"无痰不眩""无火不晕"的理论，认为"痰"与"火"是引起眩晕的另一种原因。由于患者先天禀赋不足、情志失调、饮食失节、过劳过逸等，导致机体阳亢于上，暗耗气血，逐步耗伤肝肾之阴，则更无以制亢阳。中医较早的关于高血压的记载可见于张锡纯的《医学衷中参西录》："治内中风证（亦名类中风，即西人所谓脑充血证），其脉弦长有力（即西医所谓血压过高）。"方选镇肝熄风汤或建瓴汤。张山雷对高血压脉象有深刻的认识，在《中风斠诠·内风暴动之脉因证治》中专列"脉法总论"，系统讲述高血压及其引起的脑血管疾病的中医病理和脉象表现。他认为水亏木动，火炽风生，气血上奔，痰涎壅盛导致"血冲脑经"是中风的病机所在，指出弦劲、滑大、浮数、混浊，甚至上溢入鱼、促击、促数搏指、虚大散乱等都是高血压脉象表现。

在“系统辨证脉学”中，高血压之脉主要表现为双手脉血管壁“厚”“刚”“直”“敛”，血流层“稠”“滑”，整体脉偏“浊”“上”。若只有单手脉血管壁“刚”“厚”，则不能诊断为高血压，此种情况可能是不良心理情绪导致的血管顺应性变差引起的。

十、糖尿病之脉

在当今社会看来，糖尿病也算“富贵病”的一种，它的主要症状为“三多一少”，患者早期出现多饮、多食、多尿，但体重逐渐下降。糖尿病属于中医“消渴病”的范畴，“消渴病”病名最早出自《素问·奇病论》，云：“此人必数食甘美而多肥也，肥者令人内热，甘者令人中满，故其气上溢，转为消渴。”病因主要在于饮食不节、过食肥甘、劳逸失调等。病机在于津液亏损，燥热偏盛，是以阴虚为本，燥热为标，根据“三消”辨证原则可分为上、中、下三消。治疗时应注重清热、利湿、补肾、养阴，慎用补火助阳、耗气伤阴之药。糖尿病患者的脉象具有特异性，专有名词称为“糖涩”，即脉来时脉搏波“黏滞而涩”“高太过深不及”“进多退少”，尤以右关部最为明显。由于消渴燥热偏盛，损伤阴液，耗伤血液，使血液黏稠度增加，故出现黏滞而涩的脉搏波，因右关部对应脾胃，是人体消化功能的脉象集中体现，故在右关更容易感知。

十一、疼痛之脉

临证所诊，疼痛之脉为该处脉“刚”“动”“强”“敛”，根据寸、关、尺可将脉体分为上、中、下三焦，且脉体由内到外分别对应人体自腹部至背部不同部位。比如后颈部拘紧不适，在寸部桡侧血管壁可感受到脉“独”，若有后背疼痛不适，在寸、关脉壁正中感受更为明显，若有腰腿酸痛则在尺部桡侧脉象出现异常，可有脉体的“寒”。这是由于疼痛导致交感神经兴奋，肌肉收缩增强，人体气血运行加速，血管紧张度增高，压力增强，血管可扩张度减小，导致脉象出现了改变。

第三节　系统辨证脉学之心理状态辨识

在整体观念的指导下，中医讲求形神一体，注重情志因素在疾病过程中发挥的作用，在此基础上其与现代心理学的相关理论相融合，形成了中医心理状态这一新兴的认知体系，不仅符合中医辨证理论，而且更加适应现代疾病谱的变化。《内经》中“精神内守”“恬淡虚无”的论述就是对正常健康心理状态的描述。但人有七情六欲，情志又会随着外界的各种刺激发生变化，当情志的波动变化持续超过正常界限时，就会导致心理紊乱。中医把这种持续异于正常心理、情绪、认知等心理信息时所处的心理状态称为心理紊乱状态。中医心理紊乱状态包括惊悸不安状态、郁闷不舒状态、精神萎靡状态、思虑过度状态、烦躁焦虑状态5种情况。

在“系统辨证脉学”中，不同心理状态均表现为不同形式的“动”象，在血管壁之上有不同频率和层次的谐振波。

一、惊悸不安状态脉证

惊悸不安的病机多由气血阴阳亏虚，心失所养，或痰热水饮阻滞，邪扰心神引起。病位可涉及心、肝、胆、脾、肾等诸多脏腑，但以心为主；症状表现为心中不自主悸动，忐忑不安，惊忧思虑，触事怯懦易惊，镇静决断力减退等一系列心神不定、神摇无法自制的症状。惊虽多由外发，但常伴有其他情绪体验，以复合情绪状态存在。惊悸不安状态病理性质涉及虚实两端，且实证和虚证之间，正虚与邪实之间，都可以相互转化或夹杂，因而其治疗呈现多元化。总之，临证时应把握惊悸不安状态的病证特点，做到辨证治疗，有的放矢，方能取得满意的疗效[7]。

惊悸不安状态脉象表现为“动”“数”“疾”“驶”“刚”“细”“散”“右尺抖动感”。此时人体处于紧张亢奋状态，“惊则气乱”，故惊悸不安状态下脉象可见气散而不收；惊从五神辨证来说属于魄弱，魄主肉体、本能，魄弱还容易出现血管壁薄。

二、郁闷不舒状态脉证

郁闷不舒状态是一种因情志所伤、气机郁滞所造成的内心压抑不畅，愁闷烦忧，思维呆滞，对周围事物缺乏兴趣的症状。郁闷不舒状态属于狭义“郁证”之怒郁。郁闷不舒状态的始动因素在于“怒而不疏”，指愤怒郁结于心，怨气郁积，肝气被折，郁滞之气或内犯脏腑，或外冒于五官九窍，为诸病。郁闷不舒状态以“气郁”为先，“气郁”为郁闷不舒状态的开始，在“气郁”的基础之上，病理变化常常多变，形成瘀、痰、火、虚等，这样会进一步导致体内气血阴阳失衡，神失所养，而此也是郁闷不舒状态长期存在而致病的关键所在。五神偏颇与郁闷不舒状态的发生、发展具有重要的相关性，是郁闷不舒状态发生的潜在病因和发展的维动病因。从五神偏颇层次说明，魂用过亢之人，肝魂过亢，心理敏感，且自我疏泄不及，故而生活中所遇不平事较多，郁怒不疏，发而为病[8]。

若气滞血瘀则脉“涩”；气不行则水不化，痰湿内停，则脉“稠”“滑”；气郁水湿内停，则脉“稀”“滑”；气郁日久化热，则脉“热”“粗”“浮”“驶”；肝郁日久，气血亏虚，则脉“弱”“细”，左尺“枯”。根据肝气横逆、上窜、下注部位的不同，构成郁闷不舒状态的具体病机，即郁闷不舒状态在某一阶段的病变本质。根据肝气克犯部位的不同，出现寸口相应部位脉“粗”、圆包样“凸”，如肝气郁结犯胃者，则并右关脉“粗”“凸”；肝木乘脾者，则并右尺脉“粗”“凸”；肝木侮金者，则并右寸脉“粗”“凸”；肝郁化火，气火从小便而出，则表现左尺部的“粗”“凸”“下”“热”“滑”。

三、精神萎靡状态脉证

精神萎靡状态指患者精神疲倦、神情恍惚、淡漠少言、行动迟缓、两目乏神的一种神无所倚的懈怠状态。“精神萎靡”即“少神”，又被称为神气不足，是指患者的整个精神状态疲惫，表情淡漠，少言寡语，对外界事物漠不关心，反应迟钝，目视茫茫，是轻度失神的表现。其基本病机为少神和气虚[9]。《素问·举痛论》明言“百病生于气”。其病因有二：一是中气的虚弱，机体脏腑功能状态低下；二是气的动态功能受到抑制，形成气郁和气结。水、血、痰同为一物，气虚动力不足或气机郁结、通行不畅均可形成水聚、痰凝、血瘀。痰湿蒙蔽者，心神失用；瘀血阻络者，蒙蔽心神；气机下陷者，神机孤立。

精神萎靡状态之脉象可见“沉”“薄”“弱”“迟”“稀”“散”“高不及深太过”“来怠去怠”。由于神气不足而见气虚，气血无力鼓动脉道，故见“沉”“弱”“迟”；且伤及精血，导致精血进一步生成不足，脉道内血液生成不足，可见脉“稀”；气虚无以收敛，故见脉“散”；整体脏腑功能减退，可见脉势“来怠去怠”“高不及深太过”。

四、思虑过度状态脉证

思虑过度状态指过度苦思冥想，凝神敛志，临床表现为终日胡乱猜想，对自身或某物、某事的过度关注、担忧，执着于目标，精神处于高度紧张的状态，反而提不起对其他事物的兴趣，甚则漠不关心。整体脉象出现“动”“短”“涩”，表征思虑过度状态。“动”脉象要素指脉势的涩滞感，脉搏起伏过程中脉搏谐振波增多而杂乱，“短”脉象要素表征患者工作压力大、生活艰辛或忧愁某些事件，导致气血运行不畅，则脉搏轴向搏动的传导和血液向前运行的距离缩短；“涩”要素指血流的滞涩不畅，血液运行不利而产生血瘀，血液中有形成分之间的摩擦力加大所致。如出现“细”“直”，提示志意定持，过度关注；如出现“稀”“弱”，表征思虑过度，心脾两虚；如出现“上”“滑”“热”，为气机郁滞，痰热上扰；如出现“怠”“缓”“弱”，为气机郁滞，神气不足[10]。

五、烦躁焦虑状态脉证

烦躁焦虑状态是一种紊乱异常的心理状态，是指患者在外界刺激作用下，内心负面情绪蓄积，心情烦躁不畅，情绪不稳，内心纷乱，对还未发生之事莫名惧怕、担忧，举止躁动不安、手足无措等焦急、不安的表现。临床表现包括情绪及躯体行为两方面，情绪表现主要为心烦郁闷，忧思难安而焦躁易怒，甚至产生易激惹、孤僻、厌世等情感反应；在负性情绪作用下，患者可表现出肢体躁扰、坐卧不安，甚至打人毁物等剧烈行为[11]。

烦躁焦虑状态脉象表现为“数”“疾”“热”“涩”“浮”“上”“稠”“浊”“凸”“高太过深不及”。激动亢奋，烦躁不安，气血激荡，故脉搏波传导速度增加，脉势发散，脉“数”“热”“疾”；气冲不降，气血亢奋而浮越，故脉搏搏动整体往远心端移动，甚至跳动可达鱼际，见脉“上”“浮”；烦躁不舒，气机停滞，血留为瘀，日久夹痰、湿邪壅滞经络，阻塞脉络，则左关脉脉势涩滞而“稠”“浊”；气机郁结，脉络闭阻，血行不畅，故脉动时脉搏波沿壁传导距离和血液的运行距离缩短；气滞血结，凝痰夹浊积聚于局部，产生结节、痞块，则脏腑经络相对应脉诊部位显现凸起样表现。

第三章

系统辨证脉学辨脉论治

疾病的治疗，首先要确定病机、证候，继而根据疾病发生的客观规律机制进行“方因证立”。脉诊作为中医诊察手段之一，通过诊察脉象之所得，总结梳理出疾病发生的病因、病机，也就是说脉诊是服务于疾病的判断分析和治疗过程。脉象特征与疾病的病因、病位、证候、病机之间具有明确的指示关系，这种指示关系使得脉象能够成为辨证的指示灯，被称为“平脉辨证”规律。

中医治疗方法可分为内治法与外治法两类，内治法包括口服汤药、丸剂、膏剂等，外治法可包含针刺、艾灸、穴位贴敷疗法、中药外洗、熏蒸等。中医治疗方法的选择无外乎辨明疾病的病机，由此可见，疾病的诊断与治疗方法形成了以“病机”为中心的逻辑闭环，脉象表明病机，病机决定治疗方法的选择，故治疗方法与脉象形成了对应的关系，在“诊”“治”两方面更为准确地把握，即“方证对应”“脉方相应”。

这种病、证、脉、方等相结合的模式始于《伤寒论》。《伤寒论》许多条文中脉象成为辨证的要点，并选择对应的方剂治疗，《辨厥阴病脉证并治》篇中凭脉论治厥证的条文，如350条“伤寒脉滑而厥者，里有热，白虎汤主之”，用白虎汤治疗热邪内盛见脉滑之热厥；如351条“手足厥寒，脉细欲绝者，当归四逆汤主之”，用当归四逆汤治疗血虚脉细欲绝之寒厥。晋代王叔和所著《脉经》中用五味子汤治疗寸口脉微，苦寒之衄证；用防风汤治疗寸口脉缓，皮肤不仁，风寒克在肌肉等。宋代《苏沈良方》中治疗内外感寒，脉迟细沉伏者，方用顺元散，其中乌头、附子（炮）温通里外，天南星、木香散气通络。

名老中医彭应天著有《中医方脉精微》一书，将脉象特征与证候、药物相对应，发现了“桂枝脉证”“防风脉证”等30余种脉证，如桂枝脉证，其脉象于左手寸、关、尺三部脉管壁之内侧面出现线状脉一条，和脉管相平行，与脉管外壁处于若即若离之间。

本章内容根据“系统辨证脉学”中的脉诊知识，围绕发病病机，阐述不同病机下所表现出的脉象要素，以及相对应用的药物配伍外治方法。

第一节　诊脉论药

一、解表药与脉象

凡是以解表散邪为主要功效，常用于治疗表证的药物，称为解表药。解表药分为发散风寒药和疏散风热药。解表药主要用于治疗恶寒发热、头身疼痛、无汗或汗出不畅之表证，使用解表药时，应根据邪气的不同选择长于发散风寒之邪或疏散风热之邪的药物。

（一）发散风寒药

常见的发散风寒类药物有麻黄、桂枝、紫苏叶、荆芥、防风、羌活、白芷、细辛、香薷等，其功效大致为解表发汗，发散风寒，对应的核心病机为风寒束表，特征脉象为“浮”“刚”“细”“敛”“动”，寒邪束表，正气抗邪外出，则出现脉象为“浮”；寒为阴邪，寒性收引，故人体组织、血脉拘疾挛缩，导致相应脉位的血管壁张力增高，脉管不能自由舒张，脉象随之出现“刚”“敛”“细”之象；感受寒邪，机体正气抗邪外出，人体处于抗邪应激模式，桡动脉血管搏动不稳定导致了谐振波的增加，故脉“动”。

此外，不同的发散风寒药兼有其他作用，与其相应的是不同的病机，随之也表现出不同的脉象特征，因此需根据病机进行具体辨证论治。如桂枝有温经通脉的功效，可治疗寒凝血滞之痛证，血液运行不畅，进而产生有形之物瘀血，使血液运行时的摩擦增大，从而出现“涩”脉。防风、羌活、藁本等皆可胜湿止痛，治疗风湿痹症，其病机为湿邪阻滞，经络不通，与之相对可出现“稠”“滑”“刚”等脉象。

1. 桂枝

［功效］发汗解肌，温经通脉，助阳化气，平冲降逆。

［系统辨证脉象特征］寒、涩、滑、结、代、上。

［分析］桂枝具有温经通脉，散寒止痛的功效，故可治疗寒凝血滞所致之诸痛证，寒凝、血瘀等邪气内停，寒邪侵袭机体，正邪剧烈相争，脉管收紧而拘束，邪气阻滞脉道，气机不畅，血行滞涩，以致脉气往来艰涩，故出现“寒”“涩”脉象可配伍枳实、薤白温通心脉，也可配伍当归、吴茱萸活血化瘀；桂枝助阳化气，可温肾阳，逐寒邪以助膀胱气化，温扶脾阳以助人体水液之运化，从而行散水湿痰饮之邪。痰湿留聚，阴邪内盛，气实血涌，故脉圆滑流利而无障碍，即“滑”脉可配伍茯苓、白术以健脾利水；桂枝助心阳，通血脉，可治疗心阳不振之心悸，心阳被抑，气机阻滞而失于宣畅，故脉来缓慢，时有一止，止有定数为代脉，止无定数为结脉；阴寒内盛，引发下焦冲气，上凌于心胸而致奔豚，气机逆乱于上，脉体整体向远心端移动，即上脉可配伍人参、甘草、麦冬以振奋心阳，宣通心脉。

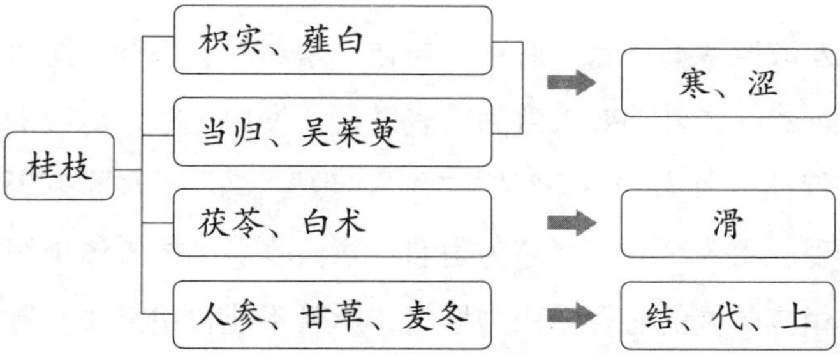

图3–1–1　桂枝脉药相应图

2. 羌活

［功效］解表散寒，祛风除湿，止痛。

［系统辨证脉象特征］稠、滑、刚。

［分析］羌活除解表散寒外，还有较强的祛风除湿、止痛的功效，主要用来治疗因风寒湿痹所致的肢节疼痛，风寒湿邪留滞于经脉，经络阻痹不通，《素问·举痛论》曰："通则不痛，痛则不通。"故肢体关节疼痛。湿为重浊有质之邪，其性黏滞而滑利，湿邪留于体内，血液内容物摩擦力减小，血液黏稠物质增加，故可见"稠""滑"脉；风寒湿邪阻滞于经络，经络不通，桡动脉血管壁张力增加，给医者指下硬挺之感觉，即"刚"脉。羌活善入足太阳膀胱经，长于除头、项、肩背等上半身之风寒湿痹、肩背酸痛，故脉象多表现在寸部。

此外，藁本、防风等发散风寒药也具有祛风除湿的作用，可用于治疗风寒湿痹所致的身体疼痛，脉象要素与羌活大致相似。

（二）疏散风热药

常见的疏散风热类药物为薄荷、牛蒡子、桑叶、菊花、柴胡、葛根、蔓荆子等，其功效为疏风散热，辛凉解表，对应的主要病机为风热袭表，特征脉象为"浮""动""热""数"。风热袭表，正气外出抗邪，人体处于应激抗邪状态，桡动脉血管搏动不稳定导致了谐振波的增加，故脉象"浮""动"；感受热邪，火热充斥，机体能量代谢加快，产生的热量透过肌表散于体外，使医者体会到热辐射感，即"热"脉；机体代谢加快，随之心率加快，桡动脉搏动速度加快，即"数"脉。

此外，薄荷、柴胡等有疏肝解郁之功，用于治疗肝郁气滞所致诸症，气郁于里，脏腑气机不畅则血液运行不利，血流滞涩，从而出现"涩""沉"等脉象要素。菊花、桑叶等药物可以平抑肝阳，用于治疗肝阳上亢诸症，阳热内盛，机体代谢增加，脉管内血流速度变快，心率变快，则会出现"热""疾""数"等脉象要素。

1. 柴胡

［功效］疏散退热，疏肝解郁，升举阳气。

［系统辨证脉象特征］涩、短、凸、细、下、进多退少。

［分析］柴胡除有疏散退热的功效外，还有疏肝解郁、升举阳气的作用。《血证论·阴阳水火气血论》说："运血者，即是气。"肝失疏泄，气机运行不

畅，推动血液运行不利，血行不畅，每次搏动中血管壁脉搏传导距离和脉中血流前进的距离缩小，故脉“涩”“短”；气郁血结，凝结痰浊郁阻，阻滞局部脏腑和经脉，则在脉象表现为大小不等的凸起，如甲状腺和乳房等由于气滞皆会在寸口相应部位出现凸起，即“凸”脉可配伍香附、川芎、白芍疏肝解郁条达肝气。气机陷于身体下部，阳气不升，人体上部气血不足，寸部脉则细；气机下陷于身体下部，气血运动总趋势为降大于升，则在脉体上表现为脉位向近心端移位，即脉“下”；气血运动趋势的变化，进而引起推动血液振荡式前进状态的改变，出现血液前进减少而后退增加，即“进多退少”可配伍人参、黄芪、升麻以补气升阳。

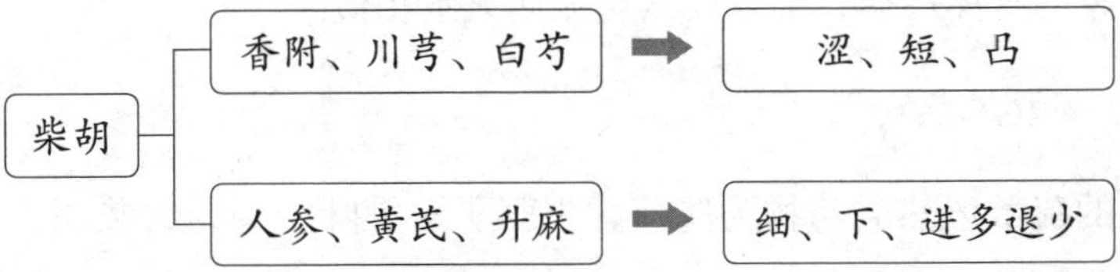

图3-1-2　柴胡脉药相应图

2. 菊花

[功效] 疏散风热，平抑肝阳，清肝明目，清热解毒。

[系统辨证脉象特征] 细、刚、数。

[分析] 菊花除具有疏散风热的功效外，还具有平抑肝阳、清肝明目、清热解毒的作用，其中平抑肝阳所对应的肝阳上亢之病机有着较为特殊的脉象特征。造成肝阳上亢的原因为肝阴亏虚，不能制约肝阳，导致肝阳上浮亢逆；再者肾阴不足，水不涵木，亦会导致肝阳上亢；诸如《医宗必读》所云：“肾应北方壬癸……肝应东方甲乙……故曰乙癸同源。”肝阳需要肾阴的涵养，肾阴不足，不能制约肝阳，致使肝阳偏亢。阴虚则机体阴液不足，脉道充盈不利，故见脉管细，即“细”脉；阴虚则火旺，火热内盛，热盛肉腐，刺激组织器官的包膜，相应脉体部位的血管壁张力增加，则出现“刚”脉，火热充斥，身体代谢加快，心脏搏动频率增加，则脉“数”。

3. 葛根

[功效] 解肌退热，生津止渴，透疹，升阳止泻，通经活络，解酒毒。

[系统辨证脉象特征]细、滑、涩。

[分析]葛根味辛升发，可以升发清阳，鼓舞脾胃清阳之气上升，从而有生津止渴、升阳止泻之功。生津止渴之功效主要用于治疗热病津伤口渴以及消渴病阴津不足者，阴津不足则血液流量降低，血管内容物减少，脉管变细，即“细”脉可配伍天花粉、知母、麦冬以清热生津；升阳止泻之功效主要用来治疗因脾阳不升所导致的泄泻，脾阳不升则浊阴不降，水谷糟粕不能正常被运化吸收，脾失健运则痰湿内生，痰湿水浊留滞于脉道，其性滑利，使血液内容物摩擦力减小，从而形成“滑”脉可配伍人参、白术、木香以健脾升阳，利湿化痰；通经活络主要用来治疗血瘀所致的眩晕头痛、胸痹心痛等症，气滞推动血液运行不畅，产生血瘀，进而产生瘀血等有形之物，使血液运行中有形之物之间的摩擦力增加，从而形成“涩”脉。

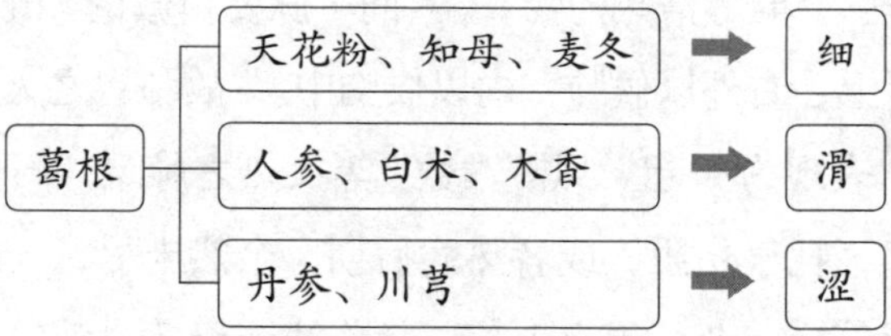

图3-1-3 葛根脉药相应图

二、清热药与脉象

凡是以清解里热为主要功效，常用于治疗里热诸证的药物，称为清热药。清热药主要分为清热泻火药、清热燥湿药、清热解毒药、清热凉血药、清虚热药。清热药主要用于治疗肺、胃、心、肝等脏腑实热，以及温热病之高热烦渴。

（一）清热泻火药

常见的清热泻火类药物为石膏、知母、天花粉、竹叶、栀子、夏枯草、决明子、密蒙花等，其功效为清泄气分邪热，对应的主要病机为邪热侵入气分，特征脉象为“热”“粗”“数”“疾”“动”。火热为阳邪，充斥于血脉，迫动血液，使局部血流增加，故出现“热”“粗”脉象；热邪入侵，机体温度升高则代谢增快，则出现“数”“疾”脉象；机体正气抗邪外出，正邪相搏，热邪向外透发，故脉象相对应地出现“动”象。

此外，部分清热泻火药也可清脏腑火热，其脉象可反映在寸口的相对位置。如石膏、芦根等可清肺火、胃火，则右手的寸部、关部脉象可明显表现为“热”“粗”“数”等火热之象；竹叶、寒水石等可清心火，左手寸部脉象火热之象较明显。

1. 石膏

[功效] 清热泻火，除烦止渴，收湿，生肌，敛疮，止血。

[系统辨证脉象特征] 右寸关部粗、热、数，细。

[分析] 石膏辛寒入肺、胃经，善清肺、胃等上焦之火，长于治疗邪热壅肺所致的咳逆喘促诸症。清泻胃火，可治疗胃火上攻之头痛、牙龈肿痛等症，常配伍黄连、升麻等清热药物。《素问·脉要精微论》曰：“右外以候胃，内以候脾。上附上，右外以候肺，内以候胸中。”故肺胃之火可体现在右手脉体的寸、关部，表现为“粗”“热”“数”等火热之脉象。石膏除烦止渴，用于治疗暑热初起，耗气伤阴，或者热病后期，余热未尽，气津两伤所致的身热、心烦、口渴等症，此外胃火上蒸，耗伤津液所致之消渴，石膏也可搭配知母、生地黄、麦冬等清热滋阴药物来治疗。阴津耗伤，血液中津液减少，则见脉“细”。

与石膏类似之清热泻火药还有知母、天花粉等，可上清肺胃之火，滋阴除烦止渴。

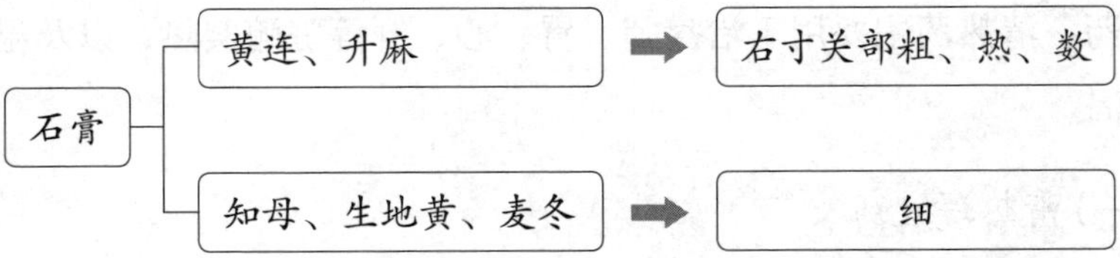

图3-1-4　石膏脉药相应图

2. 芦根

[功效] 清热泻火，生津止渴，除烦，止呕，利尿。

[系统辨证脉象特征] 滑、数、浮、动。

［分析］芦根性寒，有清热利尿之功，可用于湿热蕴结膀胱所致的热淋涩痛、小便短赤等症。湿热之邪壅滞于脉道，湿邪其性滑利，减少血液流通时的阻力，则见脉“滑”；热邪充斥，机体代谢增快，心脏搏动次数增加，则见脉“数”；由于湿热郁滞下焦，则寸口尺部脉象表现更为显著。芦根入胃经，可清胃热所致的呕吐上逆，热邪侵扰胃脘，正气抗邪外出，扰乱气机，使胃气上逆攻窜，则可见脉“浮”“动”。

与芦根类似可清热利尿的清热泻火类药物有竹叶、淡竹叶、栀子等。

（二）清热燥湿药

常见的清热燥湿类药物为黄芩、黄连、黄柏、龙胆、秦皮、白鲜皮等，其功效为清热燥湿，对应的主要病机为湿热邪气侵袭人体，特征脉象为“热”“数”“滑”“稠”“沉”。人体感受热邪、湿邪，湿浊聚集，化而为热，进一步加剧病理发展。湿邪其性滑利，留居体内，使血液摩擦力减小，故出现“滑”脉；湿性黏滞，热邪烧灼津液，化为湿浊，使血液黏稠物质增加，故脉“热”“稠”；湿邪阻遏阳气，浸淫机体，故脉“沉”。

湿热邪气可侵犯人体全身，所犯之处可通过脉象寸、关、尺的不同进行定位诊断。如湿热蕴结脾，可出现脘腹痞满、恶心呕吐等症状，右手关部的湿热脉象较为明显，黄芩、黄连味苦性寒，长于清中上焦；湿热壅滞大肠所致的泄泻、痢疾、痔疮肿痛，可在右手寸部出现相应脉象，黄柏其性苦寒沉降，长于清泻下焦湿热；湿热蕴蒸肝胆可出现胁肋疼痛、黄疸等症状，在左手关部可出现“热”“稠”“刚”“敛”等脉象。龙胆等苦寒沉降，善清肝胆实火。

1. 黄芩

［功效］清热燥湿，泻火解毒，止血，安胎。

［系统辨证脉象特征］数、滑、动、细。

［分析］黄芩性苦寒，可清肺胃、肝胆等湿热，尤善清中上焦之湿热，可用于治疗湿温或暑湿初起，身热不扬、胸脘痞闷等症，或用于治疗湿热中阻，痞满呕吐，常与黄连、半夏、干姜等药物配伍；也可用于治疗湿热黄疸，常与茵陈、栀子等清利湿热药配伍。中上焦之邪热暑湿，其“数”“滑”之脉象多表现于寸口寸、关部。此外，黄芩具有清热安胎之功，治疗胎热之

胎动不安，治疗上常与白术、当归同用，《傅青主女科》记载："大凡妇人之怀妊也，赖肾水以荫胎，水源不足，则火易沸腾……水火两病，胎不能固而堕也。"若素体阳盛血热或阴虚内热，孕后过食辛辣，加之情志不遂，郁而化热，热邪煎灼津液，使得阴分不足，火热愈旺，热扰冲任，导致胎元不固。热扰胞宫，耗伤阴津，则见脉"数""动""细"。

此外，黄连与黄芩同善清中上焦之湿热，皆可用来治疗湿热之邪所致诸症，所对应脉象也大体一致。

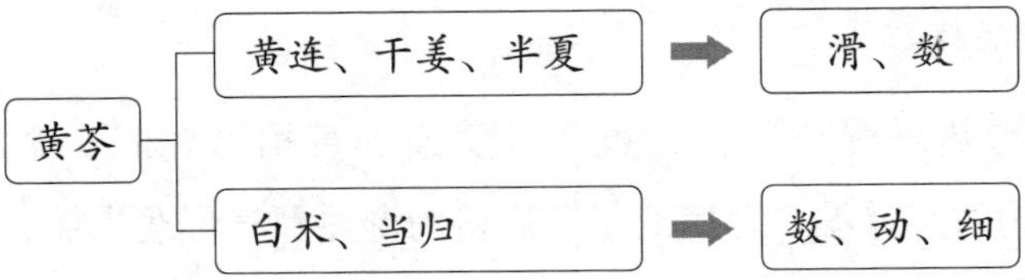

图3-1-5　黄芩脉药相应图

2. 黄柏

[功效] 清热燥湿，泻火解毒，除骨蒸。

[系统辨证脉象特征] 滑、涩、细。

[分析] 黄柏苦寒沉降，善于清泻下焦之湿热，用于治疗痢疾、湿热下注之带下臭秽、阴痒等症；主入肾经，善泻相火、退骨蒸，用于治疗阴虚火旺，骨蒸潮热、遗精盗汗等症。陈士铎在辨证痢疾时指出，湿热郁结于大肠，导致气血壅滞于体内，耗伤气血津液、损伤肠络、酿成脓血，形成痢疾。湿邪壅滞可见脉滑利，耗伤气血津液可出现脉"细"，肠络损伤，肉腐血瘀，或可见"涩"脉。肾阴耗伤，虚火上扰，脉象除可见热象之"数"脉外，可出现阴津耗伤所致之"细"脉。

3. 龙胆

[功效] 清热燥湿，泻肝胆火。

[系统辨证脉象特征] 滑、热、刚、动、细、涩。

[分析] 龙胆性苦寒，同黄柏一样，善清下焦湿热，常用于治疗下焦湿热所致诸症，对应的脉象可见"滑""热"脉，常配伍栀子、大黄、木通等清热药物。此外，龙胆苦寒沉降，善泻肝胆实火，用于治疗肝火头痛、目赤肿痛

等症，脉象上可见“热”“刚”“上”等脉象，可配伍柴胡、黄芩、栀子等药物；或用于治疗肝经热盛，热极生风所致的高热惊风抽搐，脉象上可表现为“细”“涩”“动”等脉象，可配伍牛黄、黄连、钩藤等药物。《素问·脉要精微论》曰：“中附上，左外以候肝，内以候鬲。”故上述脉象多表现在左手关脉处。

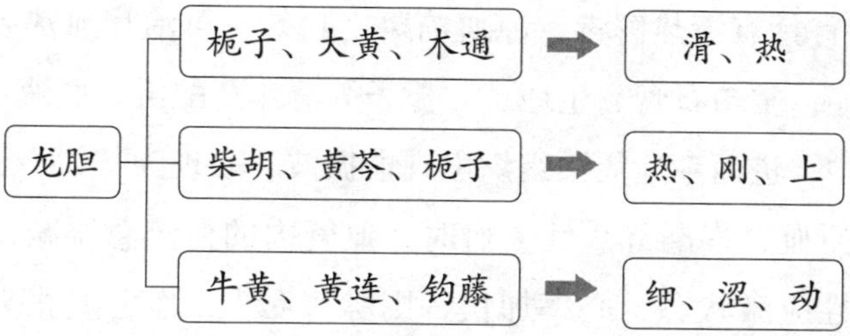

图3-1-6　龙胆脉药相应图

（三）清热解毒药

常见的清热解毒类药物为金银花、连翘、大青叶、板蓝根、蒲公英、紫花地丁、鱼腥草、白头翁等，其功效是清热解毒，消肿止痛，对应的病机为温热邪毒侵犯人体，特征脉象为“热”“数”“高”“曲”“粗”。温热毒邪较普通热邪热势更强，温热毒邪侵入人体，与之对应出现“热”“数”等火热脉象。《脉简补义》曰：“热鼓之，则脉形外曲。”人体热邪偏盛，则桡动脉向桡侧腕屈肌腱偏曲，即“曲”脉；《素问·脉要精微论》曰：“粗大者，阴不足，阳有余，为热中也。”火热充斥体内，在疾病过程中患者脉象则粗而有力。

1. 连翘

[功效]清热解毒，消肿散结，疏散风热。

[系统辨证脉象特征]滑、凸。

[分析]连翘性苦寒，功用与金银花相似，可以消散痈肿结聚，有“疮家圣药”之称，主要用于治疗疮痈红肿未溃，痰火郁结所致之瘰疬痰核、乳痈肿痛等症；性苦寒泄降，兼能清心利尿，治疗湿热壅滞之小便不利或淋沥涩痛。有形之痰湿之邪内滞，邪气壅盛，气实血涌，鼓动脉气，故往来圆滑流利，见“滑”脉。痰湿之邪停聚于某一身体部位，则会在相应的寸口部出现不同性质的凸起。

此外，蒲公英、鱼腥草、白头翁、白花蛇舌草同样可清泄下焦湿热，治疗热淋涩痛，湿热痢疾，与连翘功效、对应脉象相似。

2. 青黛

[功效]清热解毒，凉血消斑，泻火定惊。

[系统辨证脉象特征]动、数、刚、敛。

[分析]青黛有清热解毒、凉血消斑之功效，可治疗血热妄行所致的吐血、出血等症，常与石膏、生地黄、栀子等清热药配伍。血液不循常道，动荡于脉管之中，进而牵连周围组织出现谐振波，表现为“动”脉，当出现严重的吐血、便血、崩漏等急性失血时，血管内的血流急剧减少，血液循环系统处于急性应激状态，心率加快，则脉“数”，血管壁张力增加，故脉“刚”。青黛性咸寒，主归肝经，长于清泻肝经实火，有息风止痉之功，多用于治疗小儿惊风抽搐，暑热惊痫，常与钩藤、滑石、牛黄等药物配伍。肝主筋，肝火旺盛，则筋脉弛张，血管壁的顺应性降低而脉“刚”，小儿惊风抽搐，心理应激引起的心理张力高，脉管壁张力较高，脉搏周向扩张不利，回缩动度加大，则脉“刚”“敛”。

此外，重楼也具备凉肝定惊之功效，在治疗惊风抽搐方面与青黛对应脉象相似。

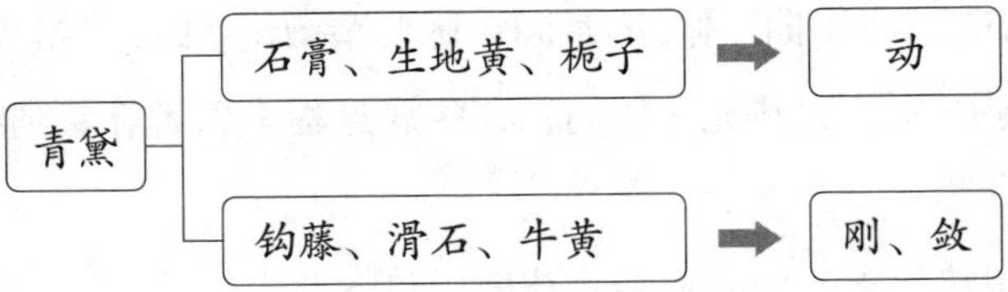

图3-1-7　青黛脉药相应图

3. 漏芦

[分析]清热解毒，消痈散结，通经下乳，舒筋通脉。

[系统辨证脉象特征]凸、刚、紧。

[分析]漏芦性苦寒降泄，有清热解毒、消痈散结的作用，又兼通经下乳之功，为治疗乳痈之良药，气血津液阻滞，沿经阻塞于乳络，乳汁蕴积化热而发为乳痈，故在脉象上可出现为相应位置的凸起。漏芦性善通利，有

舒筋活络通脉之功效，可用于治疗湿痹筋脉拘挛、骨节疼痛等症，以及身体任何部位的疼痛与肌肉拘挛。当某个器官组织发生病变时，由于受到病灶刺激而出现相应的桡动脉血管壁桡侧或尺侧血管壁顺应性降低，出现“刚”“紧”脉象。

（四）清热凉血药

常见的清热凉血类药物为生地黄、玄参、牡丹皮、赤芍、紫草、水牛角等，其功效为清解营血，泻热凉血，对应的病机为热邪入侵，热入营分、血分，特征脉象为“热”“数”“高”“滑”“细”。热入血脉，新陈代谢增加，心脏搏动的血液搏出量增多，引起血管搏动波增高，相应地出现“热”“数”“高”脉；火热迫入营血，蒸灼津液，化为湿浊，血液内容物之间的摩擦力减小，出现“滑”象；火热之邪进一步灼烧阴津，使血液中水分减少，血液浓缩，循环血量减少，血脉得不到充盈，血管收缩，故见“细”象。

1. 赤芍

[功效]清热凉血，散瘀止痛。

[系统辨证脉象特征]动、涩、缓。

[分析]赤芍性苦寒，入肝经之血分，善清肝火，清泄血分之郁热，血液妄动则溢，可用于治疗血热妄行之吐血，血动脉乱，治疗可配伍生地黄、大黄、白茅根等药物，可出现“动”脉。赤芍亦有活血化瘀止痛之功，可治疗肝郁血滞之胁痛，血滞经闭之痛经，癥瘕腹痛，常与当归、川芎、延胡索等药配伍，《内经》曰：“气行则血行，气滞则血瘀。”气机不畅，血液运行不利，血流滞涩不畅，脉中血流速度变慢，即出现“涩”“缓”脉象。

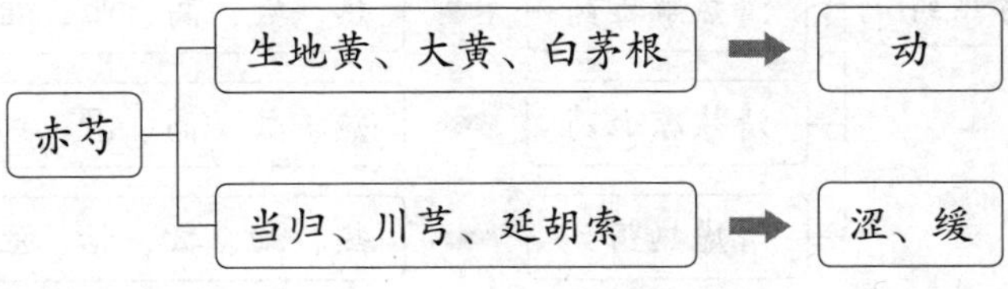

图3-1-8　赤芍脉药相应图

（五）清虚热药

常见的清虚热类药物为青蒿、白薇、地骨皮、银柴胡、胡黄连等，其功效为清虚热，退骨蒸。主治肝肾阴虚所致的骨蒸潮热、虚烦不眠等症，特征脉象“热”“细”“数”“枯”“涩”。《素问·调经论》云“阴虚则内热”，故出现“热”“数”脉等热象；机体阴液不足，脉道失于充盈，脏腑滋润、荣养不及，则脉“细”；阴虚津亏，血液中营养成分不足，致使血液运行时摩擦力增大，给医者一种指下晦滞不通的感觉，即“涩”脉。

1. 青蒿

[功效] 清虚热，除骨蒸，解暑热，截疟，退黄。

[系统辨证脉象特征] 动、滑、稠。

[分析] 青蒿性寒，辛香发散，善于清解暑热，治疗外感暑热等证，暑邪为盛夏火热之邪所化，火热邪气充斥人体，暑性升散，邪热时向外透发，表现为脉体郁动，动而燥跃。青蒿苦寒，入肝、胆经，可利湿退黄，用于治疗湿热黄疸，湿邪留居体内，其性滑利而黏滞，在血液流动方面，可表现为如盘走珠，即“滑”脉；在血液质地方面，血液黏稠物质增加，可表现为“稠”脉。

此外，清虚热药中的白薇、胡黄连等药也具有清泻湿热之功效，可治疗热淋、血淋、黄疸、湿热痢疾等症，脉象也以“滑”“稠”为主。

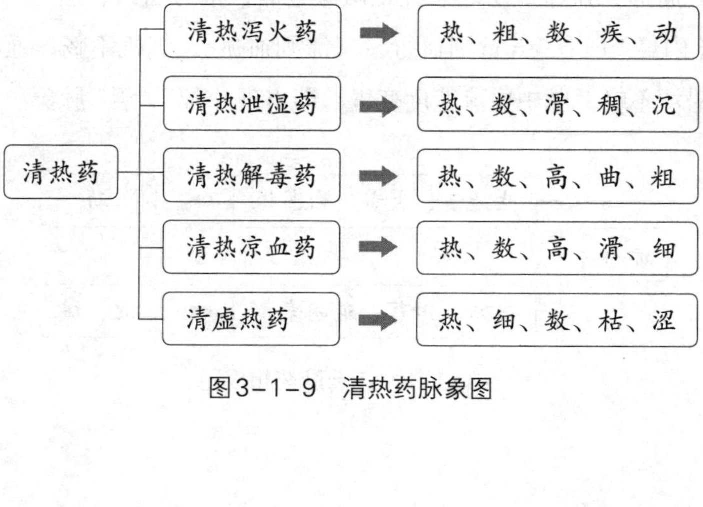

图3-1-9　清热药脉象图

三、化湿药与脉象

常见的化湿类药物为藿香、佩兰、苍术、厚朴、砂仁、豆蔻、草果等，其功效为健脾化湿，主要适用于湿浊内阻，脾困运化失常所致的脘腹痞满、呕吐反酸等症，特征脉象为“滑”“稠”“缓”“下”。湿邪阻滞中焦，中焦气机运化不利，脾失健运，痰浊内盛，右关脉稠滑而缓；湿性重浊，趋下易袭阴位，其脉体多向近心端延伸，出现传统的“覆脉”现象。

此外，根据不同的病情变化，脉象也会随之变化，此时用药也应进行相应的配伍。如湿阻气滞，脘腹胀满痞闷者，脉象可另出现涩、动等气滞脉象，配伍行气药物可使气行湿化；感受湿温、湿热、暑湿邪气者，脉象可另出现“热”“数”等火热脉象，常配伍清热燥湿、解暑等药物。

1. 厚朴

[功效] 燥湿，行气，消积，消痰平喘。

[系统辨证脉象特征] 沉、涩、凸、曲、细。

[分析] 厚朴行气宽中、消积，可用于治疗积滞便秘等症，可配伍大黄、枳实等药物，饮食积滞，脾胃运化障碍，气机运化受到郁闭，则脉“沉”“涩”。饮食积滞，结于胃脘，则可在相应脉位出现凸起。此外，厚朴也可治疗梅核气，常配伍半夏、茯苓、紫苏叶、生姜等药物。《医宗金鉴》云：“咽中如有炙脔，谓咽中有痰涎，如同炙脔，咯之不出，咽之不下者，即今之梅核气病也。此病得于七情郁气，凝痰而生。”七情不畅，气机郁结，注意力及思维关注面狭窄，思想和精力都突出集中在了某种兴奋点上，当对某种事物特别在意时，桡动脉往往向内侧桡侧腕屈肌贴近，即“内曲”；心思过于细腻、思虑操劳时，脉象则会出现“细”的特征。

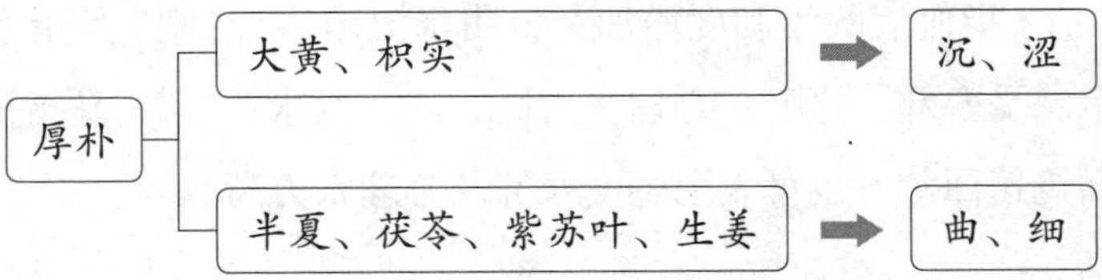

图3-1-10　厚朴脉药相应图

2. 豆蔻

[功效] 化湿行气，温中止呕，开胃消食。

[系统辨证脉象特征] 沉、厚、动、涩。

[分析] 豆蔻既可化湿行气，又可开胃消食，用于治疗湿阻中焦，脾胃气滞诸证，饮食积滞，常配伍陈皮、枳实、木香等药物。阻碍气机运行，气机郁闭不畅，则出现“沉”脉；脾胃运行失健，食积痰浊，沉积于血管壁，导致血管壁增厚，则脉“厚”。豆蔻可行气宽中，温胃止呕，尤善治疗胃寒湿阻气滞之呕吐，治疗可配伍半夏、藿香、砂仁等药物。寒湿阻滞，脾胃升降失常，胃气上逆则出现呕吐，气机逆乱则血动；寒湿之邪阻塞气机，气滞则脉“涩”。

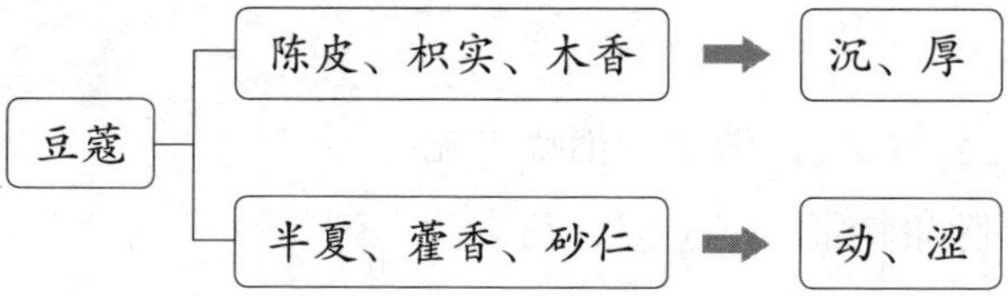

图3-1-11　豆蔻脉药相应图

四、祛风湿药与脉象

(一) 祛风寒湿药

常见的祛风寒湿类药物为独活、威灵仙、徐长卿、川乌、木瓜、伸筋草、路路通等，其主要功效为祛风除湿、散寒、通络止痛，善于治疗因风寒湿邪痹阻于经络所致的肢体关节疼痛，痛有定处，遇寒加重诸症。祛风寒湿药的特征脉象为“紧”“滑”“刚”“敛”，“寒”是指脉管壁或血流的温度出现“寒”的感觉，表示外感寒邪或病性属阴，也可表征孤独、伤心等消极心理状态；“滑”指血液的流利度增加，说明水湿内盛；“刚”是指血管壁顺应性强，表示感受寒邪、疼痛，心理张力高，内心紧张；“敛”是指桡动脉搏动扩张有限而迅速回敛，也可表示感受寒邪及心理张力高。

1. 独活

[功效] 祛风除湿，通痹止痛，解表。

［系统辨证脉象特征］尺滑、寒；细、涩。

［分析］独活辛散枯燥，气香温通，功善祛风湿，止痹痛，主入肾经，性善下行，“宣肾经之寒湿”，故长于治疗下半身风寒湿痹，基于对寸口三部定位的“上候上，下候下”总体的共识，《难经·十八难》曰：“下部法地，主脐以下至足之有疾也。”对应在寸口脉，即下焦分属尺脉，故下半身风寒湿痹诸症可见尺脉“滑”“寒”等象更为明显，可配伍当归、白术、牛膝等药物。痹病日久正虚，累及肝肾，耗伤气血，风寒湿邪客于肢体关节，气血运行不畅，故见腰膝疼痛，久则肢节屈伸不利，或麻木不仁，正如《素问·痹论》所言：“痹在于骨则重，在于脉则不仁。”耗伤气血，气血运行不畅，则脉道无以充盈，故可见“细”“涩”脉，独活常与桑寄生、杜仲、人参等配伍治疗此症，如独活寄生汤。

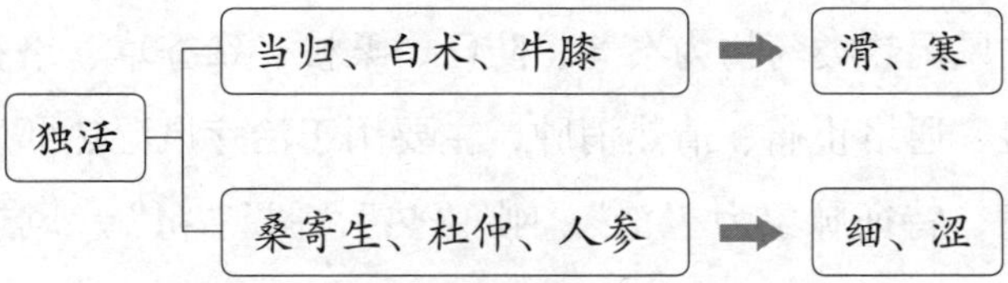

图3-1-12　独活脉药相应图

2. 威灵仙

［功效］祛风湿，通经络，止痛，消骨鲠。

［系统辨证脉象特征］凸、浮。

［分析］威灵仙辛散温通，性猛善走，尤善治疗风邪偏盛，拘挛掣痛，游走不定者，可与当归、附子等配伍。风为阳邪，其性升发、向上、向外，易袭阳位，故寸脉部会出现颗粒状或包块样、质地较软的凸起，风邪鼓动气血运行趋于上、外，故脉象可见“浮”。

3. 川乌

［功效］祛风除湿，温经止痛。

［系统辨证脉象特征］寒、滑、沉。

［分析］川乌性辛散温通，散寒止痛之功显著，长于治疗阴寒内盛之心腹冷痛。配伍赤石脂、干姜、花椒等，如乌头赤石脂丸，常用于治疗心背掣痛

诸症；与蜂蜜同煎，如大乌头煎，常用于治疗寒疝，手足厥冷诸症。阴寒内盛，寒性收敛，寒邪阻于脉道，血流温度下降，故可出现“寒”“滑”“沉”脉象。

4. 木瓜

[功效] 舒筋活络，和胃化湿。

[系统辨证脉象特征] 稠、刚。

[分析] 木瓜能去湿痹，尤为湿痹筋脉拘挛之要药。常与乳香、没药、地黄等药同用，治疗筋急不可转侧等症；又与羌活、独活、附子配伍，增强其祛湿除痹之功，治疗脚膝疼痛，无以久立者。外部湿邪侵袭，导致血液浓度增加，故见脉“稠”；湿邪浸渍四肢经脉，经络痹阻不通，则脉管壁张力增加，局部脉象表现为“刚”。

(二) 祛风湿热药

常见的祛风湿热类药物为秦艽、防己、桑枝、豨莶草、络石藤等，其功效为祛风除湿、通络止痛、清热消肿，主要用于治疗风湿热邪所致的关节红肿热痛等痹病，特征脉象为“滑”“刚”“热”“稠”“粗”。风热湿痹可由风寒湿邪郁滞，日久化热而来，亦可是外感风热湿邪，邪气阻滞脉络而致。因与风寒湿痹相同，共受湿邪侵扰，皆有疼痛一症，所以在脉象上皆可出现“滑”“刚”的要素特征。又因有热邪侵袭，故又可见“热”“粗”等脉象特征，热邪蒸灼湿津水液，则血液浓缩质地变稠，故可见“稠”脉。

1. 秦艽

[功效] 祛风湿，清湿热，舒筋络，止痹痛，退虚热。

[系统辨证脉象特征] 动、涩、细。

[分析] 秦艽为“风药中之润剂”，辛散苦泄，质偏润而不燥，善于祛风湿，舒筋络，止痹痛，可配伍防己、络石藤、忍冬藤等来治疗热痹；若配伍天麻、羌活、川芎等，可治疗风寒湿痹。与升麻、葛根、防风等配伍，可治疗中风口眼㖞斜、言语不利等诸症，“动”脉表示风阳动越，风性喜动。配伍当归、熟地黄、白芍等，可治疗血虚中风者，血虚脉失充盈则脉“涩”“细”。秦艽亦能退虚热，除骨蒸，为治疗虚热之要药，与青蒿、地骨皮、知母等清虚热之品同用，可治疗骨蒸日晡潮热，阴虚则内热，故日晡潮热可见“细”脉。

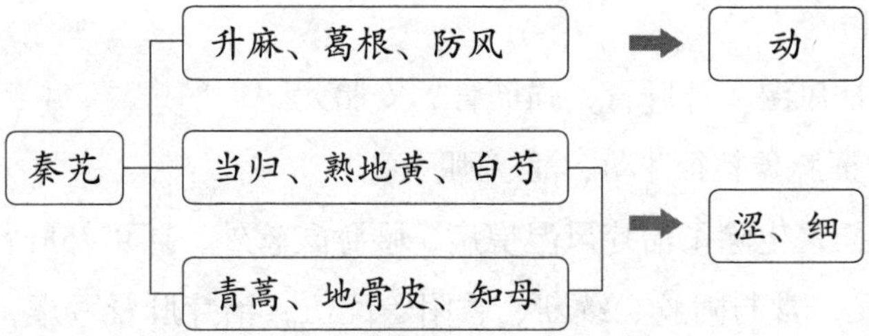

图3-1-13　秦艽脉药相应图

2. 丝瓜络

[功效] 祛风，通络，活血，下乳。

[系统辨证脉象特征] 涩、凸。

[分析] 丝瓜络除了可以祛风通络，用于治疗风湿痹痛，筋脉挛急外，还可以活血通络，常与柴胡、香附、郁金等配伍，用于治疗气滞血瘀之胸胁胀痛，气血瘀滞则脉道晦涩不通，可见“涩”脉。丝瓜络体轻通利，善通乳络，常与王不留行、路路通等同用，治疗产后乳少或乳汁不通；与蒲公英、浙贝母、瓜蒌等配伍，可用来治疗乳痈肿痛，乳汁或痰湿邪气停于乳络则可见相对应部位的寸口脉对应点上出现不同性质的凸起，即“凸”脉。

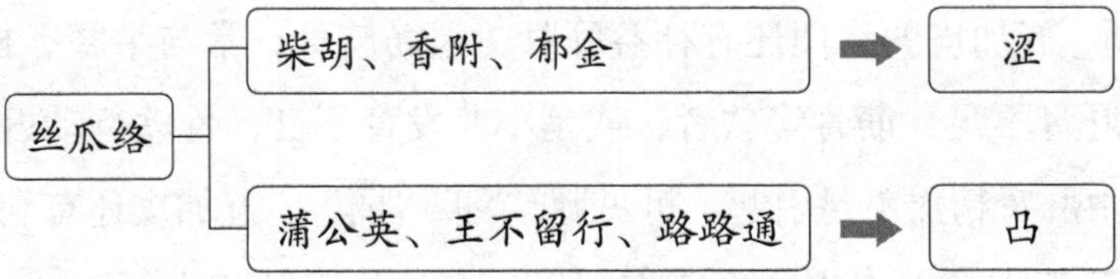

图3-1-14　丝瓜络脉药相应图

（三）祛风湿强筋骨药

常见的祛风湿强筋骨类药物为五加皮、桑寄生、狗脊、千年健等，其功效除祛风湿外，兼有补肝肾、强筋骨的作用，主要用于治疗风湿日久，耗伤气血，肝肾虚损所致的腰膝酸软，脚弱无力等，特征脉象为“寒”“滑”“细”“弱”。风寒湿邪侵袭，故见“寒”“滑”脉，气血耗伤，血液容量变少，三部脉内压力变小，故可见“细”“弱”脉。脉弱也可表示正气不足，需扶正祛邪。

1. 桑寄生

[功效] 祛风湿，补肝肾，强筋骨，安胎元。

[系统辨证脉象特征] 动、涩、刚。

[分析] 桑寄生除了治疗风湿痹病、腰膝酸软外，还可补肝肾，养血，固冲任，安胎元，常与阿胶、续断、香附等配伍，治疗肝肾亏虚，崩漏，月经过多，胎动不安等症。血虚则胎动不安，则见脉“动”“涩”。桑寄生尚能补益肝肾以降压平肝，与杜仲、牛膝配伍可用于治疗高血压头晕目眩之肝肾不足者，脉内压力增大，血管壁紧张度升高，则见脉“刚”。

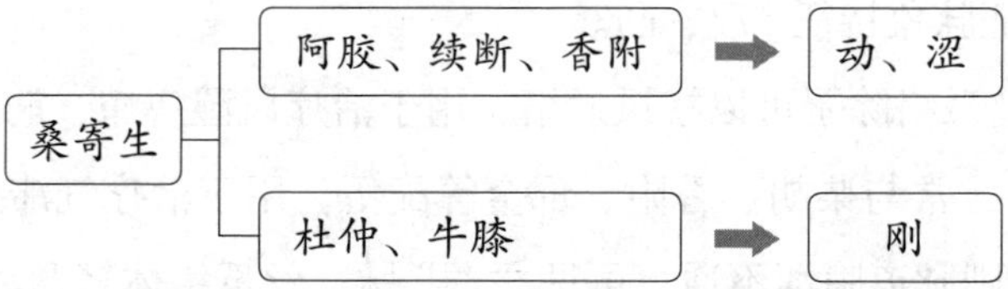

图3-1-15　桑寄生脉药相应图

2. 五加皮

[功效] 祛风除湿，补益肝肾，强筋壮骨，利水消肿。

[系统辨证脉象特征] 弱、细、滑。

[分析] 五加皮的作用还有补益肝肾、强筋健骨，常与牛膝、杜仲配伍，用来治疗肝肾不足，筋骨痿软者，或是小儿发育不良，骨软行动迟缓者，以上病证皆由肝肾精血不足引起，可见脉“细”“弱”。五加皮还有利水消肿的功效，与茯苓皮、大腹皮、生姜皮配伍，可治疗水肿，小便不利；与木瓜、吴茱萸等配伍，可用于治疗寒湿壅滞之脚气肿痛，脉象特征可见“滑”脉。

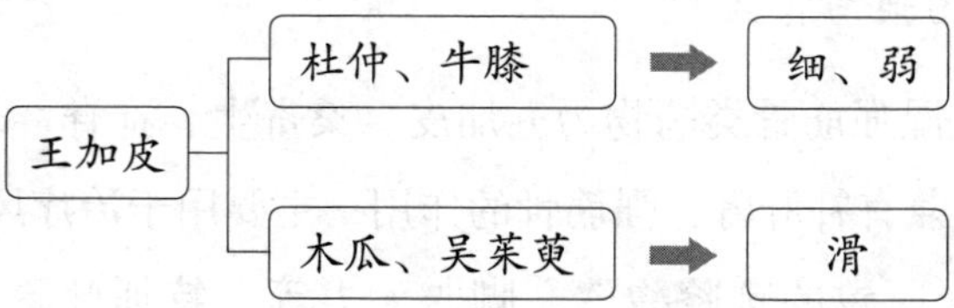

图3-1-16　五加皮脉药相应图

五、温里药与脉象

常见的温里类药有附子、干姜、肉桂、吴茱萸、小茴香、高良姜等。其功效主要是善走脏腑而能温里祛寒，温经止痛，可用来治疗寒证，尤其以里寒证为主，即《内经》中“寒者热之”之意。温里药因其归经不同，其功效也有所区别。主入脾胃经者，有温中散寒止痛之功，主要用来治疗外寒直中脾胃或脾胃虚寒所致的脘腹冷痛、呕吐泄泻诸症；主入肺经者，有温肺化饮之功，用来治疗肺寒痰饮证；主入肝经者，可暖肝散寒止痛，可用于治疗肝经寒邪所致之少腹疼痛或厥阴头痛等；主入肾经者，能温肾助阳，用于治疗肾阳不足之腰膝冷痛、夜尿频多等症；主入心、肾两经者，能温阳通脉，用于治疗心肾阳虚所致之心悸怔忡、畏寒肢冷等症。温里药所治病证对应的脉象主要为“寒”“刚”“敛”“曲”，寒则收引，热则张弛，血管壁感受寒邪顺应性相应减弱，经脉拘挛，给医者指下刚劲、收敛之感觉，即“刚”“敛”脉；《脉简补义》曰：“寒结之，则脉形内曲。”故寒邪偏盛则桡动脉向尺侧腕屈肌腱偏曲，即“曲”脉。

1.附子

［功效］回阳救逆，补火助阳，散寒止痛。

［系统辨证脉象特征］弱、沉、迟、滑、稠。

［分析］附子有回阳救逆之功效，为“回阳救逆第一要药”，常与干姜、人参、甘草等同用，用于治疗阳气衰微所致之亡阳证，此时脉象为“脉微欲绝”。与干姜、肉桂等温里药同用，可增强温里祛寒之功效，用于治疗寒邪入里之四肢厥冷、吐泻腹痛等症，此时脉可见“沉”“迟”。附子性剽悍，走而不守，可温通经络，驱逐经络之中的寒湿之邪，有较强的散寒止痛作用。常与桂枝、白术、甘草等药配伍，用来治疗风寒湿痹所致之周身关节疼痛，所对应脉象可见“滑”“稠”。

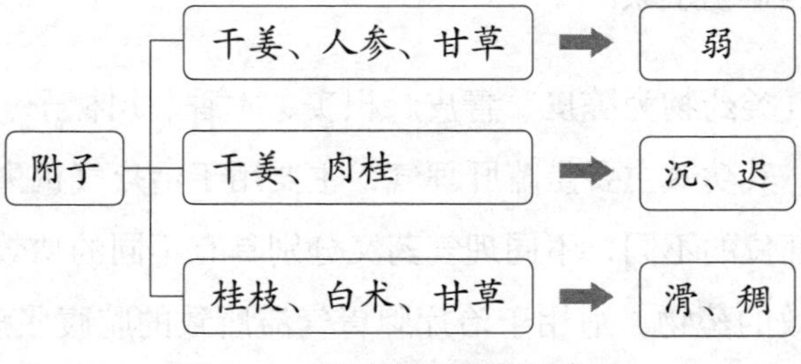

图3-1-17　附子脉药相应图

2. 干姜

[功效] 温中散寒，回阳通脉，温肺化饮。

[系统辨证脉象特征] 敛、动。

[分析] 干姜性辛热燥烈，主入脾胃而长于温中散寒、健运脾阳，为温暖中焦之要药。常配伍高良姜治疗胃寒呕吐，也常配伍黄芩、黄连、人参等药来治疗上热下寒，寒热格拒之呕吐者，因寒邪入侵中焦脾胃，正气抗邪，故脉象可见关脉部的“敛”“动”。干姜亦入肺经，善于温肺散寒化饮，用于治疗寒饮喘咳，痰多清稀之证，常与细辛、五味子、麻黄等配伍，此时可在寸脉部见“敛”“动”脉。

3. 肉桂

[功效] 补火助阳，散寒止痛，温经通脉，引火归原。

[系统辨证脉象特征] 滑、稠、涩、敛。

[分析] 肉桂与桂枝相似，有温经通脉的功效，其性辛散温通，能行气血，通经脉，散寒止痛。常与当归、川芎、小茴香等配伍，治疗寒凝血滞之闭经、痛经，可见脉象为“涩”“敛”；可配伍独活、桑寄生、杜仲等祛风湿强筋骨药来治疗因风寒湿痹所致的肢体疼痛，可见由湿邪留滞于经络所致的“滑”“稠”脉。

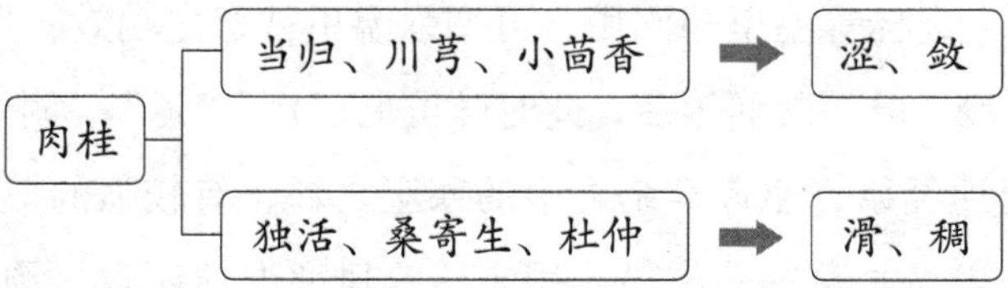

图3-1-18　肉桂脉药相应图

六、理气药与脉象

常见的理气类药物为陈皮、青皮、枳实、木香、川楝子、乌药、香附、佛手、薤白等，其功效主要是疏肝理气，主要用于治疗气机失调之气滞、气逆证。因作用部位的不同，不同理气药又分别具有不同的功效，如陈皮等具有理气健脾功效的药物，适用于治疗脾胃气滞所致的脘腹胀痛、嗳气吞酸、恶心呕吐等症；川楝子等疏肝解郁药物可用来治疗因肝气郁滞所致的胸闷胸痛、抑郁不乐等症。理气药所对应的脉象为“涩”“结”“代”“短”，气机运行不畅导致脉搏失去正常节律，血液运行不畅，故出现“涩”“结”“代”“短”等脉象。

1. 陈皮

[功效]理气健脾，燥湿化痰。

[系统辨证脉象特征]滑、动、凸、稠。

[分析]陈皮入肺、胃经，其性辛香走窜，温通苦燥，有行气、燥湿之功，对寒湿阻滞中焦所致之腹部胀满、吐泻较为适宜，常与苍术、厚朴等药配伍。陈皮有苦降之性，《名医别录》曰其可“下气，止呕”，为治疗呕吐、呃逆之要药。胃气上逆故见呕吐呃逆，气机紊乱可在脉象上表现出关脉部谐振波增加，即“动”脉。见因寒邪所致呕吐呃逆者，可配伍生姜之类温里药物；因热邪所致疾病者可配伍竹茹、栀子等清热之药。陈皮入肺走胸，可行气通痹，治疗痰气互结之胸中气塞，短气，常配伍枳实、生姜等，所对应脉象可为“凸”“稠”。

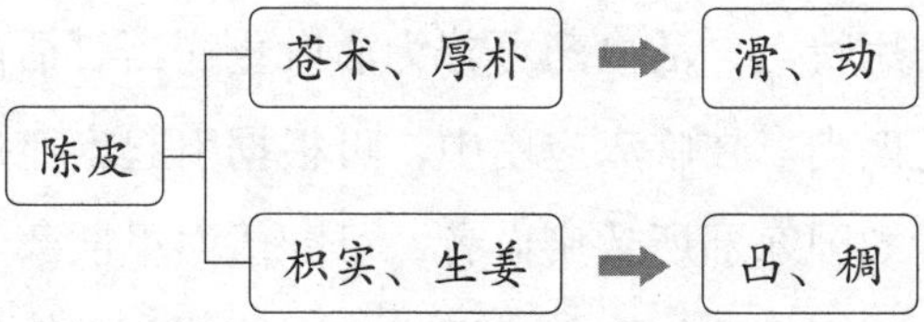

图3-1-19　陈皮脉药相应图

2. 枳实

[功效]破气消积，化痰散痞。

[系统辨证脉象特征]下、沉。

[分析]枳实除具有理气药共有的行气散结等功效外，还可升提脏器，常与黄芪、白术等补中益气之药配伍，可用来治疗胃下垂、子宫脱垂、脱肛等脏器下垂之症。气虚无力鼓动脉管，气机沉陷在下，故见脉“下”“沉”。

3. 川楝子

[功效]疏肝泻热，行气止痛，杀虫。

[系统辨证脉象特征]热、数、曲、刚。

[分析]川楝子性苦寒清泄，可清肝火，又可行气止痛，为治疗肝郁气

滞疼痛的良药，尤善治疗肝郁化火诸痛，常与延胡索等药物配伍，用于治疗肝郁化火之胸胁、脘腹疼痛。肝气不舒，情志不畅，可见脉体的弯曲迂回，心理压力大、紧张度高也可在脉象上表现出“刚”象，气郁化火又可见脉“数”等火热脉象，机体疼痛使脉管拘挛，亦可见“刚”脉。

4. 佛手

[功效]疏肝理气，和胃止痛，燥湿化痰。

[系统辨证脉象特征]滑、稠。

[分析]佛手除了疏肝理气外，还可燥湿化痰，佛手苦温燥湿，又可辛香行气，故善于治疗痰湿咳嗽、痰多胸闷等症，常与丝瓜络、瓜蒌皮、陈皮等药物配伍，因有痰湿之邪阻滞经络，血液内容物增加，故可见脉“滑”“稠”。此外，香橼燥湿化痰的功效也与佛手相似。

七、活血药与脉象

活血药的功效主要为通利血脉，促进血行，消散瘀血等，常用来治疗瘀血证。按照其作用特点，活血药可分为活血止痛药、活血调经药、活血疗伤药、破血消癥药四类。在临床应用中，可根据引起瘀血病因的不同来配伍不同类型的药物，如因寒邪所致瘀血者，可配伍温里散寒、温经通脉药；因火热而致瘀血者，可配伍清热凉血、泻火解毒药等；因体虚致瘀或久瘀致虚者，可配伍补益药。《本草纲目》曰“气者血之帅也”，气与血之间关系密切，故在使用活血药时，常配伍行气药以增强活血化瘀的功效。活血药的脉形特征主要为“涩”“细”“沉”。

（一）活血止痛药

常见的活血止痛类药有川芎、延胡索、郁金、姜黄、乳香、没药、五灵脂、降香等。其性味辛散善行，既入血分，又入气分，主要治疗气血瘀滞所致的各种痛证，如头痛、胁肋痛、痛经、心腹痛、肢体疼痛等。瘀血阻滞经脉，影响气机运行，气滞则血行不畅，血行不畅则加剧血瘀，阻于脉络，不通则痛，故在脉象上可见“涩”“迟”“浊”“稠”等。

1. 川芎

［功效］活血行气，祛风止痛。

［系统辨证脉象特征］涩、迟、沉、滑。

［分析］川芎性辛香走散，既可以温通血脉又可以行气通滞，为“血中之气药”，可治疗气滞血瘀诸痛证，故可见“涩”“迟”“沉”等脉象。常与柴胡、香附等疏肝药物配伍，用来治疗肝郁气滞，胁肋疼痛；与丹参、红花等活血药物配伍，可治疗心脉瘀阻，胸痹心痛；配伍桃仁、红花等药物，可治疗肝血瘀阻，积聚痞块；治疗跌仆损伤，瘀肿疼痛，常配伍乳香、没药、三七等；川芎也为妇科活血调经之要药，治疗气血瘀滞之痛经、闭经，常配伍赤芍、延胡索、当归等，如少腹逐瘀汤；治疗寒凝血瘀之经行腹痛，常配伍当归、吴茱萸、桂枝等温经药物，如温经汤。川芎辛散温通，可以“旁通络脉”，具有祛风通络止痛之功效，可治疗风湿痹阻、肢节疼痛等症，常配伍羌活、当归、姜黄等祛风湿药物，可见“滑”“沉”脉等风寒湿脉象。

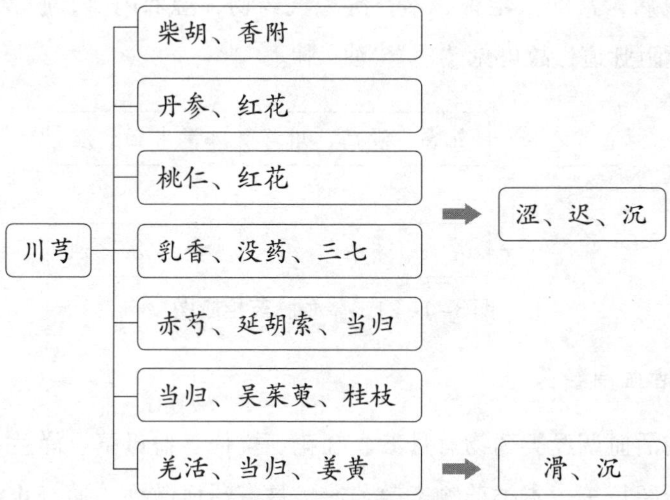

图3-1-20　川芎脉药相应图

2. 郁金

［功效］活血止痛，行气解郁，清心凉血，利胆退黄。

［系统辨证脉象特征］热、动、滑。

［分析］郁金除可以活血止痛、行气解郁，治疗气滞血瘀之胸胁刺痛、胸

痹心痛等症外，还可以清心凉血，用于治疗热病神昏、癫痫发狂等症，如治疗湿温病浊邪上蒙清窍，常配伍石菖蒲、竹沥、栀子等清热药。热、湿温、浊邪充斥脉道，故可见“动”“滑”“热”等脉象特征。郁金也可用于治疗血热妄行之妇女倒经，常配伍生地黄、牡丹皮、栀子等。郁金亦可利胆退黄，用于治疗肝胆病，治疗湿热黄疸可配伍茵陈、栀子等药；治疗胆结石可配伍金钱草、大黄、虎杖等。

3. 降香

［功效］化瘀止血，理气止痛。

［系统辨证脉象特征］细、涩、滑、浊。

［分析］降香辛散温通行滞，可以化瘀理气止痛，可用于血瘀气滞之胸胁脘腹疼痛及跌打伤痛，可配伍五灵脂、川芎、郁金等；治疗跌打损伤，瘀肿疼痛，可配伍乳香、没药等；气滞则血行不畅，则可见“细”“涩”脉。此外，降香辛温芳香，性主沉降，可降气辟秽、和中止呕，用于治疗秽浊内阻，呕吐腹痛，常配伍藿香、木香等理气药物，湿邪内盛，脾胃运化失常，湿浊痰邪壅阻脉道，故可见“滑”“浊”脉。

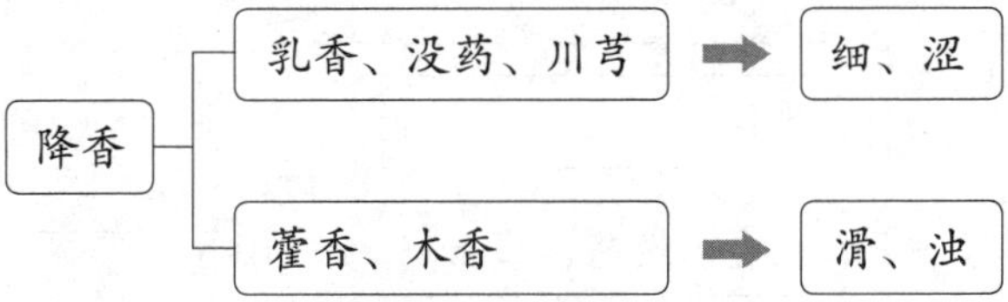

图3-1-21　降香脉药相应图

（二）活血调经药

常见的活血调经类药物有丹参、红花、桃仁、益母草、泽兰、牛膝、鸡血藤、王不留行等，本类药物辛散苦泄，具有活血散瘀、通经止痛之功，尤其善于通血脉而调经水。主治血行不畅、瘀血阻滞所致的月经不调，经行腹痛，量少紫暗或伴血块及产后瘀滞腹痛等症；亦常用于其他瘀血病证，如瘀滞疼痛，癥瘕积聚，跌打损伤，疮痈肿痛等，主要对应的脉象特征为“涩”“滞”“短”“动”“缓”等。

1. 丹参

[功效] 活血祛瘀，通经止痛，清心除烦，凉血消痈。

[系统辨证脉象特征] 热、数、凸、动、短。

[分析] 丹参可活血祛瘀、通经止痛，用于治疗瘀血阻滞之月经不调等妇科诸症，若月经不调，经期错乱，经量稀少，色暗血块，可配伍生地黄、当归、香附等药物，脉象可见“涩”“滞”“短”等活血调经药的共同脉象。除此之外，丹参性寒入血分，既可凉血活血，又可散瘀消痈，可用于治疗热毒瘀阻所致的疮痈肿痛，常配伍金银花、连翘、紫花地丁等清热药物，热毒邪气充斥脉道，蒸灼血液津液，瘀痰壅结形成疮痈，故可见“热”“数”“凸”等脉象。丹参性寒入心经，有清心凉血、除烦安神之功效，可用于治疗热入营血，高热神昏，烦躁不寐等症，常配伍生地黄、玄参等清热药物，可见“热”“数”“动”等火热脉象特征；治疗心血不足之心悸失眠，常配伍酸枣仁、柏子仁、五味子等滋阴药物，可见“涩”“短”等血虚津亏之脉象。

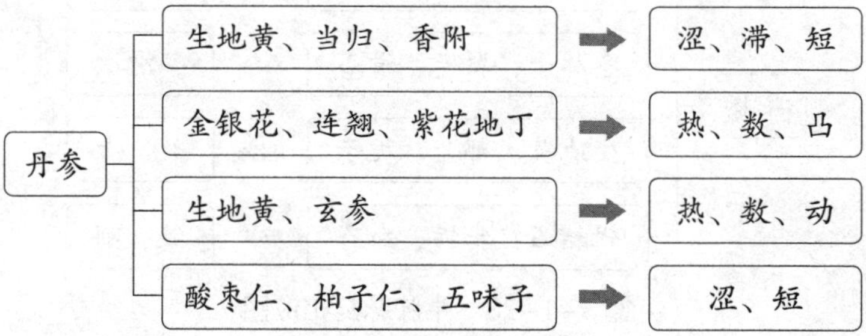

图3-1-22　丹参脉药相应图

2. 桃仁

[功效] 活血祛瘀，润肠通便，止咳平喘。

[系统辨证脉象特征] 稠、数、凸、上、浮。

[分析] 桃仁既可以活血祛瘀又可消痈，还能润肠通便以泄瘀，为治疗肺痈、肠痈的常用药，常配伍大黄、牡丹皮等，也可治疗肠燥便秘，常配伍火麻仁、当归等，瘀痰阻结，久而化火，故可见“稠”“数”“凸”等脉象。桃仁味苦降泄，能降泄肺气，止咳平喘，治疗咳嗽气喘可单用煮粥，也可与杏仁配伍使用，肺气上逆故咳嗽气喘，可见“上”“浮”等脉象。

3. 牛膝

[功效] 逐瘀通经，补肝肾，强筋骨，利尿通淋，引血下行。

[系统辨证脉象特征] 细、弱、滑、数、上、敛、刚。

[分析] 牛膝味甘缓补，主归肝肾经，既能活血祛瘀，又能补益肝肾，强筋健骨，常配伍杜仲、续断、补骨脂等治疗肝肾亏虚之腰膝酸软，可见“细”“弱”等亏虚脉象。牛膝性善下行，既能利尿通淋，又能活血祛瘀，为治疗下焦水湿潴留病证的常用药。治疗热淋、血淋、砂淋常配伍冬葵子、瞿麦、滑石等，脉象特征可见“滑”脉。此外，牛膝还可引血下行，治疗气火上逆之吐血出血，以及阴虚阳亢之头痛眩晕。治疗气火上逆，迫血妄行之吐血、出血，常配伍生地黄、郁金、栀子等，可见“数”“上”等脉象；治疗阴虚阳亢，头痛眩晕，常配伍代赭石、牡蛎、白芍等，脉象特征可见“敛”“刚”等。

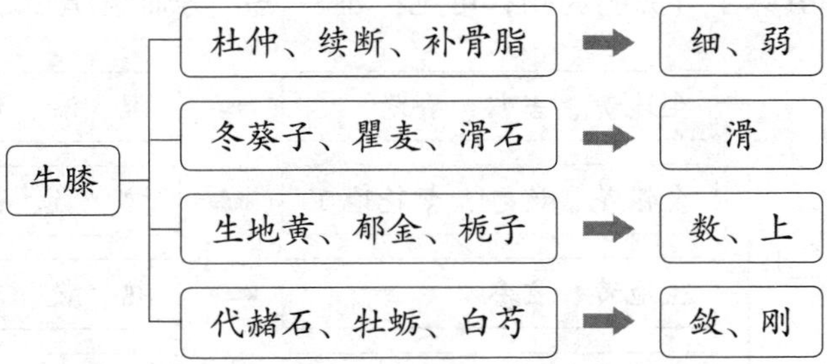

图3-1-23　牛膝脉药相应图

（三）活血疗伤药

常见的活血疗伤类药物有土鳖虫、骨碎补、苏木、血竭、儿茶、刘寄奴等。本类药物多辛、苦或咸，主归肝、肾经，主要功效为活血化瘀、消肿止痛、续筋接骨、止血生肌等，主治跌打损伤、瘀肿疼痛、骨折等骨科疾病。主要脉象特征可见“涩”“紧”“敛”等。

1. 儿茶

[功效] 活血止痛，止血生肌，收湿敛疮，清肺化痰。

[系统辨证脉象特征] 动、浮、滑、热。

[分析]儿茶除可治疗跌仆损伤等骨科疾病以外，还可治疗外伤出血、吐血衄血等多种内外出血病证。因其性凉清热，故适宜用来治疗血热出血，脉象上可见“动”“热”等血热之象。另外，儿茶性凉清热，味苦降泄，入肺经，可以清肺化痰，用于治疗肺热咳嗽有痰，可配伍桑叶、紫苏子等宣降肺气，脉象上可见“浮”“滑”等肺中有痰之象。

（四）破血消癥药

常见的破血消癥类药物有莪术、三棱、水蛭、虻虫、斑蝥等。本类药物味多辛苦，以虫类药物居多，兼有咸味，主归于肝经血分。药性峻猛，走而不守，能破血逐瘀、消癥散积，主治瘀滞时间长、程度重的癥瘕积聚，亦可用于血瘀经闭、瘀肿疼痛、中风偏瘫等病证。主要脉象特征主要有“涩”“凸”“稠”“枯”等。

1. 莪术

[功效]破血行气，消积止痛。

[系统辨证脉象特征]涩、刚、凸、滑、稠。

[分析]莪术辛散，苦泄温通，既可入血分，又入气分，能破血行气、散瘀消癥，适用于气滞血瘀，食积日久而成的癥瘕积聚。治疗血瘀闭经、痛经，常与当归、红花、牡丹皮配伍。治疗胸痹心痛，常配伍丹参、川芎等，局部组织气滞血瘀，刺激其包膜，相应地出现血管壁张力增加，故可见“涩”“刚”“凸”等脉象。莪术辛散苦泄，可以行气止痛，消食化积，常配伍枳实、青皮、槟榔等治疗食积气滞，脘腹胀痛；也可配伍党参、白术、茯苓等治疗脾虚食积，脘腹胀痛，可见“滑”“稠”等食积脉象。

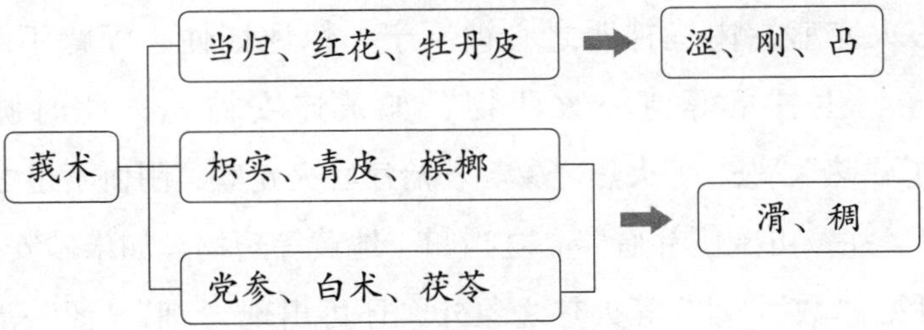

图3-1-24　莪术脉药相应图

八、安神药与脉象

安神药的主要功效为镇惊安神或养心安神，部分安神药还分别兼有平肝潜阳、纳气平喘、清热解毒、活血、敛汗、润肠通便、祛痰等功效。本类药物主入心、肝经，常用来治疗心神不宁之病证，主要用于治疗心悸、怔忡、失眠、多梦、健忘等症，也可用于治疗惊风、癫痫、癫狂等心神失常之症，部分安神药亦可治疗肝阳上亢、肾虚气喘、瘀血、自汗盗汗、肠燥便秘、痰多咳嗽等病证。安神药根据药性与功效主治差异，分为重镇安神药与养心安神药，针对心神不宁之心肝火炽等实证，应选择重镇安神药；对于心肝血虚等虚证，应选用养心安神药。心神不安类诸证都可有“数”“动”“驶”等脉象特征，心神不宁，心无定所，魂魄不依，导致机体应激能力增加，心率增快，故出现“数”“动”等脉象。

（一）重镇安神药

常见的重镇安神类药主要有朱砂、磁石、龙骨、琥珀等。本类药物多为矿石、化石等质重之物，重则有沉降之性，可以降镇、潜降，故有重镇安神、平惊定志、平肝潜阳等作用。主治心火炽盛、阳气躁动、痰火扰心、肝郁化火及惊吓所致的心悸、失眠、多梦等心神不宁实证，惊风、癫痫、癫狂、肝阳上亢等亦可选用本类药物。

1. 朱砂

［功效］清心镇惊，安神，明目，解毒。

［系统辨证脉象特征］数、动、驶、热、敛、细、涩。

［分析］朱砂可以清心经实火，为清心、镇惊安神之要药，尤其善于治疗心火亢盛，内扰神明之心神不宁、惊悸怔忡、烦躁不眠等症，常配伍黄连、生甘草等清心火药物，如黄连安神丸，此时脉象上可见“数”“动”“热”“驶”等火热之象。若治疗心火亢盛，阴血不足之失眠多梦，心中烦热等症，可配伍补血养心之当归、地黄等药物，如朱砂安神丸，此时脉象除可见“数”“动”等火热之象外，还可出现“细”“涩”等虚性脉象。此外，朱砂还有镇惊止痉之功，宜于治疗温热病热入心包或痰热内闭之高热

烦躁、神昏谵语、惊厥抽搐等症，常与磁石、神曲等药物同用，如磁朱丸。脉象上除“数”“动”“热”等火热之象外，还可见“细”“敛”等风象特征。

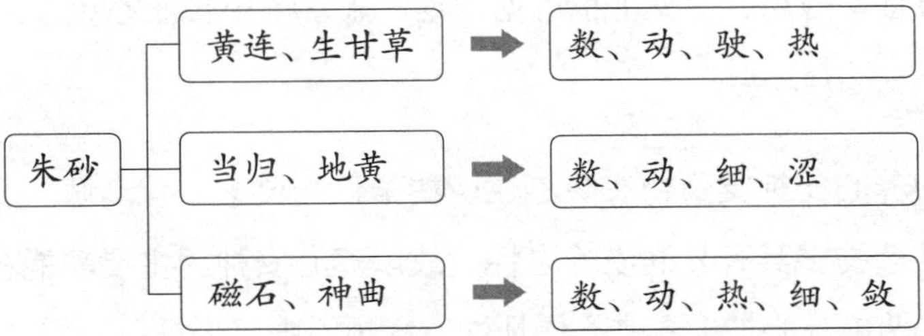

图3-1-25　朱砂脉药相应图

2. 磁石

[功效]镇惊安神，平肝潜阳，聪耳明目，纳气平喘。

[系统辨证脉象特征]刚、疾、进多退少；散、沉。

[分析]磁石入肝、肾两经，既可以平肝潜阳，又可以补益肾阴，可用于治疗肝阳上亢之头晕目眩、急躁易怒等症，常配伍石决明、珍珠、牡蛎等平肝潜阳药，脉象上可见“刚”“疾”“进多退少”等风热急躁之象。此外，磁石入肾经，质重沉降，纳气归肾，有益肾纳气平喘之功，常治疗肾气不足，摄纳无力之虚喘，常与五味子、胡桃肉、蛤蚧等纳气平喘药配伍，脉象上可见“散”“沉”等虚弱之象，尤可见尺脉。

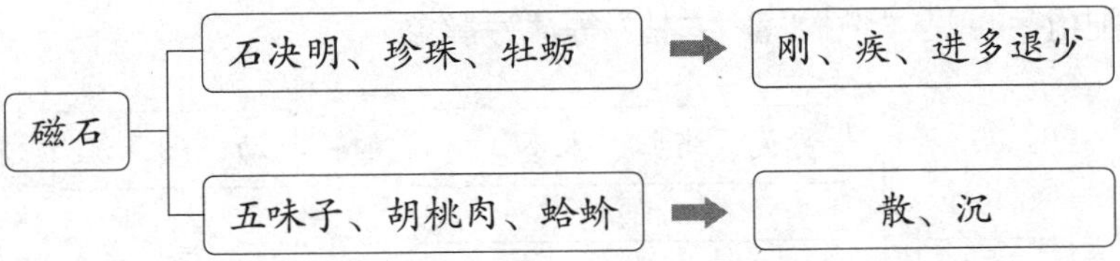

图3-1-26　磁石脉药相应图

3. 琥珀

[功效]镇惊安神，活血散瘀，利尿通淋。

[系统辨证脉象特征]动、数；涩、凸。

[分析]琥珀归心、肝经，长于镇惊安神，治疗心神不宁，心悸失眠，健忘等症，常与石菖蒲、远志、茯神等安神药物配伍，脉象上可见“动”“数”等。此外，琥珀还可活血通经，散瘀消癥，用于治疗血滞经闭之痛经，常与水蛭、

虻虫、大黄等药物配伍；若用于治疗癥瘕积聚，可与三棱、大黄、鳖甲等活血药物同用，脉象上可见“涩”“凸”等血瘀脉阻之象。琥珀还可利尿通淋，常单用治疗淋证、癃闭，脉象上也可见“涩”脉等瘀塞不通之象。

（二）养心安神药

常见的养心安神类药物有酸枣仁、柏子仁、灵芝、首乌藤、合欢皮、远志等。此类药物多具有甘润滋养之性，故以养心安神为主要功能，治疗阴血不足，心脾两虚，心神失养之心悸怔忡、虚烦不眠等虚证。

1. 酸枣仁

［功效］养心补肝，宁心安神，敛汗，生津。

［系统辨证脉象特征］动、细、沉；散、涩、枯。

［分析］酸枣仁入心、肝经，可以养心阴、益肝血而宁心安神，为养心安神之要药，尤其善于治疗心肝阴血亏虚之虚烦不眠、惊悸多梦等症，常与知母、茯苓、川芎等同用，如酸枣仁汤；治疗心脾气血两虚诸证，常配伍黄芪、当归、人参等补益气血类药物，心神不宁则可见“动”脉，气血不足可见“细”“沉”等虚弱之象。酸枣仁味酸甘可敛阴，也有收敛止汗的功效，可用于治疗体虚自汗、盗汗等症，常与五味子、山茱萸、黄芪等益气固表止汗药配伍；也可用于治疗津伤口渴之症，常与生地黄、麦冬、天花粉等养阴生津药物配伍，可见“散”“涩”“枯”等津亏脉象。

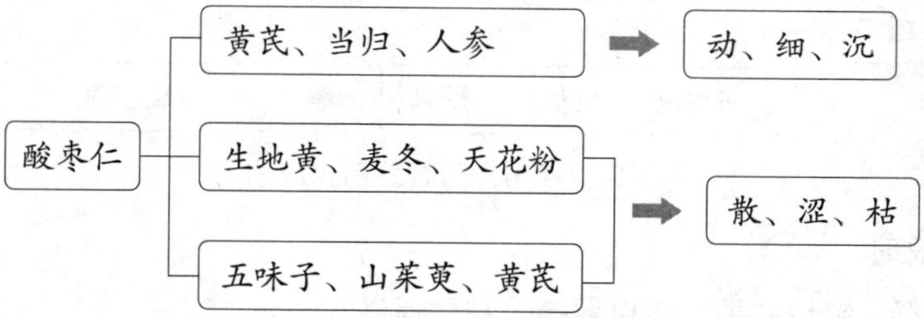

图3-1-27　酸枣仁脉药相应图

2. 合欢皮

［功效］解郁安神，活血消肿。

［系统辨证脉象特征］沉、缓、短；凸、热、数。

［分析］合欢花性味甘平，入心、肝经，善于疏肝解郁，悦心安神，常用于治疗情志不遂，愤懑忧郁所致的心神不宁、抑郁失眠等症，为悦心安神之要药，常与酸枣仁、首乌藤、郁金等解郁安神药物配伍，可见“沉”“缓”“短”等气郁之脉象。合欢皮还具有活血消肿的功效，可以消散内外痈肿，用于治疗肺痈胸痛，常与鱼腥草、冬瓜仁等清热消痈排脓药物同用；治疗疮痈肿毒，常与蒲公英、紫花地丁、连翘等清热解毒药物配伍，脉象上除了可见癥瘕积聚之“凸”脉外，还可见“热”“数”等火热脉象。

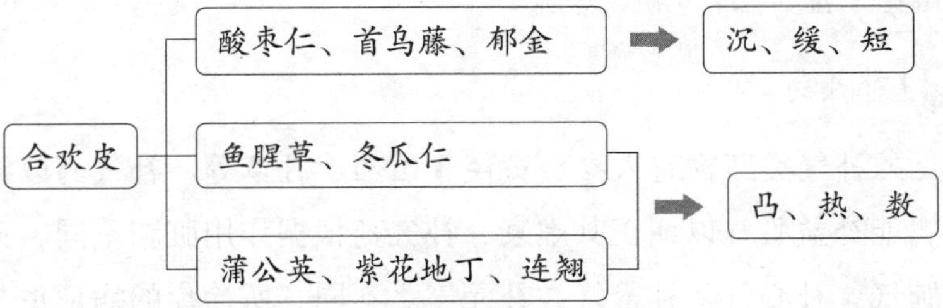

图3-1-28　合欢皮脉药相应图

3. 远志

［功效］安神益智，交通心肾，祛痰开窍，消散痈肿。

［系统辨证脉象特征］动；稠、刚；凸。

［分析］远志为交通心肾、安定神志、益智强识之佳品，适宜于心肾不交之心神不宁、失眠多梦、健忘惊悸等症，常与茯神、龙齿、朱砂等安神药同用，可见脉象为“动”。远志味辛通利，能利心窍，逐痰涎，可用于治疗痰阻心窍所致的癫痫抽搐、惊风发狂等症，常与天麻、全蝎、菖蒲等化痰息风开窍药物配伍，可见“稠”“刚”等风痰脉象。远志还可疏通气血之壅滞而消散痈肿，用于治疗疮疡痈肿，乳房肿痛，可单独使用，脉象上可见“凸”象。

九、补虚药与脉象

补虚药的主要功效为补虚扶正，纠正人体气血阴阳的不足。主要用来治疗人体正气虚弱、精微物质亏耗引起的精神萎靡、体倦乏力、面色淡白或萎黄、心悸气短、脉象虚弱等症。根据补虚药在性能、功效上的不同，又分为补气药、补阳药、补血药、补阴药四类。在临床使用上，应因证选择药物，一般来说，气虚证主要选择补气药，阳虚证主要选择补阳药，血虚证主要选择补血药，阴虚证主要选择补阴药，其次还应根据人体气血阴阳之间的相互联系、相互影响，选择两种或两种以上的补虚类药物进行配伍，如气虚可发展成为阳虚，阳虚者其气必虚，故补气药常配伍补阳药。不同种类的补虚药也对应着不同的脉象特征，如阳虚者可见“弱”“散”“寒”等脉象，阴虚者可见“细”“枯”“涩”等脉象，气虚者可见“浮”“散”“细”“沉”等脉象，血虚者可见“涩”“细”“沉”等脉象。

（一）补气药

常见的补气类药物有人参、黄芪、山药、甘草等。补气药以补气为主要功效，能补益脏气以纠正其虚衰，补气药根据作用脏腑不同，又有补脾气、补肺气、补心气、补肾气、补元气之不同，所治疗的病证也与其功效相对应，如治疗脾气虚证，症见食欲不振，脘腹胀满，食后胀甚，大便溏薄，肢体倦怠，神疲乏力，面色萎黄，形体消瘦或一身虚浮等。气虚者可有“浮”“散”“细”“沉”等脉象。

1. 人参

[功效]大补元气，复脉固脱，补脾益肺，生津养血，安神益智。

[系统辨证脉象特征]寒、弱、沉；涩、枯；动、弱。

[分析]人参甘温补虚，能大补元气，复脉固脱，为拯危救脱之要药。若气虚欲脱兼见出汗、四肢逆冷等亡阳征象者，常与回阳救逆之附子同用，以补气固脱，回阳救逆，如参附汤，此时脉象可见“寒”“弱”“沉”等阳脱气虚之象。人参既能补气，又能生津，适用于气津两伤，短气，口渴者，常与石膏、知母配伍，如白虎加人参汤，此时脉象可见“涩”“枯”等津液亏虚之象。人参归心经，能补益心气，安神益智，适用于心气虚弱，心悸怔忡，胸闷气短，失眠多梦，健忘等，常与黄芪、茯苓、酸枣仁等配伍，脉象可表现为“动”“弱”等。

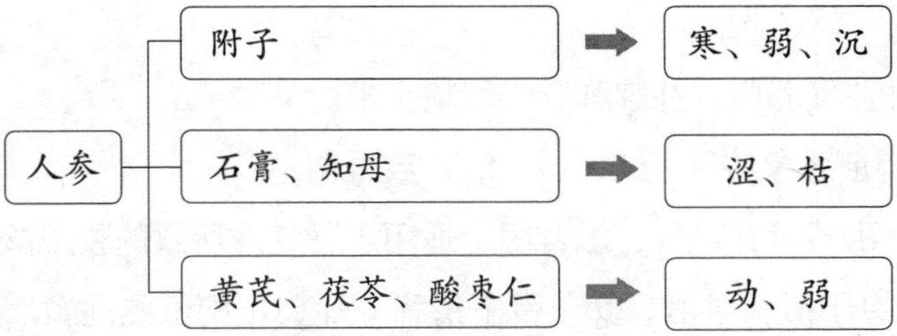

图3-1-29　人参脉药相应图

2. 黄芪

[功效] 补气升阳，益气固表，利水消肿，生津养血，行滞通痹，托毒排脓，敛疮生肌。

[脉象特征] 细、弱、滑；浮、缓；数；涩。

[分析] 黄芪甘温，入脾经，为补益脾气之要药，可用于治疗脾气虚弱所致的倦怠乏力、食少便溏，常与人参、白术等补气健脾药配伍，脉象上可表现为“细”“弱”“滑”等气虚之象以及痰湿所致的湿象。黄芪亦可补脾肺之气，益气固表以止汗，可用于治疗脾肺之气虚所致的卫气不固，表虚自汗，可与牡蛎、麻黄根等收敛止汗药物配伍，如牡蛎散；若因卫气不固，表虚自汗而易感风邪者，亦可配伍白术、防风等补气固表、祛风散邪药，如玉屏风散，脉象上可表现为“浮”“缓”等表虚不固之象。此外，黄芪具有健脾益气、生津止渴的功效，可用来治疗气虚津亏，内热消渴，可与天花粉、葛根等生津止渴药物同用，如玉液汤，脉象特征可因虚热表现出“数”象。黄芪补气行血通痹，可用于治疗气虚血滞所致的痹痛、肌肤麻木以及卒中后遗症等症，可配伍当归、川芎、地龙等，如补阳还五汤，可见“涩”脉。

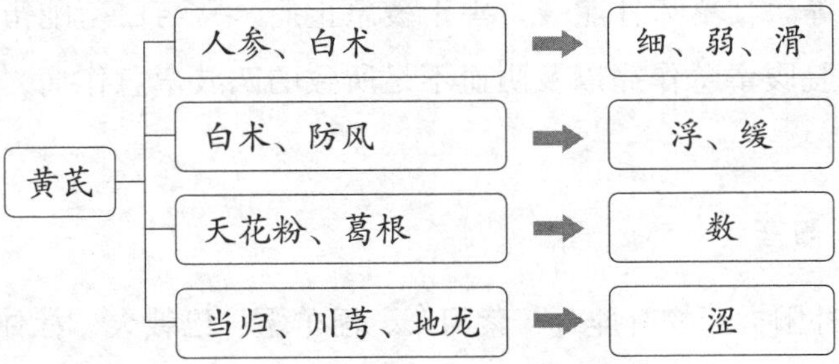

图3-1-30　黄芪脉药相应图

3. 山药

[功效]益气养阴，补脾肺肾，涩精止带。

[系统辨证脉象特征]细、弱、缓；数、稠。

[分析]山药可补肾气，滋肾阴，适用于肾气虚所致的腰膝酸软、夜尿频多或遗尿、男子滑精早泄、女子带下清稀等症，可配伍熟地黄、山茱萸、泽泻、牡丹皮等，如六味地黄汤，可见“细”“弱”“缓”等虚性脉象。山药亦可补脾肺肾之阴，可用于治疗消渴病之气阴两虚证，常配伍黄芪、天花粉、知母等补气养阴之药物，如玉液汤，可见虚热之“数”脉，或出现虚火煎灼津液所致的“稠”脉。

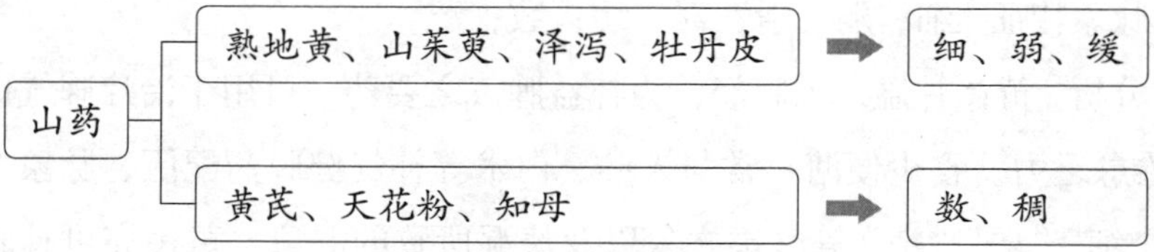

图3-1-31　山药脉药相应图

4. 甘草

[功效]补脾益气，清热解毒，祛痰止咳，缓急止痛，调和诸药。

[系统辨证脉象特征]结、代；热、数；敛。

[分析]甘草归心经，能补益心气，益气复脉，适用于治疗心气不足所致的心悸动、气短、脉结代等症，可配伍人参、阿胶、生地黄等补气养血药物，如炙甘草汤。甘草长于解毒，生用药性偏凉，可清热解毒，用于多种热毒证，多与金银花、连翘、紫花地丁等清热解毒药物配伍，脉象可见“热”“数”等。甘草味甘能缓，善于缓急止痛，常与白芍配伍，治疗肝盛脾虚所致的脘腹挛急作痛以及阴血不足所致的四肢挛急作痛，脉象上可见“敛”脉。

（二）补阳药

常见的补阳类药物有鹿茸、紫河车、淫羊藿、巴戟天、杜仲、续断、肉苁蓉、补骨脂、益智仁、菟丝子等，主要用于治疗因肾阳不足所致的脏腑虚寒证，如肾阳不足可出现畏寒肢冷、腰膝酸软、精寒不育或宫冷不孕等症；脾肾阳虚可出现五更泄泻，阳虚水泛可导致水肿；肝肾不足，精血亏虚可引起眩晕耳鸣等症；肺肾两虚，肾不纳气可致虚喘；肾阳亏虚可致崩漏带下等症。补阳药常见的脉象主要为"弱""沉""细""缓"等。

1. 巴戟天

[功效]补肾阳，强筋骨，祛风湿。

[系统辨证脉象特征]细、弱、沉；滑、涩。

[分析]巴戟天补肾阳，强筋骨，可与淫羊藿、枸杞子等配伍，治疗肾阳虚弱、命门火衰之阳痿不育；也可配伍肉桂、杜仲、五加皮，治疗下元虚冷之不孕、月经不调等，脉象上可见"细""弱""沉"等阳虚之象。巴戟天辛温能散，祛风湿，可与羌活、杜仲、五加皮等药物配伍，治疗风冷腰胯疼痛，脉象上可见湿邪充斥脉道之"滑"象，也可见脉道通行不利所致之"涩"象。

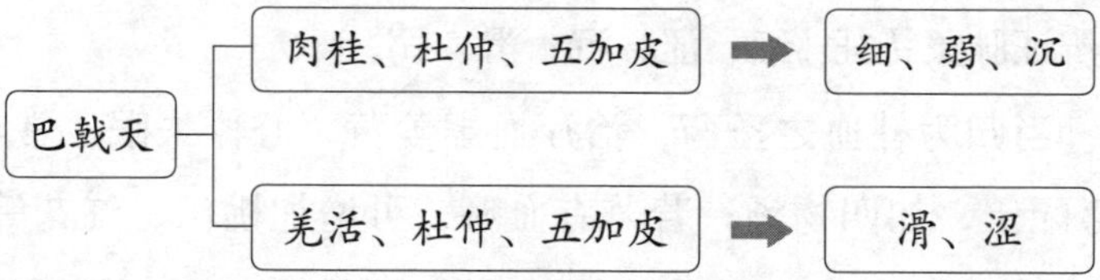

图3-1-32　巴戟天脉药相应图

2. 杜仲

[功效]补肝肾，强筋骨，安胎。

[系统辨证脉象特征]细、弱；动。

[分析]杜仲有补肝肾，强筋骨的功效，可配伍胡桃肉、补骨脂等药物治疗肾虚腰痛等症，脉象上可见"细""弱"等。此外，杜仲补肝肾，固冲任而安胎，治疗肝肾亏虚之胎动不安、胎漏下血等症，可与续断、桑寄生、山药等药物配伍，脉象上除"细""弱"等虚性脉象外，还可见"动"脉。

3. 补骨脂

[功效]补肾壮阳，固精缩尿，纳气平喘，温脾止泻；外用消风祛斑。

[系统辨证脉象特征]细、弱、沉；上；滑。

[分析]补骨脂可温肾助阳，可见“细”“弱”“沉”等虚性脉象。补骨脂还可补肾助阳、纳气平喘，可治疗因肾阳虚衰，肾不纳气所致之虚喘，可配伍附子、肉桂、沉香等药物，脉象可因肾不纳气，肺气上逆出现脉体“上盛”之势。补骨脂能温补脾肾、收涩止泻，可用于治疗脾肾虚寒所致五更泄泻，常与吴茱萸、五味子、肉豆蔻等收敛药物配伍，除“细”“弱”“沉”等脉象外，还可出现因脾虚湿盛所致的“滑”脉。

(三)补血药

常见的补血类药物有当归、熟地黄、白芍、阿胶、何首乌、龙眼肉等。本类药物主入心、肝经，主治血虚证，临床症状可见面色苍白或萎黄，唇爪苍白，心悸怔忡，失眠健忘等。有些药物兼能滋养肝肾，也可用于治疗肝肾精血亏虚所致的眩晕耳鸣、腰膝酸软等。脉象上可见“细”“涩”“沉”等。

1. 当归

[功效]补血活血，调经止痛，润肠通便。

[系统辨证脉象特征]细、涩、沉；滑、稠。

[分析]当归为补血之圣药，治疗血虚萎黄、心悸失眠，常与熟地黄、白芍、川芎配伍，如四物汤；若兼有血瘀，可增加桃仁、红花等活血调经药，如桃红四物汤，脉象上可见“细”“涩”“沉”等。当归还可用于治疗风寒痛痹、肢体麻木，常与羌活、防风、秦艽等药物同用，如蠲痹汤，脉象可见“滑”“稠”等湿邪充盛之象。当归补血以润肠通便，用于治疗血虚肠燥便秘，常与肉苁蓉、牛膝、升麻等药物同用，如济川煎，脉象上可见血虚津亏之“涩”脉。

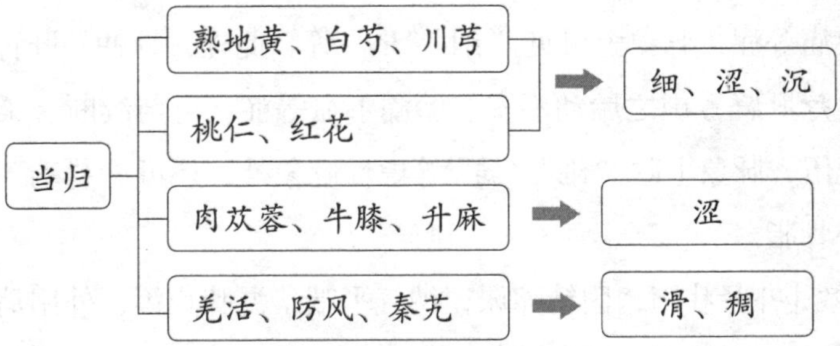

图3-1-33　当归脉药相应图

2. 熟地黄

［功效］补血滋阴，益精填髓。

［系统辨证脉象特征］细、涩；数；沉、弱。

［分析］熟地黄可补益精血以生血，为治疗血虚之要药，用于治疗血虚所致之面色萎黄、眩晕、心悸失眠、月经不调、崩漏等，常与当归、白芍、川芎配伍，可见“细”“涩”等血虚脉象。熟地黄还可入肝肾，滋补阴血，为治疗肝肾阴虚之要药，用于治疗肝肾阴虚，虚火上炎之骨蒸潮热，颧红盗汗，耳鸣遗精等，常与知母、黄柏、山茱萸相配伍，可见“细”“数”等阴虚有热脉象。熟地黄还可补益肝肾、益精填髓，治疗精血亏虚所致须发早白等症，常与何首乌、牛膝、菟丝子等补阳药物同用，可见“沉”“弱”等精亏无力脉象。

3. 白芍

［功效］养血调经，敛阴止汗，柔肝止痛，平抑肝阳。

［系统辨证脉象特征］浮、缓；敛、细；刚。

［分析］白芍有敛阴止汗之功，若外感风寒，营卫不和之汗出，可配伍桂枝以调和营卫，如桂枝汤，脉象可见“浮”“缓”等。白芍酸敛肝阴，养血柔肝而止痛，可用于治疗血虚肝郁，胁肋疼痛，常配伍当归、柴胡等补血疏肝，如逍遥散，可见“细”“敛”等肝阴亏虚之脉象。白芍养血敛阴，平抑肝阳，常用于治疗肝阳上亢等证，可配伍牛膝、代赭石、龙骨等，如镇肝熄风汤，可见“刚”脉。

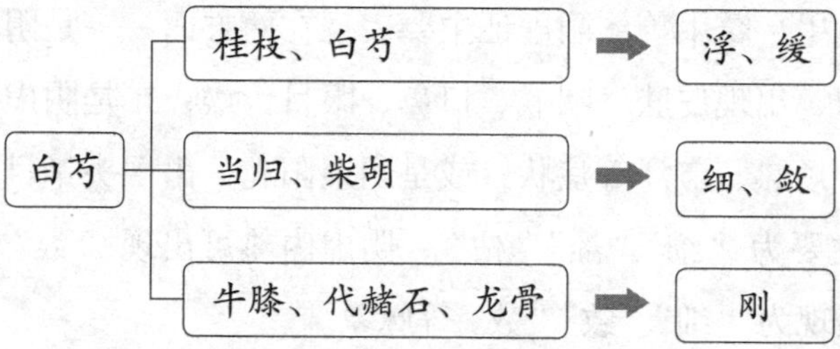

图3-1-34　白芍脉药相应图

4. 何首乌

［功效］制何首乌：补肝肾，益精血，乌须发，强筋骨，化浊降脂；生何

首乌：解毒，消痈，截疟，润肠通便。

［系统辨证脉象特征］稠；凸、滑；弱、细；枯、涩。

［分析］制何首乌化浊降脂，用于治疗高脂血症，常与墨旱莲、女贞子等补阴药配伍，脉象上因血脂成分增多而出现“稠”脉。生何首乌有解毒消痈散结的功效，可用于治疗疮痈瘰疬，常与夏枯草、浙贝母等药物配伍，因湿热郁结，故可见“凸”“滑”等脉象。生何首乌有截疟的功效，可用于治疗疟疾日久，气血虚弱，可与人参、当归等补气养血药配伍，可见气血亏虚之“弱”“细”脉。生何首乌有润肠通便的功效，主要用于治疗年老体弱之精血亏虚所致的肠燥便秘，常配伍肉苁蓉、当归、火麻仁等润肠通便药物，可见气血亏虚之“枯”“涩”脉象。

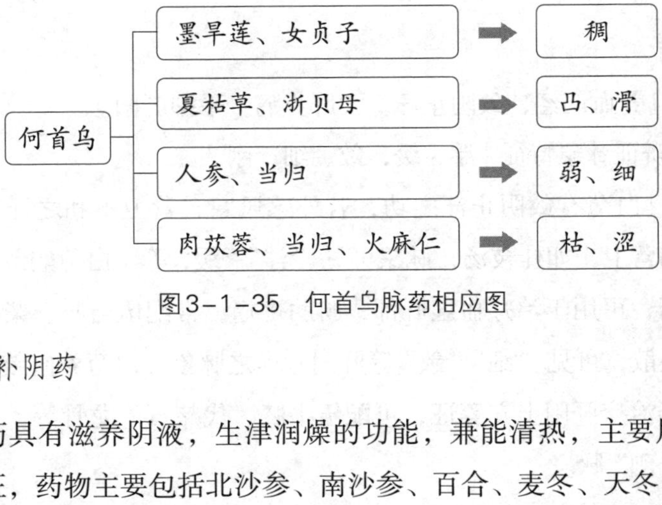

图3-1-35　何首乌脉药相应图

（四）补阴药

补阴药具有滋养阴液，生津润燥的功能，兼能清热，主要用于治疗阴虚津亏诸证，药物主要包括北沙参、南沙参、百合、麦冬、天冬、石斛、玉竹、黄精、龟甲、鳖甲等。阴虚证主要表现在两方面：一是阴液不足，不能滋润脏腑组织，出现皮肤、咽喉、口鼻、眼目干燥；二是阴虚内热，出现午后潮热、五心烦热、盗汗等症状；或是阴虚阳亢，出现头晕目眩。阴液不足表现的脉象主要为“细”“涩”“枯”，阴虚内热可出现“数”“热”等热象，阴虚阳亢可表现为“细”“敛”“数”等脉象。

1. 南沙参

［功效］养阴清肺，益胃生津，化痰，益气。

［系统辨证脉象特征］细、涩、数。

[分析]南沙参归肺胃经，能补益肺胃之阴，亦能清肺胃之热，可用于治疗肺胃阴虚所致诸症。如常与麦冬、知母、川贝母等养阴润肺止咳药物同用，治疗阴虚劳嗽、肺热燥咳、干咳少痰等症；再如与玉竹、麦冬、生地黄等养胃阴、清胃热等药物配伍，如益胃汤，治疗胃阴虚有热之口燥咽干、大便秘结等症，脉象上可见“细”“涩”“数”等阴虚内热之象。

2. 天冬

[功效]养阴润燥，清肺生津。

[系统辨证脉象特征]数、热；细、弱。

[分析]天冬甘润苦寒，有较强的滋阴润肺、清肺降火功效，适用于治疗燥热伤肺、肺热咳嗽之干咳痰黏，可与麦冬、沙参、川贝母等药物配伍，脉象上可见“数”“热”等热象。天冬能滋肾阴，降虚火，适用于治疗肾阴亏虚之腰膝酸痛、骨蒸潮热、内热消渴等症，常与枸杞子、熟地黄、牛膝等药物配伍，脉象上可见“细”“弱”等阴虚之象。

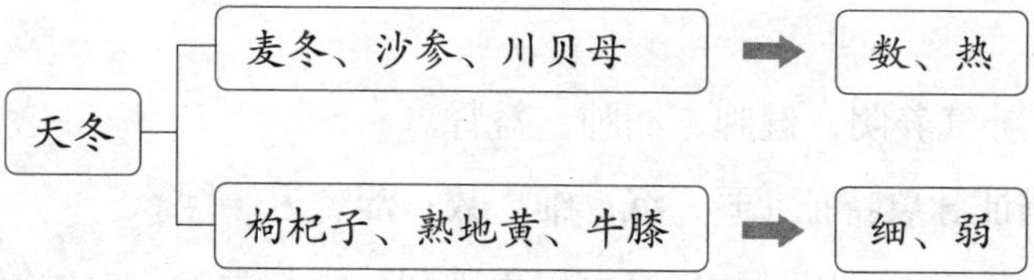

图3-1-36　天冬脉药相应图

3. 麦冬

[功效]养阴润肺，益胃生津，清心除烦。

[系统辨证脉象特征]细、数、动、稠。

[分析]麦冬甘寒养阴，入肺、胃经，与天冬的功效相似，可养阴润肺、益胃生津，用于治疗肺胃之虚热伤津诸症，常与滋阴药物配伍。此外，麦冬归心经，能养心阴、清心热，并具有安神除烦的作用，可用于治疗心阴虚有热之心烦、失眠等症，常与生地黄、酸枣仁、柏子仁等养阴安神药物配伍，如天王补心丹；还可与黄连、生地黄、玄参等配伍治疗热伤心营之神烦少寐等症，脉象上可见“细”“数”等阴虚有热之象，心神不宁可见“动”脉，热势进一步发展，灼伤营血，血液中津液减少，故见“稠”脉。

4. 鳖甲

［功效］滋阴潜阳，退热除蒸，软坚散结。

［系统辨证脉象特征］细、敛、刚、数；涩、凸。

［分析］鳖甲入肝、肾经，既善滋阴退热除蒸，又善滋阴潜阳息风，为治阴虚发热之要药，适用于治疗肝肾阴虚所致的阴虚内热、阴虚阳亢等证，常配伍生地黄、牡蛎、菊花等药物，脉象上表现为“细”“敛”“刚”“数”等。鳖甲长于软坚散结，用于血滞经闭、癥瘕积聚等症，常与牡丹皮、桃仁、土鳖虫等药物配伍，脉象上因邪瘀壅于脉络，脉道不通而出现“涩”“凸”等脉。

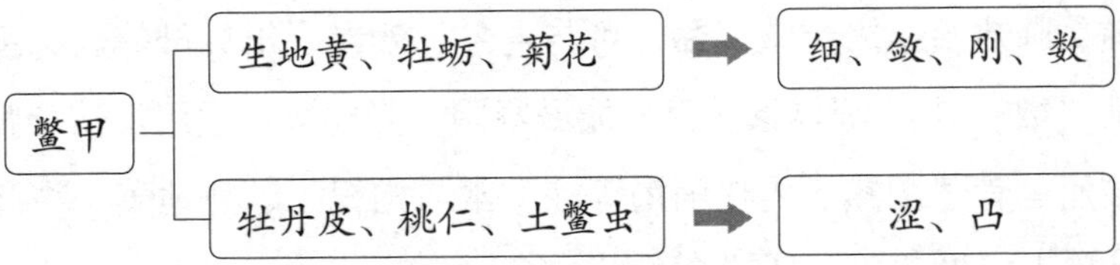

图3-1-37　天冬脉药相应图

5. 黄精

［功效］补气养阴，健脾，润肺，益肾。

［系统辨证脉象特征］弱、沉；细、数；涩、迟、缓。

［分析］黄精既可以补脾气又可以养脾阴，常与党参、白术等补气健脾药同用，治疗脾胃气虚之体倦乏力，食欲不振，脉象上可见“弱”“沉”等气虚之象。黄精亦可养肺阴，益肺气，治疗肺气阴两伤常与沙参、川贝母、知母等药物同用，脉象上可见“细”“数”等阴虚脉象。此外，黄精可补益肾精，延缓衰老，改善肝肾亏虚，精血不足之头晕、腰膝酸软、须发早白等早衰症状，可与枸杞子、墨旱莲、女贞子等配伍，脉象上可见“涩”“迟”“缓”等精血不足之象。

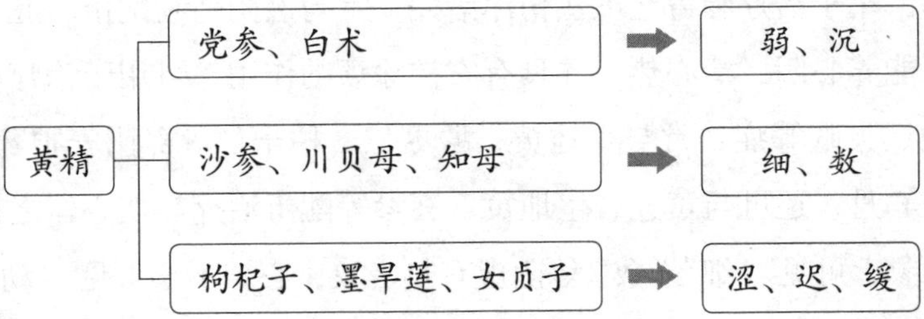

图3-1-38　黄精脉药相应图

第二节　诊脉论方

一、内服方

1. 解表第一方“麻黄汤”

[方剂出处]《伤寒论》。

[组成及用量用法] 麻黄三两（9 g），桂枝二两（6 g），杏仁七十个（9 g），炙甘草一两（3 g）。水煎服，早晚温服。

[功用及主治] 发汗解表，宣肺平喘。主治外感风寒表实证，表现为恶寒发热，头身疼痛，无汗而喘，舌苔薄白。

[系统辨证脉象特征] 刚、敛、寒、动。

[脉证分析] 麻黄汤证病机为风寒束表，肺气失宣。风寒之邪侵袭肌表，寒邪其性收引凝滞，营卫首当其冲受邪，卫阳被遏，营阴郁滞。卫气外出抗邪，不能充分发挥其温煦作用，正邪相争，则见恶寒发热；营卫不畅，腠理闭塞，经脉不通，则可见头身疼痛、无汗；寒邪束表，肺失宣降，故肺气上逆为喘，舌苔薄白为风寒束表之象。寒邪闭束，组织、血脉拘急，故脉象上可见“刚”“敛”；寒邪充于脉道，故脉体温度偏低，见脉“寒”；机体正气奋起抗邪，应激状态处于上升阶段，桡动脉血管搏动稳定性减少，谐振波增加，故见脉“动”。

[临床应用] 若出现鼻塞流涕，可去桂枝，即三拗汤，脉象上可见寸部较为明显的“浮”脉；哮喘明显者，可加厚朴、地龙、鱼腥草、旋覆花等，脉象上可见“上”“浮”等；无汗、头身疼痛重者，可加葛根、羌活、秦艽等；

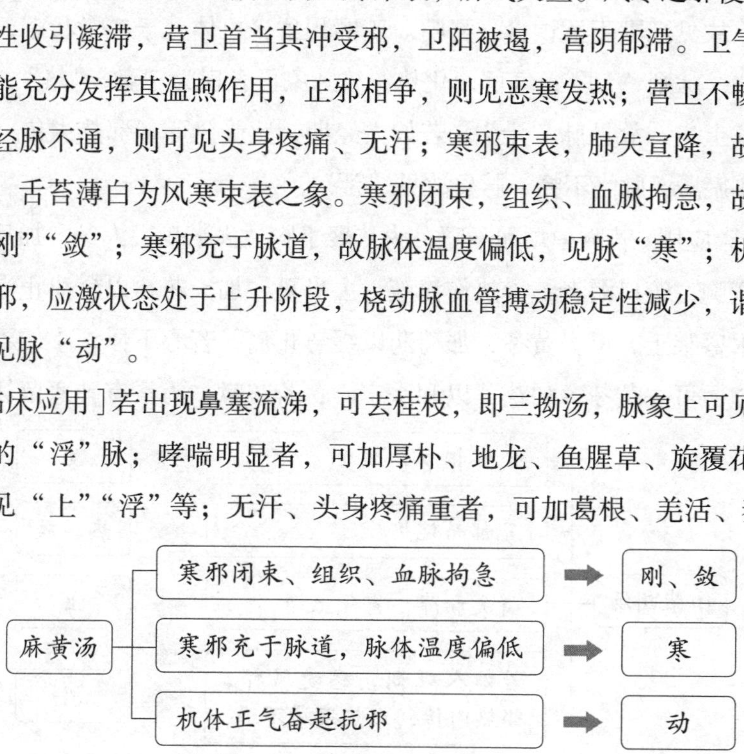

图3-2-1　麻黄汤脉证图

痰多者，加茯苓、桔梗、葶苈子等，脉象上可见“滑”脉。

2. 和事佬“小柴胡汤”

[方剂出处]《伤寒论》。

[组成及用量用法] 柴胡半斤（24 g），黄芩三两（9 g），人参三两（9 g），炙甘草三两（9 g），半夏半升（9 g），生姜三两（9 g），大枣十二枚（4枚）。水煎服，早晚温服。

[功用及主治] 和解少阳。主治伤寒少阳证，表现为寒热往来，胸胁苦满，默默不欲饮食，心烦喜呕，口苦，咽干，目眩，舌苔薄白，脉弦；妇人中风，热入血室证，表现为经水时断，寒热发作有时；疟疾、黄疸等病而见少阳证者。

[系统辨证脉象特征] 动、数、热、上；涩。

[脉证分析] 寒邪犯少阳，病在半表半里之间，邪正相争，邪盛则欲入里并于阴，正盛则欲抗邪于外，故见寒热往来。邪在少阳，经气枢机不利，郁而化热，胆火上炎，故见胸胁苦满、心烦、口苦；胆热犯胃，胃失和降，胃气上逆，故见默默不欲饮食、喜呕。正邪相争，机体处于应激状态，脉体谐振波增加，脉则“动”；气郁而化热，故脉象可表现为“数”“热”；胃失和降，胃气上逆，故见脉“上”。若妇人经期，感受风邪，邪热内传，热与血结，血热瘀滞，脉络不畅，脉象故见“涩”。

[临床应用] 若胸中烦而不呕，为热聚于胸，去半夏、人参，加瓜蒌以清热理气宽胸；若口渴者，为热伤津液，去半夏，加天花粉以生津止渴；若腹痛，为木盛乘土，可去黄芩，加芍药以缓急止痛；若心下悸，小便不利，为水气凌心，可去黄芩，加茯苓以利水宁心；若咳嗽，为素有肺寒留饮，宜去

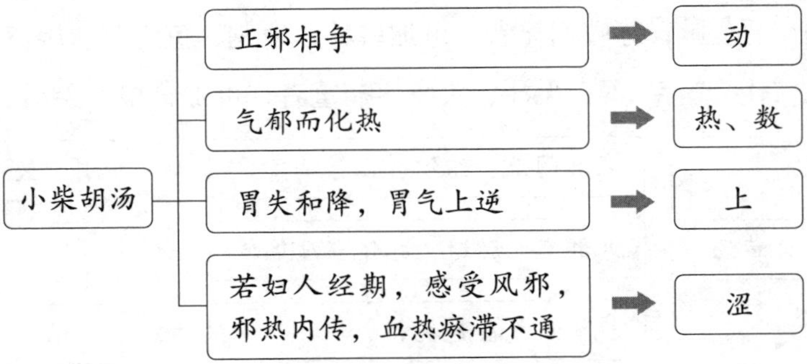

图3-2-2　小柴胡汤脉证图

人参、大枣、生姜，加五味子、干姜以温肺止咳。

3. 泻下重剂“大承气汤”

[方剂出处]《伤寒论》。

[组成及用量用法] 大黄四两（12 g），厚朴半斤（24 g），枳实五枚（12 g），芒硝三合（9 g）。水煎服，先煎枳实、厚朴，后下大黄，溶服芒硝。

[功用及主治] 峻下热结。主治阳明腑实证，表现为大便不通，频转矢气，脘腹痞满，腹痛拒按，按之硬，甚或潮热谵语，手足汗出，舌苔黄燥起刺，或焦黑燥烈；热结旁流证，表现为下利清水，色纯青，其气臭秽，脐腹疼痛，按之坚硬有块，口舌干燥；里实热证而见热厥、痉病、发狂者。

[系统辨证脉象特征] 沉、数、热、短、缓、枯。

[脉证分析] 伤寒邪传阳明之腑，入里化热，与肠中燥屎结滞，腑气不通而致。里热结实，肠腑之气不通，故见大便不通，频转矢气，脘腹痞满，腹痛拒按；热邪盘踞于里，灼烧津液，故见潮热谵语，手足汗出。热结旁流之证，乃燥屎内结不出，阻于肠道，迫肠中津液从旁流下所致。故“热结”是本质，“旁流”为表象，治法应以通下为主，即所谓“通因通用”。邪热闭阻于内，阳盛则格阴于外，而成厥逆，故“厥逆”为表象，内热为“本质”，治疗应以清里热为主，即“寒因寒用”。寒邪入里化热，故脉象上表现为“沉”“数”“热”；燥屎内结于肠腑，体内气机运行受到阻碍，故脉象上可见“短”“缓”，热盛而津液急剧耗伤，故脉象上可见“枯”象。

[临床应用] 若患者腹痛明显，兼有气滞甚者，加延胡索、佛手、香附理气止痛；若遇年老体弱者，注重攻补兼施，结合寒热不同，偏寒者常加黄芪、党参、白术等，偏热者常加黄芩、黄连、败酱草等；亦常在肠梗阻的治疗中应用山楂、麦芽。

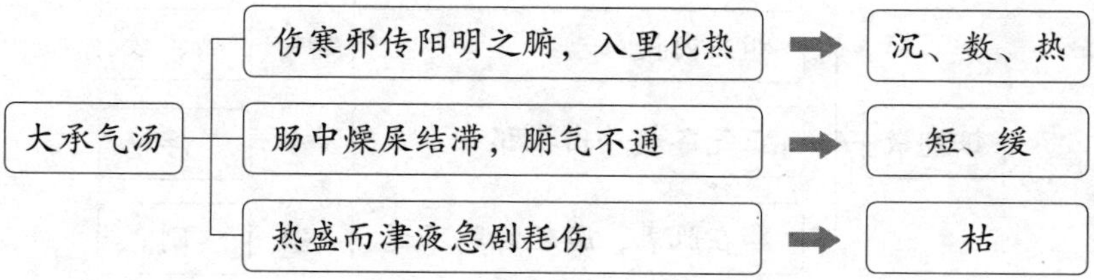

图3-2-3　大承气汤脉证图

4. 辛散平剂“银翘散”

［方剂出处］《温病条辨》。

［组成及用量用法］连翘一两（30 g），金银花一两（30 g），苦桔梗六钱（18 g），薄荷六钱（18 g），竹叶四钱（12 g），生甘草五钱（15 g），荆芥穗四钱（12 g），淡豆豉五钱（15 g），牛蒡子六钱（18 g）。作汤剂，加芦根18 g，水煎服，早晚温服。

［功用及主治］辛凉透表，清热解毒。主治温病初起，发热，微恶风寒，无汗或汗出不畅，口渴头痛，咽痛咳嗽，舌尖红，苔薄白或薄黄。

［系统辨证脉象特征］数、热、浮、刚。

［脉证分析］温病之初，邪气侵袭卫分，卫气被郁，体表开阖失司，故见发热，微恶风寒，汗出不畅；肺开窍于鼻，邪从口鼻而入，侵犯于肺，肺失宣降而上逆，故出现咳嗽；温邪蕴结成毒，循肺经而至咽喉，故见咽喉部红肿热痛；温邪伤津，故见口渴；舌尖红，苔薄白或薄黄为温病初起之征象。“数”“热”表示邪热内侵，机体整体热象偏重；正气奋起外出抗邪，从而出现“浮”脉；“刚”脉则因邪在肌表，腠理经脉不通。

［临床应用］若邪束肌表较重者，可重用荆芥穗、淡豆豉、薄荷，以加强疏散风热之功效，脉象上较为明显的“浮”“刚”脉；若热势较重，脉象上可表现为更加突出的“数”“热”脉，可重用金银花、连翘、竹叶以加强清热功效；若邪热上盛于头面部，脉象上可出现“上”“凸”脉，可重用桔梗、牛蒡子、甘草等清热解毒类药物。若口渴甚者，可加天花粉；出现小便短黄，可加知母、黄芩、栀子等苦寒药物，脉象上可出现“细”“涩”脉，此为热邪入里，灼伤津液而致。若出现咳嗽，可加杏仁利肺气，若日久仍有咳嗽不止，可加生地黄、麦冬等滋肺阴药物，脉象上亦可见“细”“数”脉。

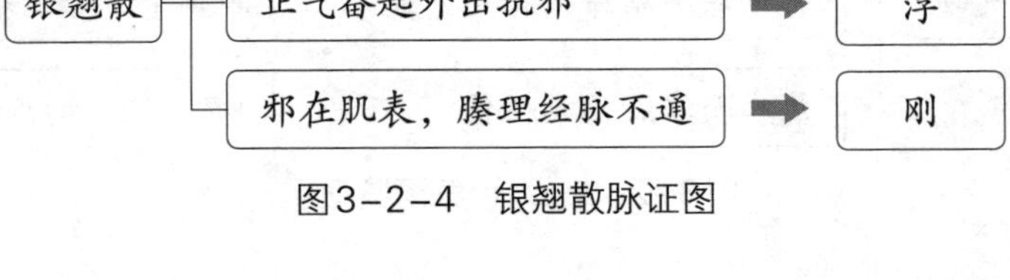

图3-2-4　银翘散脉证图

5. 外寒内饮与“小青龙汤”

[方剂出处]《伤寒论》。

[组成及用法用量] 麻黄三两（9 g），芍药三两（9 g），细辛三两（30 g），干姜三两（6 g），炙甘草三两（6 g），桂枝三两（9 g），五味子半升（9 g），半夏半升（9 g）。水煎服，早晚温服。

[功用及主治] 解表散寒，温肺化饮。主治外寒内饮证，表现为恶寒发热，头身疼痛，无汗，喘咳，痰涎清稀而量多，胸痞，或干呕，或痰饮咳喘，不得平卧，或身体疼痛，头面四肢浮肿，舌苔白滑。

[系统辨证脉象特征] 紧、寒、稀、滑、敛。

[脉证分析] 小青龙汤主治外感风寒，寒饮内停之证。风寒袭表，伤及机体阳气，阳不化水液，水液聚成饮停于肺中；水饮不化，阻碍阳气运行于体表，体表失于防御，则易招致外寒侵袭。恶寒发热、头身疼痛、无汗为外寒束表之症，风寒外邪束表，机体肌表组织拘急，血管壁张力增高，故可出现“紧”脉，血管痉挛，则出现“敛”脉。素有水饮之人，一旦感受外邪，表寒皆可引动内饮。喘咳、痰涎清稀而量多为寒饮侵肺，肺失宣降之症，水饮停聚于机体上焦，上焦阳气不足，则可在寸、关脉出现“寒”“稀”“滑”脉。胸痞、干呕、不得平卧为水饮停聚于中焦；水饮溢于肌肤，则出现身体疼痛、头面四肢浮肿之症，脉象上皆可出现“稀”“滑”等脉。若患者素体阳气不足，感受寒邪后机体阳气受挫，温煦不利，故“寒”脉更加明显。

[临床应用] 小青龙汤为外感风寒、寒饮内停而致咳喘之常用方。临证以外寒为主者，可重用麻黄、桂枝以散寒解表，脉象上“寒”“刚”“敛”更为明显；若“寒”象严重者还可加入附子以加强温阳之功效。临证以内饮为主者，则重用干姜、细辛以温肺化饮，“稀”“滑”脉更为明显；若外寒内饮俱重，则将干姜、麻黄共用为君。

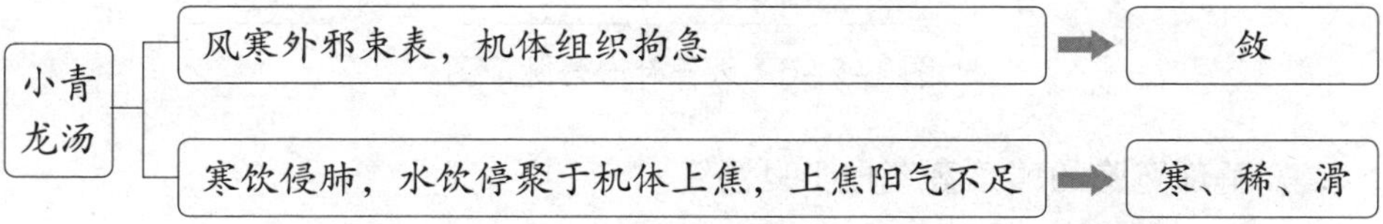

图3-2-5　小青龙汤脉证图

6. 霸气安神的“天王补心丹”

[方剂出处]《校注妇人良方》。

[组成及用量用法]人参五钱(5 g)，茯苓五钱(5 g)，玄参五钱(5 g)，丹参五钱(5 g)，桔梗五钱(5 g)，远志五钱(5 g)，当归一两(9 g)，五味子一两(9 g)，麦冬一两(9 g)，天冬一两(9 g)，柏子仁一两(9 g)，炒酸枣仁一两(9 g)，生地黄四两(12 g)。水煎服，早晚温服。

[功用及主治]滋阴养血，补心安神。主治阴虚血少，心神不安证，表现为心悸怔忡，虚烦失眠，神疲健忘，或梦遗，手足心热，口舌生疮，大便干结，舌红少苔。

[系统辨证脉象特征]动、数、细、涩。

[脉证分析]天王补心丹主治心肾两亏，阴血虚少，虚火内扰所致诸症。阴虚血少，心失所养，故见心悸失眠、神疲健忘，脉象上可表现为“动”“涩”，为心肾阴血亏虚之象；阴虚生内热，虚火内扰，则手足心热、虚烦、梦遗、口舌生疮，脉象上可见“细”“数”等阴虚之象；此外，患者因有神志不安的症状，故脉象要素为“动”，也可为惊悸、心烦的复合表现，体现出两种特征的谐振波的增多。整体治疗当滋补心肾之阴血，清其虚热以安心神。

[临床应用]本方为治疗心肾阴虚，虚火内扰所致神志不安的常用方。若心悸失眠较重者，可加入龙骨、磁石、龙眼肉、首乌藤等药物以安神，可见“动”“数”等惊悸不安脉象；若有遗精者，可加金樱子、芡实、煅牡蛎以涩精止遗，脉象上可见寸部“沉”“细”。

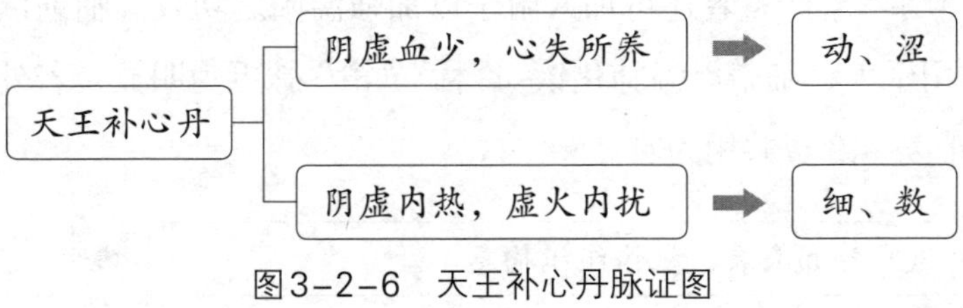

图3-2-6 天王补心丹脉证图

7. 解郁宽胸的“瓜蒌薤白半夏汤”

[方剂出处]《金匮要略》。

［组成及用量用法］瓜蒌一枚（24 g），薤白三两（9 g），半夏半升（12 g），白酒一斗（适量）。水煎服，早晚温服。

［功用及主治］通阳散结，祛痰宽胸。主治胸痹而痰浊较甚，胸痛彻背，不能安卧者。

［系统辨证脉象特征］动、强、稠、涩。

［脉证分析］本证的发病机制是肝气郁结，不得疏泄，气郁不疏，水液运行不畅，凝聚为痰；气为血之帅，气滞则血瘀，时间既久，气滞、痰浊、血瘀三者胶着，停聚于上焦胸阳之所，胸阳痹滞，上焦壅塞。病机包含气滞、痰凝、血瘀3个层面，病位在胸中。“动”是指脉搏搏动时血管壁及其周围组织谐振波的增加，表现为麻涩、滞涩的感觉，整体脉象可见，或者以左关脉明显；“稠”是血液内容物的黏稠，表征痰浊；“涩”是血液运行涩滞不畅，表征血行不畅；“强”是脉搏反作用于手指有力，表征邪气亢盛，正气不虚。

［临床应用］“稠”象明显者，加用紫苏子、竹茹、苍术等化痰之品；“涩”象明显、舌有瘀斑者配合血府逐瘀口服液；火热明显者，加金银花、连翘、黄芩、栀子等清热之品；大便不畅者先以三化汤通便，加麻黄、杏仁宣肺气、润肠道。

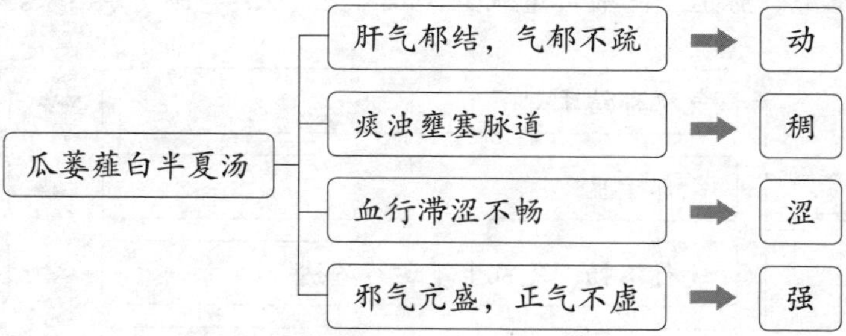

图3-2-7　瓜蒌薤白半夏汤脉证图

8. 寒热错杂的“半夏泻心汤”

［方剂出处］《伤寒论》。

［组成及用量用法］半夏半升（12 g），黄芩三两（9 g），干姜三两（9 g），人参三两（9 g），黄连一两（3 g），大枣（4枚），炙甘草三两（9 g）。水煎服，日1剂，早晚温服。

[功用及主治]寒热平调，散结除痞。主治寒热互结之痞证，表现为心下痞，但满而不痛，或呕吐，肠鸣下利，舌苔腻而微黄。

[系统辨证脉象特征]动、沉、短、滑。

[脉证分析]半夏泻心汤主治的痞证，《伤寒论》原文叙述为："但满而不痛者，此为痞，柴胡汤不中与也，宜半夏泻心汤。"系小柴胡汤证误用攻下，损伤中阳，少阳邪热乘虚内陷，以致寒热互结，而成心下痞。心下即胃脘，心下痞属于脾胃病变之证候。脾胃位居中焦，为阴阳升降之枢纽，脾为阴脏，其气主升，胃为阳腑，其气主降，一升一降共主阴阳上下交泰之和谐。现中气所伤，升降失常，故心下见痞满，上见呕吐，下见肠鸣下利。脾胃升降失常，心下痞满为气机郁结于心下，则关脉部的脉搏搏动时会出现谐振波频率增高而杂乱，则脉"动"；气郁于里，气机向外扩散的力量减弱，则见脉"沉"；气行不畅，气机上下运行不达，故可见脉"短"；脾胃升降失调，脾失健运，内生痰湿，痰湿内邪壅滞脉道，故可见脉"滑"。

[临床应用]半夏泻心汤为治疗脾胃不足，寒热互结之痞满证的常用方。若中气不虚，或中焦湿热蕴结者，可去人参、甘草、大枣、干姜等辛温药物，加木香、枳实、生姜等行气和中药物以下气消痞止呕。痰湿蕴结化热，邪热蒸灼津液，脉道中津液含量减少，故可见"热""稠"等热象。

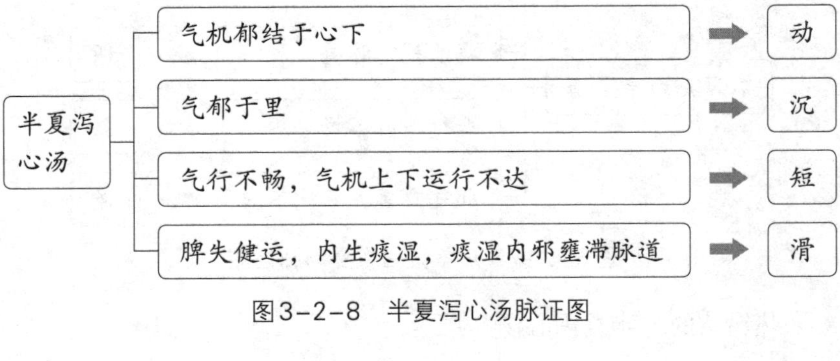

图3-2-8　半夏泻心汤脉证图

9. 甘寒养阴的"益胃汤"

[方剂出处]《温病条辨》。

[组成及用量用法]沙参三钱（9 g），麦冬五钱（15 g），冰糖一钱（3 g），细生地五钱（15 g），玉竹一钱五分（4.5 g）。水煎服，日1剂，早晚温服。

［功用及主治］益胃养阴。主治胃阴不足证，表现为饥不欲食，口干咽燥，大便干结，舌红少津。

［系统辨证脉象特征］细、数、枯、涩。

［脉证分析］胃为阳土，居于中焦，喜润恶燥，其气以降为顺。若热病烧灼阴液，或嗜食辛辣生冷，或误用吐、下法，或胃病迁延日久不愈，使胃阴耗伤，虚热内生。胃阴不足，受纳失司，则可见饥不欲食；胃阴不能濡养滋润脏腑官窍，则可见口干咽燥、大便干结；舌红少津为阴虚内热之象。阴虚则内热，故脉象上可见“细”“数”等虚热之象，阴津损耗，不能濡养脉道，则可见“枯”“涩”等脉象。

［临床应用］胃阴不足，阴虚内热，故本方的配伍特点为重用生地黄、麦冬等味甘性寒之药物以甘寒养阴，另配伍北沙参、玉竹以助益胃养阴之力。若汗多，气短，兼有气虚者，加党参、五味子以益气敛汗；食后脘腹胀满者，加陈皮、神曲以理气消食。

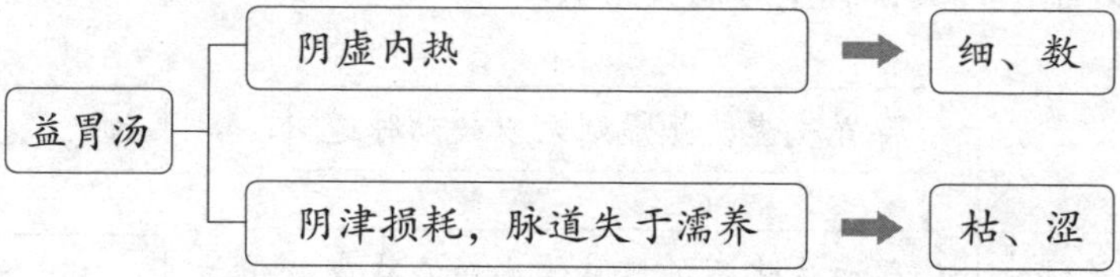

图3-2-9　益胃汤脉证图

10. 补气名方“四君子汤”

［方剂出处］《太平惠民和剂局方》。

［组成及用量用法］人参（9 g），白术（9 g），茯苓（9 g），炙甘草（6 g）。水煎服，日1剂，早晚温服。

［功用及主治］益气健脾。主治脾胃气虚证，表现为面色萎白，语声低微，气短乏力，食少便溏，舌淡苔白。

［系统辨证脉象特征］细、弱、沉、短、涩、滑。

［脉证分析］本证多由于先天禀赋不足，或饮食劳倦导致损伤脾胃之气。脾胃为后天之本，气血生化之源，《灵枢·营卫生会》曰：“人受气于谷，谷入于胃，以传于肺，五脏六腑皆以受气。”脾胃气虚，气血生化不足，气血不

能上荣于面，故可见面色萎白；根据五行相生规律，脾属土，肺属金，脾为肺之母，脾气虚则肺气虚，故可见语声低微、气短；脾主肌肉，脾胃气虚，四肢肌肉失去濡养，故见乏力；胃受纳无力，故见纳差食少；脾失健运，故见大便溏薄；舌淡苔白为脾胃气虚之象。脾胃气虚，气虚则无以鼓动脉道，脉搏搏动减弱，故见脉“细”“弱”“沉”；气血生化不足，脉管内血液减少，血流滞涩不前，故可见“涩”“短”脉；脾胃气虚，运化失调，滋生痰湿，充溢于脉道，故可见“滑”脉。

［临床应用］四君子汤与理中丸中均有人参、白术、炙甘草等补益脾胃药物。但理中丸以干姜、人参为主，补益脾胃的同时又能温中祛寒，治疗脾胃虚寒证；四君子汤以人参、白术为主，重在补益脾胃之气，治疗脾胃气虚证。六君子汤在四君子汤的基础上加入陈皮、半夏，又兼有燥湿化痰之功，适用于脾胃气虚兼痰湿证。若有肿满、痰饮、结聚者，可加木香、砂仁、半夏、陈皮以行气祛湿；若中气虚寒，遇冷则泻，而又有火生齿衄，可加益智仁、干姜以温中补气，脾土厚而火自敛。

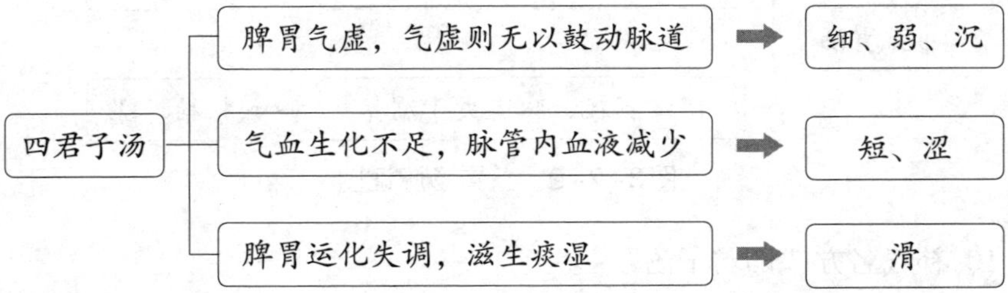

图3-2-10　四君子汤脉证图

11. 四逆散变方“柴胡疏肝散”

［方剂出处］《证治准绳》。

［组成及用量用法］陈皮二钱（6 g），柴胡二钱（6 g），川芎一钱半（4.5 g），枳壳一钱半（4.5 g），芍药一钱半（4.5 g），炙甘草五分（1.5 g），香附一钱半（4.5 g）。水煎服，日1剂，早晚温服。

［功用及主治］疏肝解郁，行气止痛。主治肝气郁滞证，表现为胁肋疼痛，胸闷喜太息，情志抑郁或易怒，或嗳气，脘腹胀满。

[系统辨证脉象特征]细、敛、动、涩。

[脉证分析]肝主疏泄，喜条达而恶抑郁，其经脉循行于胁肋少腹，情志不遂，肝气郁结不通，可见胁肋脘腹疼痛；肝脏疏泄失职，则可见情志抑郁，久郁不解，则心情急躁易怒；肝盛乘脾犯胃，则见嗳气。疏泄失调，肝气郁结，心情郁闷，心中不满得不到发泄，心理张力增高，脉管壁的张力也会相应增高，可出现“细”“敛”脉象；脉搏搏动的谐振波增多，表现为指下麻涩、滞涩的感觉，即“动”脉，可多见于左侧关部，也可见于整体脉象，说明了患者气机运行不畅；气血同行，气机运行不畅，则血液运行不利，“涩”表现为血流的涩滞不畅，常见于整体脉象。

[临床应用]柴胡疏肝散为四逆散的变方，二方均有疏肝理气的作用。但二方不同之处在于四逆散中柴胡、芍药、枳实、甘草四药用量均等，侧重于调理肝脾气机；柴胡疏肝散中重用柴胡，轻用甘草，变枳实为枳壳，加入行气活血的香附、陈皮、川芎，从而行气活血的力量较强。柴胡疏肝散与木香顺气散也有异同，二方中均有香附、陈皮、枳壳、炙甘草四味药物，具有行肝脾之气的作用。而柴胡疏肝散中又配伍理血之川芎、芍药，用于治疗肝气郁结兼血行不畅之证；木香顺气散以调气为主，行气之力大于柴胡疏肝散，又配伍厚朴、苍术、砂仁三味健脾祛湿药，用于治疗气机郁滞兼脾胃湿阻之证。

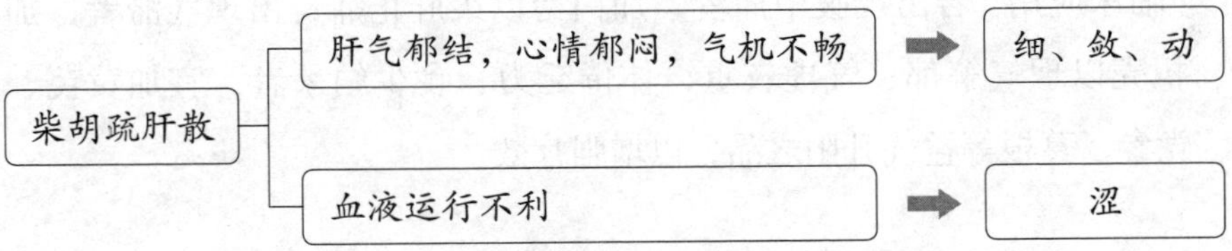

图3-2-11　柴胡疏肝散脉证图

12. 多功能的“补中益气汤”

[方剂出处]《内外伤辨惑论》。

[组成及用量用法]黄芪五分（18 g），炙甘草五分（9 g），人参三分（6 g），当归二分（3 g），橘皮二分（3 g）或三分（6 g），柴胡二分（3 g）或三分（6 g），白术三分（9 g）。水煎服，日1剂，早晚温服。

[功用及主治]补中益气，升阳举陷。主治气虚诸证，如脾胃气虚证，表现为饮食减少，周身乏力，少气懒言，面色萎黄，大便稀薄；气虚下陷证，表现为肛门、子宫等脏腑下垂，久泻久痢，崩漏等，常伴有乏力气短，舌淡白；气虚发热证，表现为身热自汗，渴喜热饮，气短乏力，舌淡。

[系统辨证脉象特征]弱、柔、细、散；下、进少退多；热、数。

[脉证分析]脾主升清，脾虚则清阳不升，中气下陷，饮食劳倦，损伤脾胃，故致脾胃气虚、气虚下陷等证，气虚脉道充盈不利，血管内压力变小，血管壁张力降低，故见“弱”“柔”“细”脉，气虚敛摄力下降，故见“散”脉；气虚下陷，气机整体向下偏移，故脉体也可出现整体下移的现象，即脉“下”“进多退少”；本方原为李杲为治疗气虚发热而立，《内外伤辨惑论》曰：“脾胃气虚，则下流于肾肝，阴火得以乘其土位。故脾胃之证，始得之则气高而喘，身热而烦，其脉洪大而头痛，或渴不止，皮肤不任风寒而生寒热。盖阴火上冲，则气高而喘，身烦热，为头痛，为渴，而脉洪大……皆脾胃之气不足所致也。”即疾病由饮食劳倦损伤脾胃所致，中气虚弱，气机升降失常，清阳下陷，阴火则上乘土位，泛溢于肌肤，故而发热。李杲也指出“惟当以辛甘温之剂，补其中而升其阳，甘寒以泻其火则愈”，即“甘温除热”法，气虚发热证脉象上，因其有热的表现，除有“弱”“柔”“散”“细”等气虚之象外，脉象上还可出现“热”“数”等火热之象。

[临床应用]若出现腹中痛者，加白芍以柔肝止痛；出现气滞者，加木香、枳壳以理气解郁；气虚较重，体倦乏力，食少纳呆者，宜加黄芪、人参、党参、葛根等益气升阳之品，以增强疗效。

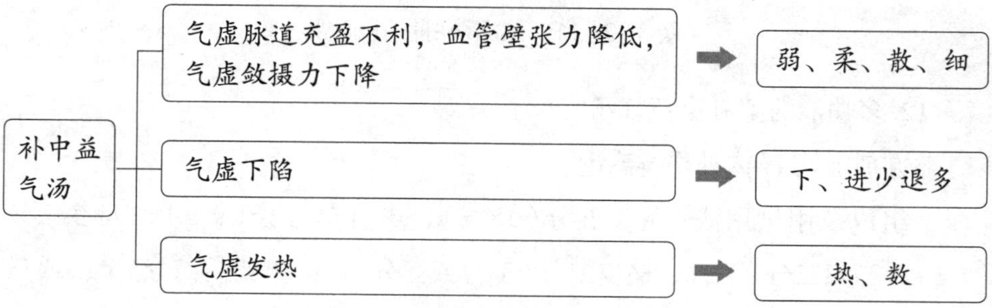

图3-2-12　补中益气汤脉证图

13. 清热利湿的“茵陈蒿汤”

[方剂出处]《伤寒论》。

[组成及用量用法]茵陈六两(18 g)，栀子十四枚(12 g)，大黄二两(6 g)。水煎服，日1剂，早晚温服。

[功用及主治]清热利湿退黄。主治黄疸阳黄，表现为全身面目俱黄，黄色鲜明，发热，无汗或但头汗出，口渴欲饮，恶心呕吐，腹微满，小便短赤，大便不爽或秘结，舌红苔黄腻。

[系统辨证脉象特征]沉、滑、数、热。

[脉证分析]茵陈蒿汤证为湿热瘀滞，熏蒸肝胆，发为阳黄。“黄家所得，从湿得之”(《金匮要略》)，湿从热化为阳黄，湿从寒化为阴黄。胆汁外溢，浸渍皮肤，则发为身目俱黄；湿热壅滞，气机失畅，则腹部微满、恶心呕吐、大便不爽甚至便秘；热不得外越，湿不得下泄，则无汗或但头汗出、小便不利；湿热内郁，津液不化，则出现口渴欲饮；发热，舌苔黄腻为湿热内蕴之证。湿热之邪壅滞脉道，湿邪重浊趋下，则可见“沉”“滑”，邪热使身体代谢增快，脉搏次数增加，则出现“数”“热”脉。

[临床应用]茵陈蒿汤、栀子柏皮汤均主治湿热内蕴所致之阳黄。其中，茵陈蒿汤以茵陈配栀子、大黄，清热利湿并重，宜于湿热俱盛之黄疸；栀子柏皮汤以栀子配伍黄柏，以清热为主，宜于湿热黄疸湿重于热者。茵陈四逆汤以茵陈与干姜、附子配伍，故有温阳利湿退黄之功，宜于寒湿内阻之阴黄。

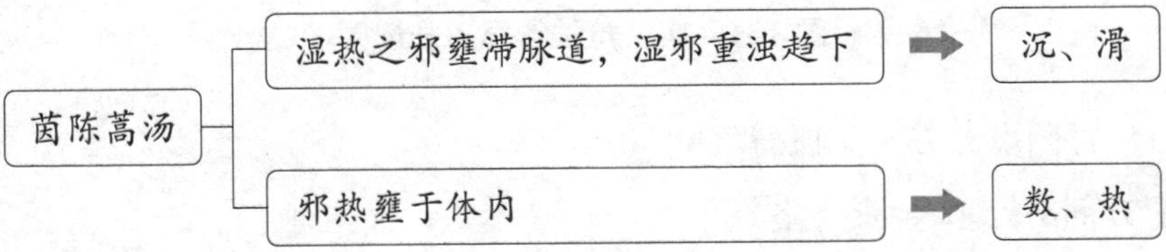

图3-2-13 茵陈蒿汤脉证图

14. 凉肝定风的“羚角钩藤汤”

[方剂出处]《通俗伤寒论》。

[组成及用量用法]羚羊角片一钱半(4.5 g)，霜桑叶二钱(6 g)，川贝

四钱（12 g），生地黄五钱（15 g），钩藤三钱（9 g），菊花三钱（9 g），茯神木三钱（9 g），生白芍三钱（9 g），生甘草八分（3 g），淡竹茹五钱（15 g）。水煎服，日1剂，早晚温服。

［功用及主治］凉肝息风，增液舒筋。主治肝热生风证，表现为高热不退，烦闷躁扰，手足抽搐，发为痉厥，甚则神昏，舌质绛干，或舌焦起刺。

［系统辨证脉象特征］数、热、动、敛、涩、枯。

［脉证分析］本证为温热病邪传入厥阴，肝经热盛，热极生风所致。邪热壅盛，热扰心神，故见高热不退，烦闷躁扰，脉象上可见“数”“热”等热性脉象，患者烦躁不安，脉象上也可见谐振波增加，即“动”脉；肝为刚脏，喜润恶燥，肝经热邪伤津，无以滋润筋脉，筋脉紧张度增高，故见手足抽搐、痉厥，脉道紧而不舒，故见“敛”脉；脉“涩”“枯”，说明阴津不足，血脉不荣。

［临床应用］羚角钩藤汤为凉肝息风之剂，治疗高热抽搐之证。若患者抽搐较甚，可加全蝎、天麻等息风止痉药物；若兼有正气不足，可加人参、党参、黄芪以扶正祛邪。

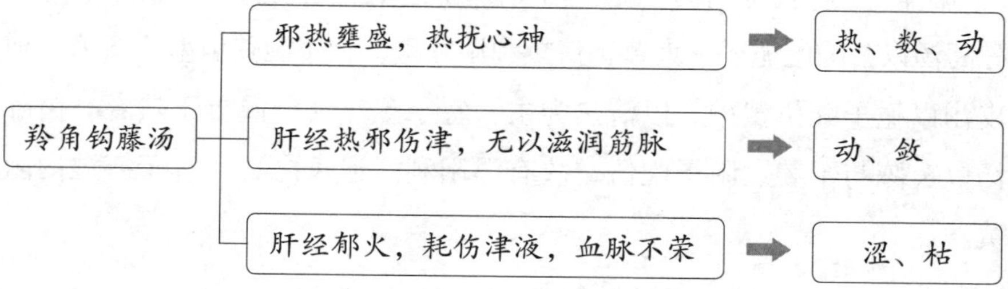

图3-2-14　羚羊钩藤汤脉证图

15. 肾阳虚专方“金匮肾气丸”

［方剂出处］《金匮要略》。

［组成及用量用法］干地黄八两（24 g），薯蓣四两（12 g），山茱萸四两（12 g），泽泻三两（9 g），茯苓三两（9 g），牡丹皮三两（9 g），桂枝一两（3 g），炮附子一两（3 g）。水煎服，日1剂，早晚温服。

［功用及主治］补肾助阳，化生肾气。主治肾阳气不足证，表现为腰痛脚

软，下半身常有冷感，少腹拘急，小便不利，或小便反多，入夜尤甚，阳痿早泄，舌淡而胖；以及痰饮，水肿，消渴，脚气等症状。

［系统辨证脉象特征］沉、弱、寒、濡、滑。

［脉证分析］本证由肾阴精不足，肾阳虚弱，气化失常所致。若肾阴精不足，肾阳虚弱，命门火衰，失于温煦，则腰痛脚软，下半身及小腹部寒冷拘急，脉象上可见“沉”“弱”“寒”；阳气虚弱，失于蒸化水液，使之代谢失常，故可见小便不利或多，血液中水液增加，则脉象上可见“濡”“滑”脉。

［临床应用］金匮肾气丸为补肾助阳，化生肾气之代表方。若见阳虚水肿而肾虚不著者，可将附子加倍，方中“三补三泻”之类药物减量，重在温阳利水，即《济生》加味肾气丸；若见肾阳虚损、精血不足之证，可加入鹿茸、五味子，减少“三补三泻”之类药物剂量，增加附子之量，以温补肾阳、益精血，即十补丸。

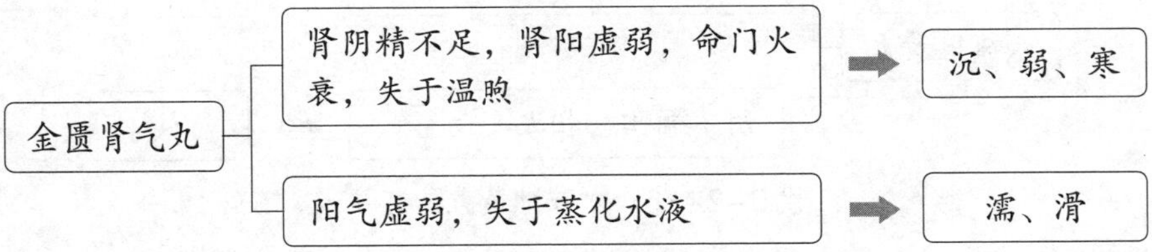

图3-2-15　金匮肾气丸脉证图

16. 三补三泻的“六味地黄丸”

［方剂出处］《小儿药证直诀》。

［组成及用量用法］熟地黄八钱（24 g），山萸肉四钱（12 g），干山药四钱（12 g），泽泻三钱（9 g），牡丹皮三钱（9 g），茯苓三钱（9 g）。水煎服，日1剂，早晚温服。

［功用及主治］填精滋阴补肾。主治肾阴精不足证，表现为腰膝酸软，头晕目眩，视物昏花，耳鸣耳聋，盗汗，遗精，消渴，骨蒸潮热，手足心热，舌燥咽痛，牙齿动摇，足跟作痛，以及小儿囟门闭合不全，舌红少苔等症状。

［系统辨证脉象特征］沉、细、数。

［脉证分析］肾为先天之本，主骨生髓，肾精不足，骨髓不充，故见腰

膝酸软，牙齿动摇，小儿囟门闭合不全，肾精不足则无以填充血脉，故见脉“沉”“细”；脑为髓之海，肾精不足则髓海空虚，故见头晕目眩，视物昏花，耳鸣耳聋；阴精亏虚，封藏不固，加之阴不制阳，相火妄动而遗精盗汗，消渴，骨蒸潮热，手足心热，舌燥咽痛等，阴不制阳，相火妄动则可见脉“数”。

［临床应用］六味地黄丸变方较多，皆有滋阴补肾的作用。其中知柏地黄丸在六味地黄丸的基础上加入知母、黄柏，偏于滋阴降火；杞菊地黄丸在六味地黄丸基础上加入枸杞与菊花，善于养肝明目；都气丸即六味地黄丸加入五味子，善于补肾阴兼纳气敛肺之功，适用于治疗肾不纳气之虚喘证；麦味地黄丸即六味地黄丸加入麦冬，以增强滋肾敛肺的功能，适用于治疗肺肾阴虚之咳嗽。

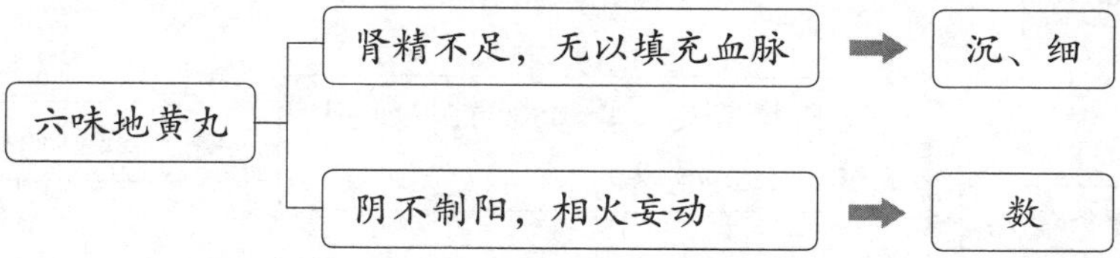

图3-2-16　六味地黄丸脉证图

二、外治方

1. 温经通脉外洗方

［组成及用量用法］没药10 g，乳香10 g，赤芍15 g，海桐皮15 g，透骨草10 g，川楝子10 g，大黄15 g，干姜10 g，桂枝15 g，艾叶10 g，地龙5 g，土鳖虫10 g。水煎外洗，日1剂。

［功用及主治］活血通脉，温经止痛。主治筋骨疼痛，肌肉麻痹，关节酸痛以及脏腑经络不通所致的各种疼痛。

［系统辨证脉象特征］涩、沉、凸、刚。

［脉证分析］本方具有活血通脉、温经止痛的功效，药物主要由没药、乳香等活血化瘀药，干姜、桂枝、艾叶等温经药物，以及地龙、土鳖虫等化瘀通络药物组成。气能行血，气滞致血行不利，产生血瘀，进而出现瘀血这一

有形之物，血液内容物之间的摩擦力增加，故脉“涩”；血能载气，气血运行障碍，则气机不能向外鼓动，脉象上可表现为“沉”；气血不通，阻滞于不同的脏腑组织，则在相应的位置出现“气血聚集”，即表现为“凸”的脉象；局部脏腑组织发生病变，刺激相应的包膜，血管紧张度增加，脉象表现为“刚”。

［临床应用］若治疗风寒湿痹所致的肢体麻木疼痛，可加羌活、川芎、秦艽以祛风除湿；若治疗胸闷心痛，可加入丹参、川芎以加强活血化瘀之效。

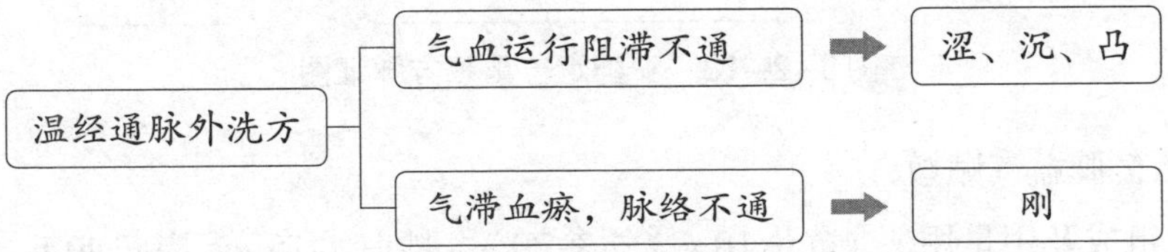

图3-2-17　温经通脉外洗方脉证图

2. 安神定志熏蒸方

［组成及用量用法］党参15 g，当归15 g，柏子仁12 g，酸枣仁9 g，远志12 g，石菖蒲9 g，麦冬9 g，茯神30 g，川芎15 g，五味子9 g，玄参9 g。水煎煮沸，熏蒸身体。

［功用及主治］滋阴养血，安神定志。主治虚烦失眠，神疲健忘，心悸怔忡，夜寐多梦，盗汗，手足心热，口舌生疮，大便干结，舌红少苔等症状。

［系统辨证脉象特征］细、涩、数、动、驶。

［脉证分析］本方为自拟方，全方有天王补心丹、柏子养心丸滋阴养血以安神之义。方中柏子仁、酸枣仁、远志、茯神以养心安神，五味子、麦冬、玄参以滋阴制阳，党参补气，使气旺而阴血自生，当归、川芎以养血，《灵枢·营卫生会》云：“营卫者，精气也；血者，神气也。”血者，中焦之精汁奉心神而化赤，神气之所化也。血为神之基。血盛则神荣。阴血亏虚，不能荣养心神，故虚烦失眠、神疲健忘、心悸怔忡、夜寐多梦；阴虚则内热，故出现盗汗、手足心热、口舌生疮、大便干结等症状，舌红少苔为阴虚内热之征。阴血亏虚则出现“细”“涩”等脉象；阴虚不能制阳，则脉“数”；“动”为惊悸、心烦的复合表现，“驶”体现了心神扰乱，烦乱不安。

［临床应用］若患者出现心中烦扰不安、口舌生疮等热性症状，可加入黄芩以清热安神；若心肾阴虚较重者，可加入生地黄、天冬等滋阴清热药。

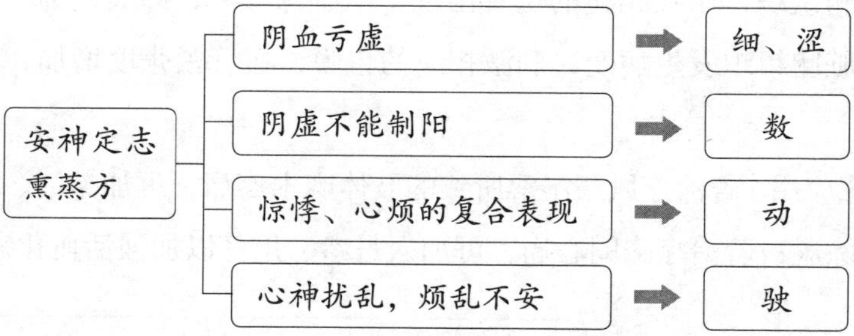

图3-2-18　安神定志熏蒸方脉证图

3. 健脾益气贴敷方

［组成及用量用法］黄芪10 g，党参20 g，炒白术15 g，当归20 g，川芎12 g，吴茱萸粉9 g，干姜9 g，小茴香9 g，桂枝9 g。上为末，筛，花雕酒泡和，发酵3天，后用凡士林和为膏。

［功用及主治］益气活血，和中健脾。主要用于治疗脾胃气虚证，可表现为面色萎白或萎黄，语气低微，气短乏力，食少便溏，舌淡苔白等症状。

［系统辨证脉象特征］沉、细、滑、缓。

［脉证分析］本方以归脾汤为基础，加入吴茱萸粉、干姜、小茴香、桂枝等辛温活血之品，辅花雕酒泡和，助本方通络活血之功。方中黄芪甘温，补脾益气；党参、炒白术为补脾益气之要药，当归补血养心，川芎为“血中之气药”，具有活血行气、通达气血的功能。脾胃为后天之本，气血生化之源，脾胃气虚则生化无源，气虚血亏，故见面色萎白或萎黄、语气低微、气短乏力等症状，脉象上可见“沉”“细”等虚性脉象；脾主运化，脾气虚则运化失常，运化水谷精微失常为饮食消化功能以及水谷精微吸收、传输功能减弱，故可出现食少等症状；运化水液失常为对水液的吸收、传输、布散作用减弱，水液从粪便中排出，则出现便溏等症状，水液不能正常输散，形成“湿”邪，则会出现“滑”“缓”等脉象。

［临床应用］若患者兼有中气下陷以及气虚发热等表现，可加大黄芪用量，以升阳举陷；若患者兼有心神不安、心烦躁热等症状，可加入远志、茯

神以清心安神。

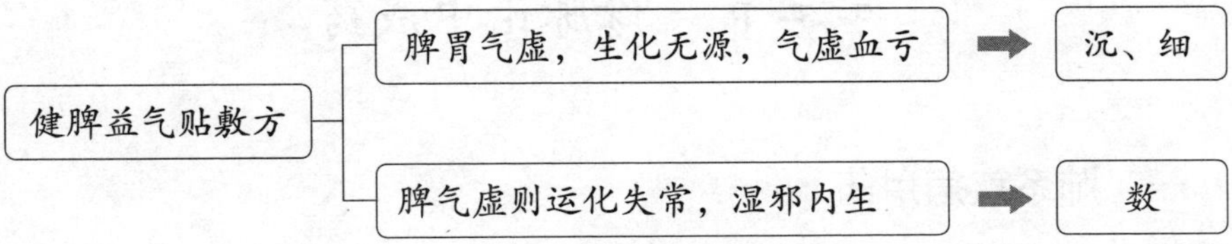

图3-2-19　健脾益气贴敷方脉证图

4. 温阳活血艾灸方

［组成及用量用法］附子9 g，桂枝6 g，桃仁12 g，红花12 g，当归12 g，川芎12 g，乳香6 g，没药6 g，川牛膝12 g，炮姜6 g。上为末，加入艾条内。

［功用及主治］主要功效为温阳通经活络。主治阳虚血瘀证，表现为肢体疼痛，手足厥寒，或女子经期少腹冷痛，带下血块等症状。

［系统辨证脉象特征］寒、沉、怠、细、涩。

［脉证分析］本方证为素体阳虚，瘀血阻滞所致。阳虚不能温煦机体，温通气血，不通则痛，故见肢体疼痛、手足厥寒；冲任虚寒，血凝气滞，故见少腹冷痛、带下血块。脉象上的“寒”表示机体温煦不足，“沉”“怠”“细”表示阳气不能鼓动气血运行，血液运行缓慢且卫外不利；“涩”表示寒气内生，凝滞血脉，使血液运行阻力增大。

［临床应用］若小腹冷痛甚者，加小茴香或将桂枝换为肉桂，以增强散寒止痛之力；气虚甚者，加黄芪、白术以益气健脾；寒凝而气滞者，加香附、乌药以理气止痛。

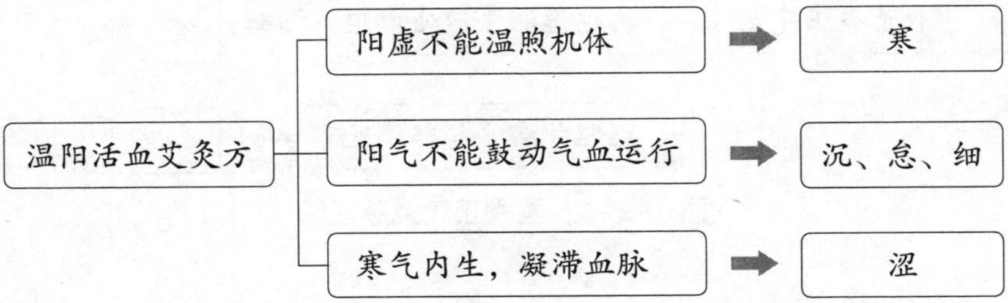

图3-2-20　温阳活血艾灸方脉证图

第三节 诊脉论中成药

一、肺系疾病用药

1. 藿香正气丸

[原方及出处]藿香正气散出自《太平惠民和剂局方》。

[组成]大腹皮、白芷、紫苏、茯苓、半夏、白术、厚朴、桔梗、藿香、甘草。

[功用及主治]解表化湿，理气和中。主治外感风寒，内伤湿滞证，外感风寒、内伤湿滞或夏伤暑湿所致的感冒，也可治疗呕吐、泄泻、中暑。

[系统辨证脉象特征]浮、动、滑、缓、沉。

[脉证分析]风寒犯表，湿滞脾胃。风寒在表，正邪相争，则可见恶寒发热、头痛，脉象上可见“浮”“动”；内伤湿滞，湿浊中阻，脾胃不和则升降失常，出现恶心呕吐、肠鸣泄泻，脉象上可见湿浊中阻之“滑”“缓”之象；湿阻气滞，则胸膈满闷、脘腹疼痛，气郁于里，气机向外运行的趋势减弱，则可见“沉”脉，尤以关部脉象为甚。此外，外感风寒、内伤湿滞可见舌苔白腻。

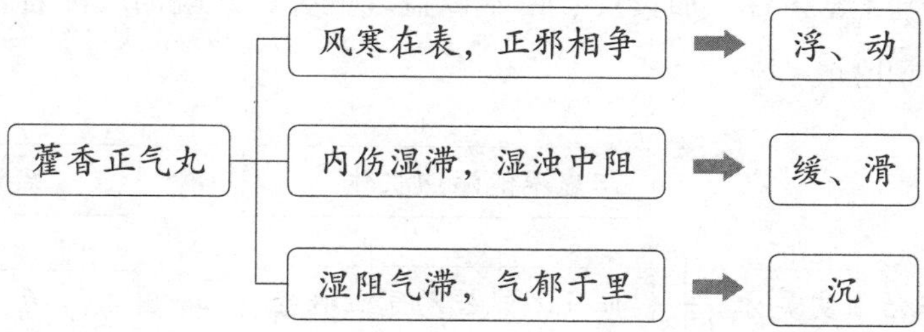

图3-3-1 藿香正气丸脉证图

2. 连花清瘟颗粒

[原方及出处]连花清瘟颗粒组方采撷《伤寒杂病论》中的“麻杏石甘汤”、《温病条辨》中的“银翘散”以及《温疫论》中治疫病常用药“大黄”。

［组成］连翘、金银花、炙麻黄、炒苦杏仁、石膏、板蓝根、绵马贯众、鱼腥草、广藿香、大黄、红景天、薄荷脑、甘草。

［功用及主治］清瘟解毒，宣肺泻热。主治流行性感冒之热毒袭肺证，症见发热或高热、恶寒、肌肉酸痛、鼻塞流涕、咳嗽、头痛、咽干咽痛、舌偏红、苔黄或黄腻等症状。在新型冠状病毒感染（以下简称“新冠”）的常规治疗中，可用于轻型、普通型引起的发热、咳嗽、乏力等。

［系统辨证脉象特征］热、浮、数、滑、刚、寸脉麻点样凸。

［脉证分析］温病初起，邪在卫分，卫气被郁，开阖失司，则症见发热、恶寒、肌肉酸痛；肺失宣降，则见鼻塞流涕、咳嗽等症状；邪热停留于头面或身体上部，则见头痛、咽干咽痛等症状。邪从肌表入侵机体，机体阳热偏重，脉象上表现为“热”“数”“滑”，正气奋起向外抗邪，脉象上则表现为“浮”；“刚”为邪在肌表，腠理络脉不通；“寸脉麻点样凸”为阳热侵袭，咽喉受损，出现扁桃体或颌下淋巴结肿大。

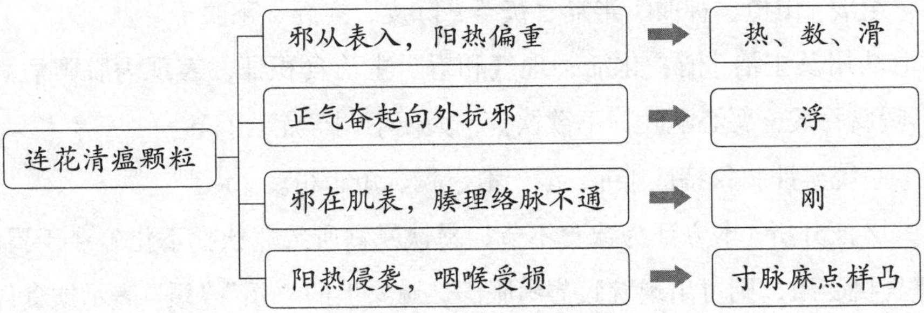

图3-3-2　连花清瘟颗粒脉证图

二、脾胃系统用药

1. 参苓白术丸

［原方及出处］参苓白术散出自《太平惠民和剂局方》。

［组成］人参、茯苓、炒白术、芍药、炒白扁豆、莲子、炒薏苡仁、砂仁、桔梗、甘草。

［功用及主治］补脾胃，益肺气。主治脾虚湿盛证，表现为饮食不化，胸脘痞闷，肠鸣泄泻，四肢乏力，面色萎黄，气短咳嗽等症状。

［系统辨证脉象特征］沉、缓、滑、稠。

［脉证分析］本方证由脾胃虚弱，运化失司，湿浊内停所致。本方之意与上文中的健脾益气贴敷方相似，皆为益气健脾，祛湿和中。但本方组成中加入了茯苓、炒白扁豆、莲子、炒薏苡仁等利水渗湿药物，祛湿作用增强，故脉象在“沉”“缓”等脾虚脉象的基础上，更突出了“滑”“稠”等湿浊脉象。此外，本方可以治疗肺脾气虚之湿痰咳嗽，体现了“培土生金”之义。

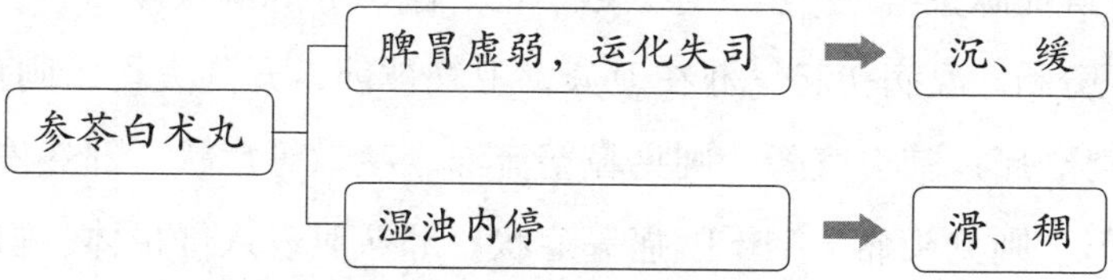

图3-3-3　参苓白术丸脉证图

2. 保和丸

［原方及出处］保和丸出自《丹溪心法》。

［组成］山楂、神曲、半夏、茯苓、陈皮、连翘、莱菔子。

［功用及主治］消食化滞，理气和胃。主治食积证，表现为脘腹痞满胀满，嗳腐吞酸，恶心呕吐，不欲饮食，大便不调等症状。

［系统辨证脉象特征］沉、缓、滑、稠、短、粗。

［脉证分析］本方证为饮食不节，暴饮暴食所致。饮食不化停滞于胃肠，中焦气机受阻，则可出现脘腹痞满胀满，脉象上的“沉”“缓”表示饮食停滞胃肠，“短”“缓”表示气机运行受阻；食积中阻，脾胃运化失常，升降失司，浊阴不降则嗳腐吞酸、恶心呕吐，清阳不升则大便不调；痰湿壅滞，停于脉道，脉象上可表现出“滑”“稠”“短”“粗”的特征。

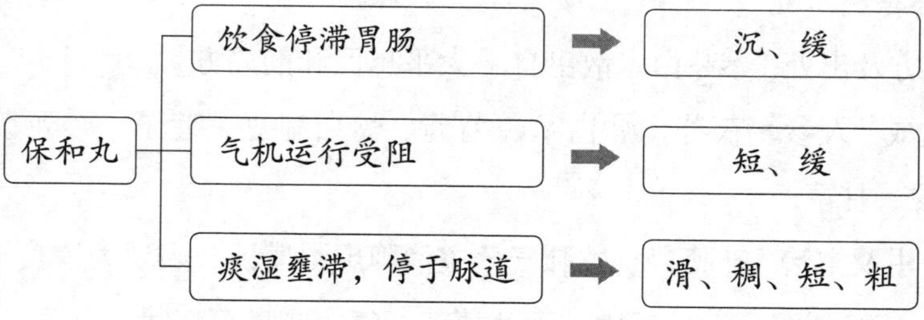

图3-3-4　保和丸脉证图

3. 附子理中丸

[原方及出处] 附子理中丸出自《太平惠民和剂局方》。

[组成] 附子、人参、干姜、甘草、白术。

[功用及主治] 温阳祛寒，补气健脾。主治脾胃虚寒较甚，或脾肾阳虚证，表现为脘腹疼痛，下利清谷，恶心呕吐，畏寒肢冷等症状。

[系统辨证脉象特征] 寒、迟、弱、细。

[脉证分析] 本方证由脾胃虚寒所致。中阳不足，阳虚则寒，则形寒肢冷，寒邪凝滞，则脘腹冷痛；脾胃虚寒致脾不运化，胃不受纳，故见下利清谷、恶心呕吐。脉象上的"寒""迟"表示寒邪内盛，阳气温煦不足。"弱"为阳气不足，体内虚寒，血管搏动对周围组织缺少震动传递。寒性收引，寒邪内盛导致脏腑、组织痉挛，故出现"细"脉。

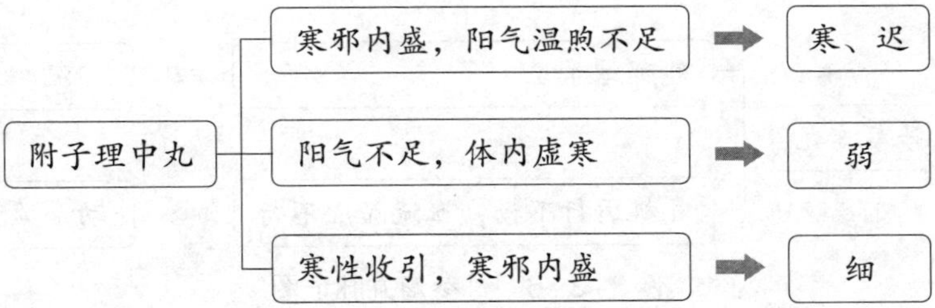

图3-3-5　附子理中丸脉证图

表3-3-1　参苓白术丸、保和丸、附子理中丸鉴别表

药物名称	参苓白术丸	保和丸	附子理中丸
功效	补脾胃，益肺气	消食化滞，理气和胃	温阳祛寒，补气健脾
主治	脾虚湿盛证	食积证	脾胃虚寒较甚，或脾肾阳虚证
临床表现	饮食不化，胸脘痞闷，肠鸣泄泻，四肢乏力，面色萎黄，气短咳嗽等症状	脘腹痞满胀满，嗳腐吞酸，恶心呕吐，不欲饮食，大便不调等症状	脘腹疼痛，下利清谷，恶心呕吐，畏寒肢冷等症状
脉象特征	沉、缓、滑、稠、浮	沉、缓、滑、稠、短、粗	寒、迟、弱、细

三、心系疾病用药

1. 丹参滴丸

[原方及出处]丹参滴丸出自《中华人民共和国药典》。

[组成]丹参、三七、冰片。

[功用及主治]活血化瘀，理气止痛。主要用于治疗气滞血瘀所致的胸痹，临床表现为胸闷、心前区刺痛；冠心病心绞痛见上述证候者。

[系统辨证脉象特征]沉、动、涩。

[脉证分析]本方证是由气滞血瘀，壅滞血脉所致。气不行则血行不利，不通则痛，故见胸闷、心前区刺痛等症状。脉象上的“沉”表示气郁于里，向外鼓动的力量减弱；“动”表示气机运行不畅，“涩”表示血流滞涩不行，血液内容物摩擦力加大。

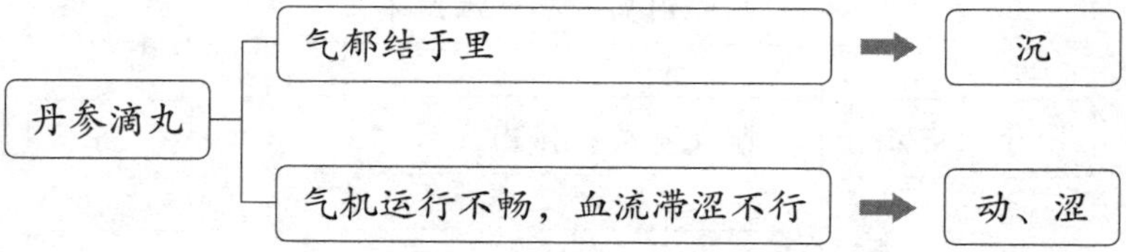

图3-3-6　丹参滴丸脉证图

四、肾系疾病用药

1. 银花泌炎灵片

[原方及出处]八正散出自《太平惠民和剂局方》。

[组成]金银花、半枝莲、萹蓄、瞿麦、石韦、川木通、车前子、淡竹叶、桑寄生、灯心草。

[功用及主治]清热泻火，利水通淋。主治热淋，表现为尿频尿急，排尿涩痛，淋沥不畅，尿色混赤，甚则癃闭不通，小腹满急，口燥咽干，舌苔黄腻。

[系统辨证脉象特征]热、数、滑、稠。

[脉证分析]本方证由湿热下注，蕴结于膀胱所致。膀胱湿热，气化不利，则尿频尿急、排尿涩痛、淋沥不畅，甚则癃闭不通，小腹满急；湿热蕴蒸则尿色混赤；津液不布则口燥咽干。脉象上的“热”“数”表示热邪壅盛，

机体代谢加快，产热增加，脉搏增快；“滑”“稠”为湿邪壅滞脉道，热邪蕴蒸津液。

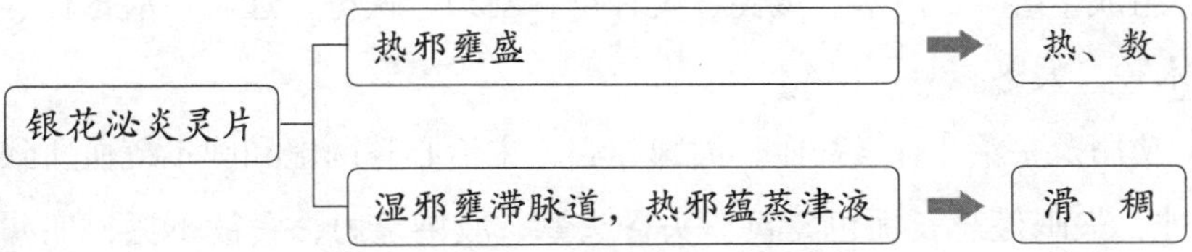

图3-3-7　银花泌炎灵片脉证图

五、保健用药

1.逍遥丸

[原方及出处]逍遥散出自《太平惠民和剂局方》。

[组成]柴胡、当归、白芍、炒白术、茯苓、炙甘草、薄荷、生姜。

[功用及主治]疏肝解郁，养血健脾。主治肝郁血虚脾弱证，表现为两胁作痛，头痛目眩，口燥咽干，神疲食少，或往来寒热，或月经不调，乳房胀痛等症状。

[系统辨证脉象特征]动、涩、缓、弱。

[脉证分析]本方证由肝气郁结所致。肝木不能条达，肝体失于柔和，致使肝郁血虚，则出现两胁作痛、头痛目眩；气郁而化火，故见口燥咽干；肝属木，脾属土，肝木盛则乘脾土，导致脾胃虚弱，故见神疲食少；脾胃虚弱则营卫受损，故见往来寒热。脉象上“动”表示气机运行不畅，多见于左侧关脉，也可见于整体脉象；“涩”表示血液运行不畅，常见于整体脉象；脾胃为气血生化之源，脾胃虚弱则气血生化不足，脉象上则见“缓”“弱”。

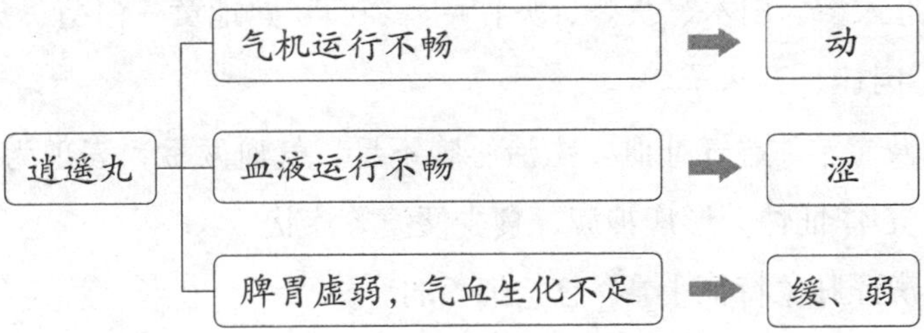

图3-3-8　逍遥丸脉证图

2. 归脾丸

[原方及出处]归脾汤出自《济生方》。

[组成]党参、白术、黄芪、炙甘草、当归、茯苓、远志、酸枣仁、龙眼肉、木香、大枣。

[功用及主治]益气补血，健脾养心。主治心脾两虚和脾不统血所致的心悸怔忡，失眠健忘，面色萎黄，头昏头晕，肢倦乏力，食欲不振，崩漏便血等症状。

[系统辨证脉象特征]动、曲、来怠去驶、涩。

[脉证分析]本方证多因思虑过度，劳伤心脾，气血损耗所致。患者内心思虑杂乱，脉搏谐振波增加，给医者以内心艰涩苦楚的心理感受，即“动”脉；患者对某一件事情的持续过度关注，其左手脉象常表现出向尺侧腕屈肌腱弯曲贴近，即“曲”脉；患者内心因思虑而疲倦，右手脉搏的升降过程则表现为“上怠下快”，即上升速度缓慢，到达脉搏搏动最高点后难于持续，迅速回落于基线，即“来怠去驶”。脾胃生化气血不足，脉道失于濡养，脉象上则表现为“涩”。

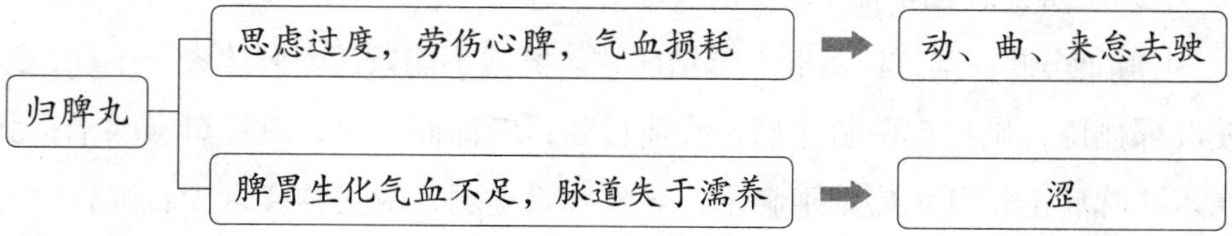

图3-3-9　归脾丸脉证图

3. 人参养荣丸

[原方及出处]人参养荣汤出自《三因极一病证方论》。

[组成]人参、白术、茯苓、炙甘草、当归、熟地黄、白芍、炙黄芪、陈皮、远志、肉桂、五味子。

[功用及主治]益气补血。主治心脾不足，气血两亏，表现为四肢倦怠，气短懒言，心悸怔忡，形瘦神疲，食少便溏等症状。

[系统辨证脉象特征]柔、怠、细、弱。

[脉证分析]本方证多由素体虚弱，或劳役过度，或久病失治所致。气

能生血，血能载气，气虚日久则致阴血化生不足，血虚或失血过多致气无所依。肺脾气虚则四肢倦怠、气短懒言、形瘦神疲，食少便溏；血不养心则心悸怔忡。脉“柔”“怠”为气虚充盈脉管不利，无以鼓动，脉管壁张力降低，脉“细”“弱”为脏腑血虚，充盈脉道不利，相应位置的脉管直径变小，脉管内压力减小。

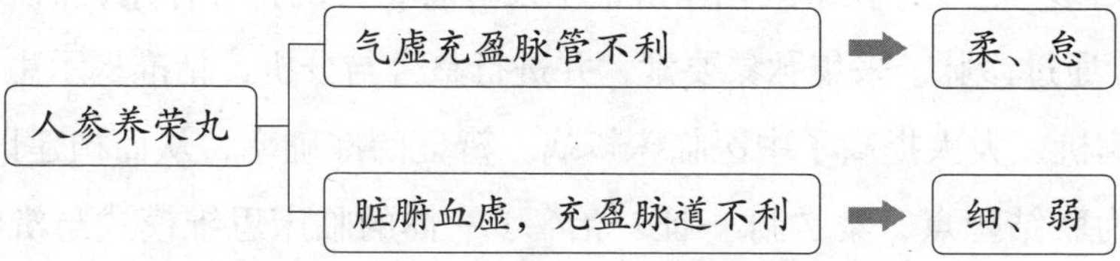

图3-3-10　人参养荣丸脉证图

表3-3-2　保健用药鉴别

药物名称	消遥丸	归脾丸	人参养荣汤
功效	疏肝解郁，养血健脾	益气补血，健脾养心	益气补血
主治	肝郁血虚脾弱证	心脾两虚证和脾不统血证	心脾不足，气血两亏证
临床表现	两肋作痛，头痛目眩，口燥咽干，神疲食少，或往来寒热，或月经不调，乳房胀痛等症状	心悸怔忡，失眠健忘，面色萎黄，头昏头晕，肢倦乏力，食欲不振，崩漏便血等症状	四肢倦怠，气短懒言，心悸怔忡，形瘦神疲，食少便溏等症状
脉象特征	动、涩、缓、弱	动、曲、来怠去驶、涩	柔、怠、细、弱

第四节　诊脉论外治方法

中医外治疗法，除口服、单纯注射给药外，还包括施于体表皮肤或从体外进行治疗的方法，如针灸、推拿、拔罐、熏蒸、贴敷等百余种，其理法并俱、源远流长。中医外治法疗效显著，可迅速缓解症状，不良反应小，安全可靠，操作简便，患者依从性好，易于推广，充分体现出中医药“简、便、廉、验”的鲜明优势。《理瀹骈文》有言：“外治之理，即内治之理，外治之药，即内治之药，所异者法也。”提出外治法与内治法虽然在给药途径、治疗方式上有所不同，但其治疗机制相同，故同样应遵循中医辨证论治的原则，因此在中医外治法诊疗疾病过程中也要注意辨病与辨证相结合，根据病情的寒热虚实、表里阴阳来确定外治法的治则与方案，实现辨证施治。脉诊作为中医“四诊”之一，在中医临床辨证中发挥着重要的指导作用，而“系统辨证脉学”通过诊脉，采集脉象要素，并进行整合与分析，精准揭示患者体质、病因与病机，大大提高了中医临床辨病、辨证的准确率，从而构建以脉象特征辨识为联结靶点，集“脉—证—治”于一体的临床思维模式与辨治体系，用于指导中医外治疗法的临床诊治及判断预后。

本节内容将结合“系统辨证脉学”中的脉诊知识，介绍外治方法中常见的脉针相应疗法、脉推相应疗法、脉熏相应疗法、脉贴相应疗法的治疗原理、操作方法及应用。

一、脉针相应精准高

（一）脉针相应的由来

1. 脉针的前世今生

（1）肇始时期：针灸的历史源远而流长，早在上古时期，人们已经开始使用针刺来治疗病痛。针灸疗法最早源于砭石疗法，原始社会，人们在生产活动的过程中身体很容易受到磕碰损伤，无意中发现用石块碰撞或者被火烤灼相关的部位，能够让所患部位的疼痛得以缓解甚至消失。经过长期发展，人们又逐渐发现，使用同样的力度，石头与身体的接触面越小，产生刺激的力度越大，疗效也就越好，于是，人们在此基础上对石头进行打磨，制作出了更为精巧、形态各样的石器或石针，亦被称为“砭石”，这便是针刺的萌芽。随着人类智慧和社会生产工艺的不断进步，针具也逐渐由石针、骨针发展为更加精细的青铜针、铁针、银针等。中医脉诊是最具中医特色的诊断方式，脉诊的起源，可以追溯到上古时期，早期医书称之为“相脉之道”，最早论述“切脉”的著作为《史记·扁鹊仓公列传》，记载扁鹊“特以诊脉为名耳”，说明古人很早就发现了脉象与疾病的关系，掌握了以手触按脉搏，通过总结脉象搏动的规律来诊察疾病的方法。《史记·扁鹊仓公列传》所记“至今天下言脉者，由扁鹊也”，认为脉诊起源于扁鹊，或者说是扁鹊时代。

早在上古时期，在针刺的应用过程中，人们就逐渐发现了诊脉和针法治疗的关系。早期的脉诊是对经络的检查，通过遍诊法诊察经脉的异常，再灸相应的经脉[15]。但当时的人们只是将针法作为一种施治方法，并未明确指出诊脉与针法之间的直接关系，直至《内经》的出现才有了脉诊指导针灸的详细论述。

（2）理论构建时期：脉诊与针灸之间的关系，尤以《内经》所载最详。《内经》作为我国现存最早的一部医学经典著作，记载了大量的脉诊内容，如脉象形成的基本原理、影响脉象变动的因素等，同时还记载了十二经遍诊法、三部九候诊法，寸口脉法、人迎寸口脉法等多种脉诊方法。《内经》十分重视脉诊对于针灸的指导，《灵枢·九针十二原》就特别强调：“凡将用针，必先诊脉，视气之剧易，乃可以治也。”脉气可反映脏腑气血的盛衰，施针前应当先诊脉，诊察气机的状态，才可施针治疗，将此作为针刺的基本原则之一，说明了在《内经》时期古人已认识到脉诊对针灸的重要性。《灵枢·终始》提到“脉实者，深刺之，以泄其气；脉虚者，浅刺之，使精气无得出，以养其脉，独出其邪气”。脉象实而有力为邪气实，应当采用泻法，应深刺，脉象虚且无力者，应用补的方法，相应地应浅刺，此反映出针刺补泻方法与深度的选择，应依照脉象的虚实来确定，体现了脉诊对于针灸补泻手法与针刺深度的指导作用[16]。针灸治病的关键在于调气，《灵枢·终始》提出可以通过诊察脉象的变化，来确定是否达到气至的效果，如“泻则益虚，虚者脉大如故而不坚也，大如故而益坚者，适虽言快，病未去也……故补则实，泻则虚，痛虽不随针减，病必衰去”。实证时针刺使用泻法，脉象应由坚变软，虚证时针刺使用补法，使正气得到补益，脉象应由虚至实，如此才能气至有效，使得针灸达到理想的治疗效果[16]。从以上不难看出，《内经》时期非常注重诊脉，其以脉统病，寸口、人迎脉诊可以辨别病邪所在经脉、经脉之虚实，从而临床上可以根据脉诊的结果确定针灸的治疗原则与相关穴位，直接指导针灸治疗，也可以通过脉象的变化判断针灸是否气至有效，验证治疗效果。

医圣张仲景首创六经辨证理论体系，不仅擅用汤药，更主张针药结合，辨证施治，而其著作《伤寒杂病论》也强调了脉诊对于针灸治疗的重要意义。首先，《伤寒论》病脉证并重，通过诊脉来确定病变部位及针灸方法与选穴，如第108条中言：“伤寒腹满谵语，寸口脉浮而紧，此肝乘脾也，名曰纵，刺期门。”此条中的“腹满”“谵语”均是阳明里实证的表现，其脉象本应是“沉实有力”，却表现为脉浮而紧，《伤寒论·辨脉法第一》云：“脉浮而紧者，名曰弦也。”弦脉对应肝，因此仲景认为此证为肝热乘脾，因期门为肝经之募穴，故应刺期门穴泻肝木以救脾土[17]。结合仲景“观其脉证，知犯何逆，随证治之”的辨证论治思想，施针使灸应根据脉象辨证施治，因此，诊脉对于针灸的临床应用具有关键的指导意义。

（3）发展时期：魏晋时期，王叔和所撰《脉经》是我国现存最早的脉学经典著作，他在继承仲景脉证相应理论的基础上，十分重视脉诊在针灸临床中的应用，形成“脉针相应”理论，即根据临床症状，结合脉象特征来判断病变在何经，从而确定针灸处方。《脉经·平三关阴阳二十四气脉》就较为明确地体现了“脉针相应”这一原则，如“左手关前寸口阳绝者，无小肠脉也。苦脐痹，小腹中有疝瘕，王月即冷上抢心。刺手心主经，治阴。心主在掌后横理中”，指出左寸虚，即小肠脉虚，应通过表里经即心经以阴补阳、以阳补阴。[18]

《针灸甲乙经》是由魏晋时代的皇甫谧将《素问》《灵枢》以及《明堂孔穴针灸治要》三书中的针灸内容，去其重复，择其精要，编撰而成，是我国现存最早且较为全面的一部系统性针灸专书。《针灸甲乙经》根据不同脉象提出了相应的针灸治疗大法，是脉诊在针灸治疗中系统应用的开始。如《甲乙经·经脉第一上》言：“人迎大一倍于寸口，病在少阳；再倍，病在太阳；三倍，病在阳明。盛则为热，虚则为寒，紧则为痛痹，代则乍甚乍间。盛则泻之，虚则补之，紧则取之分肉，代则取之血络，且饮以药，陷下者则从而灸之，不盛不虚者，以经取之，名曰经刺。”指出阳明盛衰脉象的针灸治则：脉盛属于阳盛，治疗时应用泻法；脉象虚小者属于阳虚，治疗时应用补法；脉紧者是因寒湿客于肌肉而致痛痹，治疗时应取分肉之间的经穴，即通过脉象的大小，判断脏腑虚实，推导出疾病所在经脉，并制订相应的治疗法则和选穴依据。[19]

隋唐时期，孙思邈全面继承并发展唐代以前的针灸学理论与临证经验，重视脉诊对针灸的直接指导作用，促进了针灸学科理论的发展。《备急千金要方》提到“夫脉者，医之大业也”，亦言“每针常须看脉，脉好乃下针，脉恶勿乱下针也”。充分强调了脉诊对于指导针法治疗的重要性。[20]

（4）鼎盛时期：由于针灸技术的不断传承和创新，加之名家辈出，使得针灸学术在明朝发展至高潮，涌现出许多汇总历代针灸文献的著作，同时，对于针灸的研究也逐渐深入。越来越多的名医大家将脉法融入到针灸的施治过程中。杨继洲临床重视辨证论治，尤其是脉诊的指导作用，其在《针灸大成·诸家得失策》中写道：“探脉络，索荣卫，诊表里，虚则补之，实则泻之，热则凉之，寒则温之，或通其气血，或维其真元。”将脉诊作为诊断疾病、确立治则治法、判断预后的一个重要手段[21]。这在其《针灸大成·杨氏医案》中有着详细体现，如治“滕柯山母患手臂不举”一案时，其他医者因患者“盛暑喜穿棉袄”，而俱作虚冷治之。独杨氏诊得“脉沉滑”，断定“此痰在经络也”，针肺俞、曲池、三里穴，患者“是日即觉身轻手举，寒亦不畏，棉袄不复着矣”。再如“文选李渐庵公祖夫人患产后血厥”案，杨氏诊其“脉孔而歇止”，虽然患者厥逆，但杨氏通过脉诊，准确地诊断出“病势虽危，针足三阴经，可以无虞”，果如所言，“针行饭顷而苏，肿痛立消矣”。徐凤在《针灸大全》中提出“形瘦脉大，胸中多气者，死。形气相得者生，不调者病，相失者死，是故色脉不顺而莫针”“慎之，大凡危疾色脉不顺而莫针”。将脉诊作为评价患者疾病状态以及判定患者是否适宜针灸治疗的重要诊疗手段。张介宾亦重视脉诊，用脉诊判定患者吉凶，其在《类经图翼》中阐述“欲知其内，须察其外，脉色通神，吉凶判矣”。

（5）补充发展时期：清代，由于医者重药而轻针，加之清政府废止针灸科，禁止太医院使用针灸，针灸的发展逐渐进入低谷，但依然涌现出许多重视临床、强调实用性的名家著作。如李学川著《针灸逢源》，强调辨证取穴，将经穴扩充至361穴，具有很强的实用性。总体来看，虽然针灸被官方禁止，但因其简、便、廉、验的特点，在民间依然广泛使用，客观上也促进了针灸理论与辨证理论的结合。

近代以来，由于西医的传入，中医受到了巨大的冲击，针灸的发展一度停滞。许多有识之士不忍针灸这一瑰宝惨遭废除，创办了各种针灸教育和研究的学术团体、学习班，普及针灸知识，推广针灸技术，让针灸与临床实际相结合，切实为民众解除病痛，使得针灸技术在民间得以顽强生存，深受劳动人民的喜爱，许多珍贵的针灸医籍和技术也因此被保留和传承了下来。中华人民共和国成立之后，国家大力支持中医针灸的研究和发展，制定了相应的政策法规，采取各种有效措施发展中医针灸学。整理和出版了一大批中医针灸相关的古籍，进行针灸技术的传承和推广。各种针刺、灸法如头针、耳针等，得到了普遍应用，以辨证论治为法则，运用四诊进行疾病诊断，选择适应的针刺手法和穴位进行治疗，取得了良好的治疗效果，积累了宝贵经验，为人民群众所支持和推崇。国家还建立针灸研究机构，鼓励针灸的创新和发展，推动针刺、灸法的标准化和现代化，并与现代技术相结合，研制出众多的针灸诊疗仪器、设备、电针、激光针等，广泛应用于临床实践。经过几十年的发展，针灸不仅在国内得到了发展和普及，更是走出国门，传播到了世界各国，现已在全球掀起一场研究针灸、应用针灸的热潮。但应指出的是，近年来的针灸学术发展，更多偏向于从西医学的角度去剖析针灸的原理和经络的实质化，而相对忽视了针灸与辨证的结合应用，尤其是舍弃了在针灸辨证取穴施治过程中占有重要地位的脉诊。脉诊在针灸治疗过程中具有判断疾病吉凶、收集患者症状资料、确立治法治则、判定预后等不可或缺的作用，其重要性不言而喻，不应被忽视。同时，因脉诊并不能独立进行诊断疾病证候，也在客观上限制了脉诊在针灸施治过程中发挥更大的作用。

2. 系统辨证脉针疗法介绍

（1）系统辨证脉针疗法简介：“系统辨证脉针疗法”是“系统辨证脉学”和针法创新结合的中医特色疗法。其以“和血气、调志意”为理念，以“三步系统定治法”为原则，通过脉诊以辨别疾病的性质、证候及病位，融合运用传统针灸、腹针、头针、脐针、颊针等技术精华，形成“系统辨证脉针疗法”。其针依脉立，以脉调针，将脉诊与针法完美结合，从而达到客观精准地调节脏腑经络、气血循行，以恢复机体形与神俱的健康状态。

“系统辨证脉针疗法”具有起效迅速、副作用少、价格低廉、使用方便等优势。以脉定穴、脉—针相应，通过脉象精准定位人体痹阻穴位、区域及治疗狙击靶点，明确患者病机、病因及疾病过程中的关键环节，既是对传统针灸的继承与发展，又提高了腹针、头针及脐针等疗法的临床效果，为脉象与针法构架桥梁，使两者紧密结合。“系统辨证脉针疗法”适应范围广泛，且具有操作简便、耗材少、培训较易等优势，具有非常广阔的发展前景。

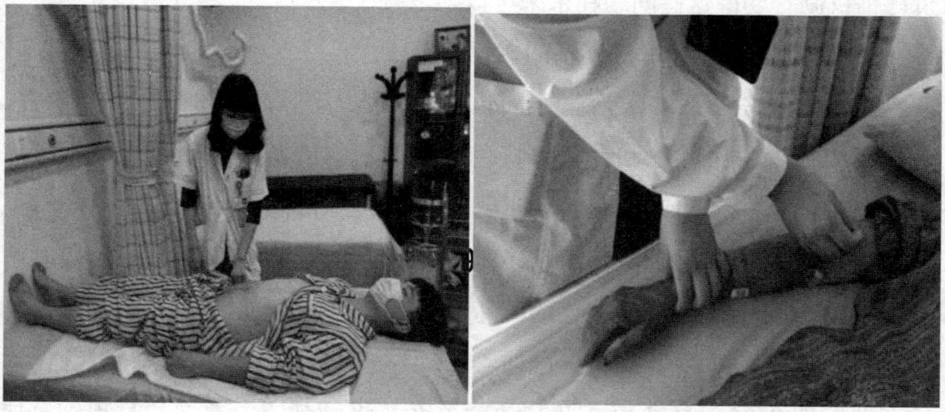

图3-4-1 系统辨证脉针疗法的应用

（2）系统辨证脉针疗法的形成：“系统辨证脉学”将传统脉象进行拆解构建，分化出25对脉象要素，将其归类分成“位”“数”“形”“动”“质”五维纲领，“位”包括“浮—沉”“上—下”“左—右”“内—外”4对脉象要素；“数”包括“迟—数”“结—代”2对脉象要素；“形”包括“粗—细”“曲—直”“凹—凸”3对脉象要素；“质”包括“刚—柔”“厚—薄”“寒—热”“滑—

涩”“稀—稠”“枯—荣”“清—浊”“强—弱”8对要素；“动”包括“高—深”“长—短”“来—去”“怠—驶”“急—缓”“进—退”“敛—散”7对脉象要素。由点到面，通过脉象要素、层次、系统等彼此之间的联系，表征疾病的不同层次，如病因、病机、病位等不同系统。同时，根据患者当前脉象特征所表征的意义进行推理、判断、分析疾病的病因、病机发展和疾病结果，即通过脉诊达到对疾病发展过程的整体把握。最终通过脉诊就可以进行病史资料收集，分析诊断疾病证候，这就扩大了脉诊的适用范围，大大提高了脉诊的准确度和效率，有助于治疗取到良好的疗效。在发展和应用“系统辨证脉学”的过程中，研究者逐渐发现，针灸辨证取穴，可以直接通过“系统辨证脉学”体系，进行疾病的诊断，用以指导针灸施治。值得注意的是，虽然“系统辨证脉学”对于针灸施治能够起到重要的指导作用，但其理论构建尚不完善，如单靠脉诊如何进行精准地定位病位？脉针体系的治疗原则具体是什么？取穴方案以脉为指导，不拘泥于经络系统是否可行？是否有可持续的评价评估机制？期待这些问题在未来可以得以解决。

（3）系统辨证脉针疗法体系的构建和发展：

①建立“三步系统定治法”：滕晶教授致力于脉诊技术临床应用研究，在临证中重视中医脉诊和针灸等特色诊疗技术的创新与应用，在临床上应用系统辨证脉法指导针灸施治的过程中发现，脉诊能够指导针刺治疗，但是如何通过诊脉进一步系统、精准地确定针刺的施治穴位仍是一大亟须解决的难题。滕晶教授基于多年的临床实践经验，在全面继承“系统辨证脉学”的基础上，进一步完善脉诊体系，总结出了“三步系统定治法”。通过汇总、整合25对脉象要素及其关联关系，将针刺定穴选穴的过程细分成了三大步骤，将诊断和治疗紧密相合，使得脉与针完美相应，从而更加客观精准地辨证施治，确立针刺处方，调节脏腑经络、气血循行。“三步系统定治法”将针刺选穴分为三大步：第一步为以脉定性选穴，即通过诊脉所得“寒—热”“强—弱”脉象要素以确定疾病的寒热及虚实性质，进而确定针刺的补泻手法；第二步为定证选穴，将诊脉获取的多个脉象要素进行交会、聚类以及分析，从而确定疾病对应的证候要素，如气滞、血瘀、痰凝、火盛

等；第三步为定位选穴，系统辨证脉针疗法的定穴并不局限于传统的十二经脉取穴，而是以系统辨证脉法为基础，将脉诊诊察区域分为纵向、横向、轴向3个方向，从手腕部的皮肤到骨骼为纵向，纵向由浮到沉分为7层，分别为浮浅层、浮层、中浅层、中层、沉浅层、沉层、底层，从腕横纹到向心一寸九分（同身寸）区域为轴向，轴向上分为寸上、寸、关、尺、尺下五部，横向定位在桡动脉血管壁及外侧组织进行脉诊信息采集，脉诊诊察区域的三个方向形成了三维脉诊空间及一个完整的脉搏波，具体划分为寸、关、尺、寸上、尺下+5带6区7层，分别对应人体上中下三部、从前至后、不同脏腑所属及从皮肤到内脏，从多维角度对患者机体状态进行全面评估与精准定位。“三步系统定位法”通过诊脉对获取的脉象要素进行系统辨脉分析，以定性选穴、定证选穴和定位选穴三步，系统、精准、多维度地诊察患者身体功能、体质、病性、病机等，进行精准辨证，精准定位人体痹阻穴位，进而确定针刺治疗方案。“三部系统定位法”针依脉立，精准定穴，更加系统、简明、准确地指导针刺选穴。以脉调针，进而平脉调针、脉平出针、评估预后，形成了“脉—证—针”一体化的诊疗体系，从而进一步发展与完善了系统辨证脉诊体系。

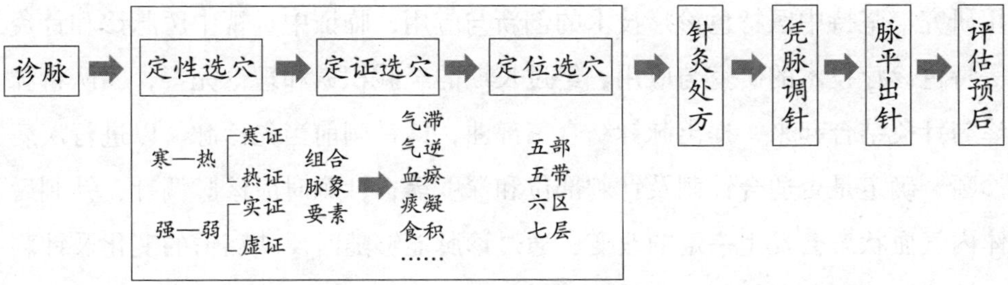

图3-4-2　“三步系统定治法”示意图

②明确脉针体系的治疗原则：“系统辨证脉针疗法”治疗原则总结为和血气、调意志。在治疗过程中，从生理层面，注重对患者气血的调和。《医学真传》有云：“人之一身，皆气血之所循行，气非血不和，血非气不运，故曰气主煦之，血主濡之。”《医宗必读·古今元气不同论》曰：“气血者，人之所赖以生者也。”可见气血在维持人体正常生命活动中起重要作用。气贵乎顺，

血贵乎行，气血调和，则百病不生。反之，则百病丛生。心理层面，注重对患者心理情志的调护。中医学认为人是形神一体的，形指人体的形体状态，神包括了情志、心理和五神等内涵。心理层面和身体层面既相互促进，又相互影响。身体功能的改变会影响患者的正常心理状态，反之，心理状态的紊乱也会反向作用于身体，干扰身体各项功能的正常运行。对精神心理状态进行调整，既可以治疗患者的情志疾病，也可以辅助患者身体层面的治疗。运用相应的针刺手法，选取相应穴位，调和紊乱的气血，恢复正常的精神心理状态。通过脉诊，感受患者身体和心理层面的异常改变，并作为针刺后效果评估、预后判断的重要手段，平脉调针、脉平针出。

（二）步入脉针大门的捷径

1. 行针依据——脉诊

作为四诊法之一，传统脉法虽能独立完成疾病的诊断及判断预后，但将其应用于针刺的临床诊治中，缺少了脉与针的直接对应性。“系统辨证脉学”体系的建立，通过对脉象要素的收集、组合和分析，对疾病进行系统、全面的诊察，构建出疾病从出现到发展到当下的整个过程，还可以推断疾病接下来的发展以及治疗预后。“系统辨证脉针疗法”团队致力于脉诊技术的临床应用研究，坚持中医特色诊疗技术的创新与应用，临证中重视中医脉诊和针灸等特色诊疗技术的研究与应用。经过长期的经验积累和理论完善，团队将脉诊与针灸结合起来，提出脉针结合三部曲，即针刺前当先诊脉，以进行疾病诊断、确定是否适合针刺及针刺部位和深度等；针刺时应诊脉调针，针刺后体内气血状态会发生一定的改变，通过诊脉能够随时反映病情的变化及针刺的效果，根据患者针刺前后的脉象变化，进行适当的调整，达到更好的治疗效果；针刺后通过诊脉可判断疾病的预后及转归。为了更好地将脉针结合应用，滕晶教授提出了“三步系统定治法”，即以脉定性选穴、定证选穴、定位选穴，确立疾病诊断，精确选取针刺部位及深度，形成了“脉—证—针”一体化的诊疗体系，临床上取得了较好的疗效。

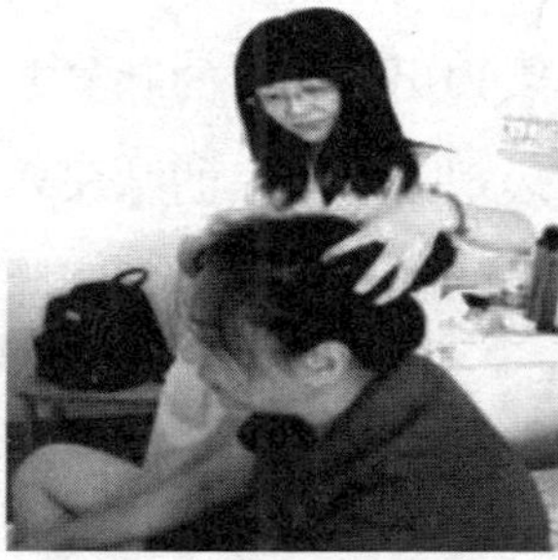

以脉定性选穴

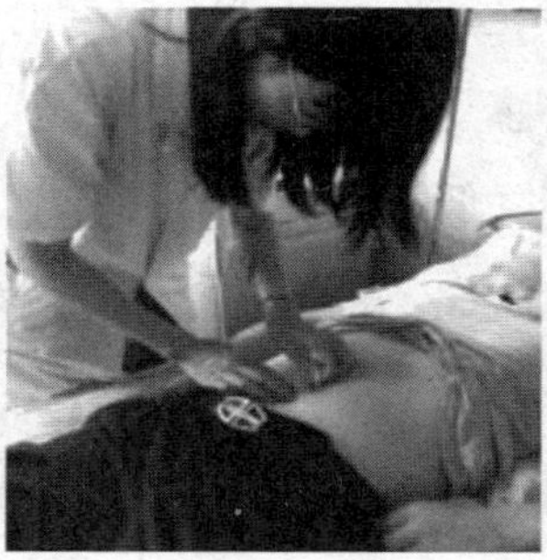

以脉定证选穴

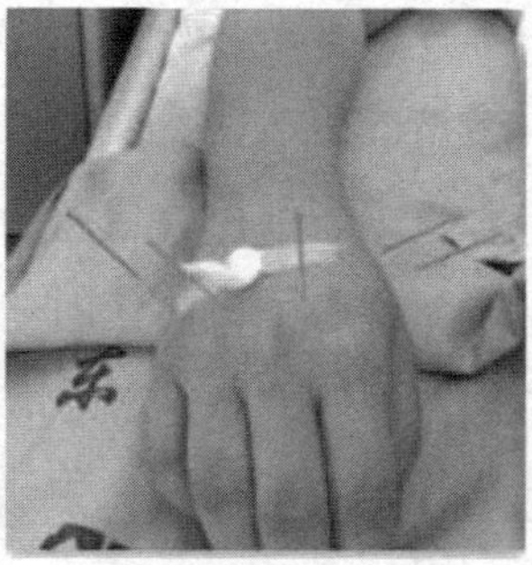

以脉定位选穴

图3-4-3　以脉定性、证、位选穴

（1）系统辨证脉象体系——三部系统定治法：

①以脉定性——脉定寒热虚实："以脉定性"是"三步系统定治法"的第一步，运用"系统辨证脉学"理论，以"寒—热""虚—实"脉象要素定疾病的寒热及虚实性质，对患者疾病有基本的判断，并根据病性确立相应的针灸治则治法。具体如下。

A.辨强弱：采用触压觉进行"强弱"要素的感知，适当用力按压桡动脉，感受整体脉、三部局部脉脉搏对指目的反作用力。若患者表现出"强"的脉象要素，则表征病性偏实；反之，若患者表现出"弱"的脉象要素，则表征病性偏虚。若出现整体脉偏实而局部脉偏虚，或整体脉偏实而局部脉偏实的情况，应注意具体分析，结合患者的症状来综合判断患者当下所处的状态。相应地，脉象要素为"强"，则针灸以泻法为主；脉象要素为"弱"，则针灸以补法为主。

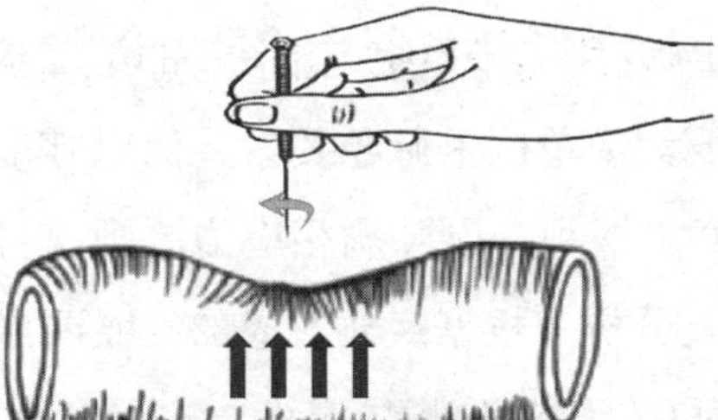

图3-4-4　脉象要素"强"表征病性偏实，应用泄法（顺时为泄）

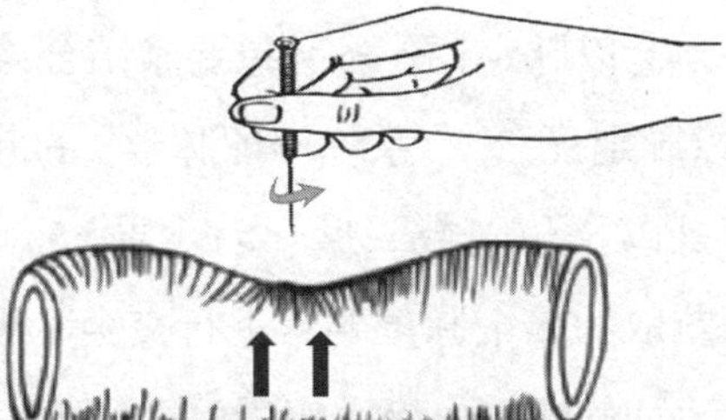

图3-4-5　脉象要素"弱"表征病性偏虚，应用补法（逆时为补）

B.辨寒热：采用温度觉进行“寒热”要素的感知，可采用总按、单按、微按的手法，变换指力去感受脉象中的寒热状态。若表现出“寒”的脉象要素，则表征机体代谢功能降低，病性偏寒；反之，若表现出“热”的脉象要素，则表征机体代谢功能增加。若出现整体脉偏寒而局部脉偏热，或整体脉偏热而局部脉偏寒的情况，再或者出现局部多处“寒”“热”等表现，应注意结合患者的症状，来综合判断患者机体代谢功能的变化及当下的疾病性质。相应地，脉象要素为“热”，则针刺以泻热为主；脉象要素为“寒”，则针刺以散寒为主。

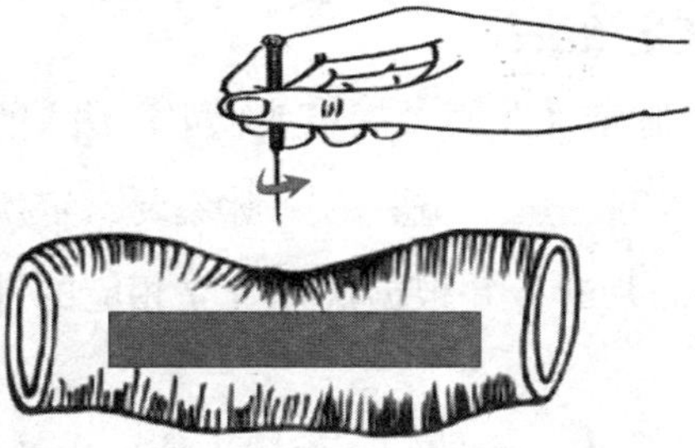

图3-4-6　脉象要素“寒”表征病性偏寒，应用补法（逆时为补）

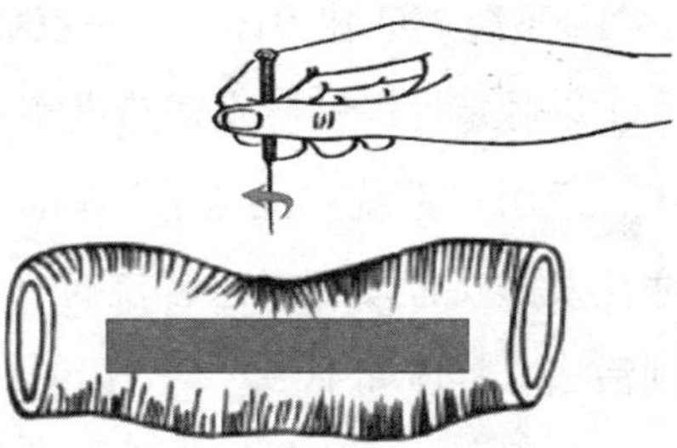

图3-4-7　脉象要素“热”表征病性偏热，应用泻法（顺时为泻）

确立针刺治则治法，应将“强弱”“寒热”脉象要素结合进行分析，“强”“热”脉象要素指导针刺以泻热为主，“弱”“寒”脉象要素指导针刺以补虚、散寒为主。应指出的是，以脉定性只是对患者当下病性的简要诊断，初步确立治则治法。后续还应进行定证、定位，以更准确、更具体地确定病证及确立针刺部位和深度。

②以脉定证——脉象要素结合诊断疾病：“三步系统定治法”的第二步是“以脉定证”，“系统辨证脉学”的脉象要素为单因素脉象要素，而以脉定证即是以“位、数、形、动、质”5个维度为纲领，以脉病相应为原则，将诊脉获取的多个脉象要素进行交会、聚类及分析，根据疾病对应的证候要素选穴，如气滞、血瘀、痰凝、火盛等，进而有针对性地指导定络选穴。

“系统辨证脉学”从时间、空间、属性、形态、动态5个方面对25对脉象要素进行高度凝练，总结出“位、数、形、动、质”脉象要素五维纲领。其中具有单一要素辨证的有“位”类中的“上—下”要素，其具有独立的辨证意义，“上”表征气机的上逆，“下”表征气机的下陷；“质”类中的“寒”表征疾病性质属寒；“热”表征疾病性质属热；“稀”表征血虚精亏；“枯”表征血中津液的缺乏；“强”表征正气的强盛；“弱”表征正气的不足；“浊”表征血稠；“厚”表征脏腑功能强壮，体质壮实；“薄”表征脏腑功能低下，体质薄弱。同时，多个脉象要素组合，能够表征相应的证素，如“形”类中的“粗”“曲”“凸”相结合对应气机的郁闭；“质”类中的“柔”“薄”“弱”相结合表征气机的虚衰；“寒”“弱”相结合代表阳气亏虚；“刚”“寒”“稠”“滑”相结合表征感受寒湿邪气的病因。

相应地，确立针刺治法应以证素为依据进行辨证取穴，“上”“粗”脉象要素表征气逆，指导针刺以降逆为主，选择具有理气降逆之功的穴位，如内关、膻中等穴，以宽胸散结，调气降逆；“下”“粗”脉象要素表征气陷，指导针刺以升提为主，选择具有补气升提收摄之功的穴位，如百会、足三里、气海、脾俞等穴；“弱”“散”脉象要素表征气脱，指导针刺以补气固脱为主，选择具有益气固脱作用的穴位，如百会、神阙、关元、中脘、足三里等穴位，以补气固脱，引气归原；“浮”“柔”“缓”脉象要素表征外感风邪，指导针刺以风池、肺俞、风门、风府等具有疏风解表作用的穴位为主，以外散风寒，祛风通络；“稀”“滑”脉象要素表征痰凝，指导针刺以太白、阴陵泉、丰隆等具有健脾祛湿作用的穴位为主，以健脾化湿、理气和胃；“沉”“稠”“强”脉象要素表征食积，指导针刺以足三里、中脘、天枢等具有健脾和胃作用的穴位为主，以健脾和胃，消食化积；“涩”脉象要素表征血瘀，指导针刺以血海、三阴交、太冲、膈俞等具有活血化瘀作用的穴位为主，以调和气血、活血化瘀、引血归经、调理血脉；“弱”“散”脉象要素表征气虚，指导针刺以补气为主，选择膻中、中脘、气海、三阴交、关元等具有补益元气作用的穴位，膻中补上焦肺气，中脘补中焦水谷之气，气海补下焦元气，以益气培元固本；“枯”“细”脉象要素表征津亏，指导针刺以肺俞、照海等具有生津养液作用的穴位为主，以滋阴养津，补养津液；“稀”“细”脉象要素表征血虚，指导针刺膈俞、肝俞、足三里、三阴交等具有养血补血作用的穴位，血会膈俞，辅以肝俞，养血补血；足三里、三阴交健脾养胃以补血。

以气变为例，根据气的运动状态和性质可分为气逆、气陷、气郁、气闭、气脱和气虚6种状态。

气虚状态是全身或局部的气减少而导致相应的脏腑组织功能减退的病理状态。气虚状态的整体脉象是脉管管壁顺应性增高所致，其主特征脉象为表面张力降低则脉“柔”；脉管内压力减弱则脉“弱”；脉搏波沿桡动脉壁传导速度减慢则脉“怠”；脉搏波横向回敛的态势减弱则脉“散”。因此，“沉”“柔”“弱”“怠”“散”等脉象要素表征气虚状态，针灸选穴应以关元、气海、足三里等具有补中益气作用的穴位为主。

气逆状态是指气的升降失常，可表现为气升举之太过或下降不及时的一种病理状态。气逆状态的主脉象特征表现为脉搏搏动超出正常的寸、关、尺三部，顺手臂轴向向远心端移位的“上”要素，脉管内压变化，上下压力不均衡则脉呈现上“强”下“弱”状态。因此“上”、寸“浮”尺“沉”、寸“强”尺“弱”、寸“粗”尺“细”脉象表征气机上逆，治疗以针刺太冲、太溪、三阴交等具有引气归原作用的穴位为主。

气陷状态是指气的升降失常，可表现为气的升举无力或下降太过的一种病理状态。其主特征脉象亦表现为脉搏搏动超出正常的寸、关、尺三部，但顺手臂轴向方向是向近心端移位的“下”要素，脉管内压力的不均衡表现为上“弱”下“强”的状态。因此，“下”、寸“沉”尺“浮”、寸“弱”尺“强”、寸“细”尺“粗”、表征气机下陷，治疗以针刺百会、四神聪等具有补气升提作用的穴位为主。

气郁状态为气的出入运动受到阻碍，不能外达而聚结的一种病理状态。气郁状态由于气机运行不畅，脉搏搏动沿管壁传导和在血流中前进的距离均缩小，而导致脉动应指范围呈现出比正常寸和尺部缩短的“短”脉象要素；又因气机聚结不散，脉管壁和血流层可以出现高起的特征，其形态可以表现为圆形、粟粒形、条索形和不规则形等多种形态，脉象为“凸”“浮”要素；气行则血行，气行不畅则血行不利，血液成分间摩擦力增大，脉中血行的流利度降低则脉“涩”。因此，“短”“凸”“涩”表征气郁状态，故应选择太冲、膻中等具有行气解郁作用的穴位。

气脱状态是在气虚的基础上，气不内守，大量外散，以致机体功能突然衰竭的一种病变状态。气脱状态的主脉象特征成因为气虚，脉搏搏动无力，脉内压力降低则脉“弱”；气的固摄作用减弱，脉内压力缩减，血管壁回缩无力则脉“散”；阳气外溢，浮越于肌表则脉“浮”；气脱则心率加快以满足机体的需要，脉率增快则脉数；气脱日久，阳气无力外出则脉位变“沉”；气虚无力支撑脉道则脉“细”；阳气大伤，脏腑功能衰竭，脉率减慢甚则脉搏节律不规则，则脉由“迟”发展到“结”或“代”。因此，“浮”“粗”“散”“数”等脉象表征气脱所致的气散不收状态，针灸选穴应以中脘、足三里等具有引气归原作用的穴位为主。

气闭状态是在气郁的基础上，气机外出与纳入严重障碍、闭塞于内的一种病理状态。气闭于内，不能彰显于肌表，脉沉积于内则脉“沉”；气机外出受阻，脉道失充则脉“细”；气血运行不畅，脉搏搏动前行的距离变短则脉“短”；血液流动前行受阻，加速度衰减则脉“进少退多”；气机壅闭于内，从浮取、中取至沉取脉搏内的压力逐渐增大则沉位脉“强”。因此，“沉”“细”“敛”等脉象表征气机郁闭，针灸选穴应以合谷、太冲等具有疏肝解郁作用的穴位为主。

③以脉定位——确定疾病部位：“以脉定位”是“系统辨证脉学”中比较有特点的诊断定位方法，其将脉诊诊查区域分为纵向、轴向、横向3个方向。纵向上，以手腕部从皮肤到骨骼为纵向，由浅至深，分为7层；轴向上，在传统的寸、关、尺三部上，划分更加具体，加入了寸上、尺下2个区域；横向上，从桡动脉由外至内，分为5带。上述的3个方向定位组合成的三维脉诊空间及一个完整的脉搏波具体化分为寸、关、尺、寸上、尺下+5带6区7层，分别代表躯体上中下三部、从前至后、不同脏腑所属及从皮肤到内脏的对应关系，根据诊断定位，确定针刺部位和深度。

A.纵向脉象要素——表征针刺深度的定位：脉象系统最基本的组成是脉象要素，其最高层次是整体脉象，中间还存在不同层次的脉象，各个不同层次的脉象系统与病变层次具有相对固定关系。以手腕部从皮肤至骨骼为纵向，根据切脉指力的不同，将纵向诊察区域由浮到沉分为7层，分别为浮浅层、浮层、中浅层、中层、沉浅层、沉层、底层，依次代表了人体从皮肤至骨骼层的对应关系。浮浅层、浮层对应皮肤及皮下组织，中浅层对应肌肉，中层对应脉管，沉浅层对应筋膜，沉层对应筋，底层对应骨，从而能够针对纵向脉象精准确定相应针刺的部位以及深度。如诊脉时，若脉象于浮层摸到“刚”“细”“敛”“动”脉象要素，则表征风寒邪气外束于肌表，病位在皮，故在针刺时应选择浅刺太阳、列缺、风池、大椎、合谷，针刺至皮层。

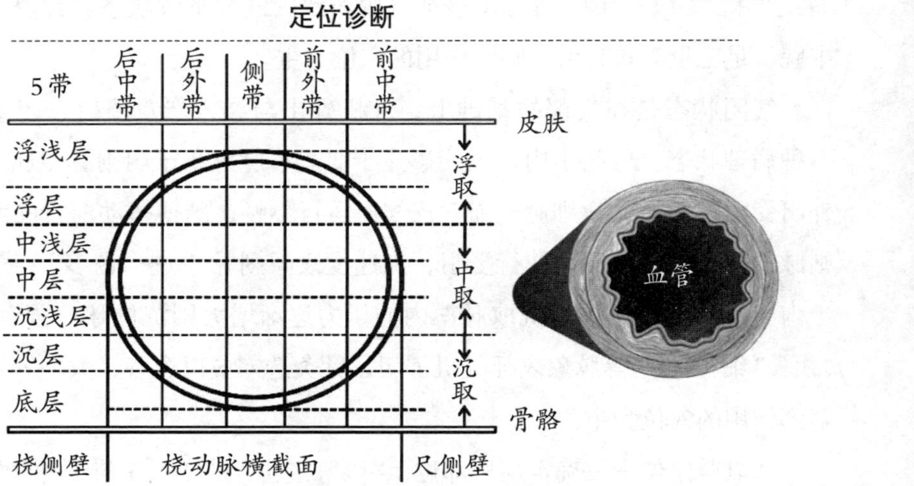

图3-4-8 7层：进行针刺深度的定位

B.轴向脉象要素——表征疾病的脏腑定位：以腕横纹到向心一寸九分（同身寸）区域为轴向，根据距离腕横纹远近区分上下。距离腕横纹远的为下，距离腕横纹近的为上，可以与“上下”脉象要素相结合。轴向分为寸上、寸、关、尺、尺下，对应人体的5个部位，寸上对应人体颈部以上，寸对应颈部以下与膈部之间的位置，关对应膈以下到脐部之间的位置，尺对应脐部以下到下肢之间的位置，尺下对应下肢。“系统辨证脉学”在传统脉学的基础上，增加了寸上、尺下两部分，扩大了脉诊的把脉范围，可以收集到更多的脉诊资料，有利于更精确地进行脉诊定位。脉搏波作为“系统辨证脉学”的标志性内容，其在脉诊定位中也发挥着重要的作用，脉搏波从产生到结束，分为6区，分别为S3、S2、S1、K1、K2、K3。可根据全息对应的方法，进行疾病的脏腑定位。如作为脉搏波的起始点，S3区起始为心，在此区脉诊出现异常，则表示病变在心，若脉象呈现“沉”“动”“涩”的特征，同时兼见左寸部“沉”“缓”“涩”尤为明显，表征气滞血瘀，上焦瘀血，病位在心，故针刺膈俞、膻中、内关、郄门穴，以活血化瘀，强心止痛。

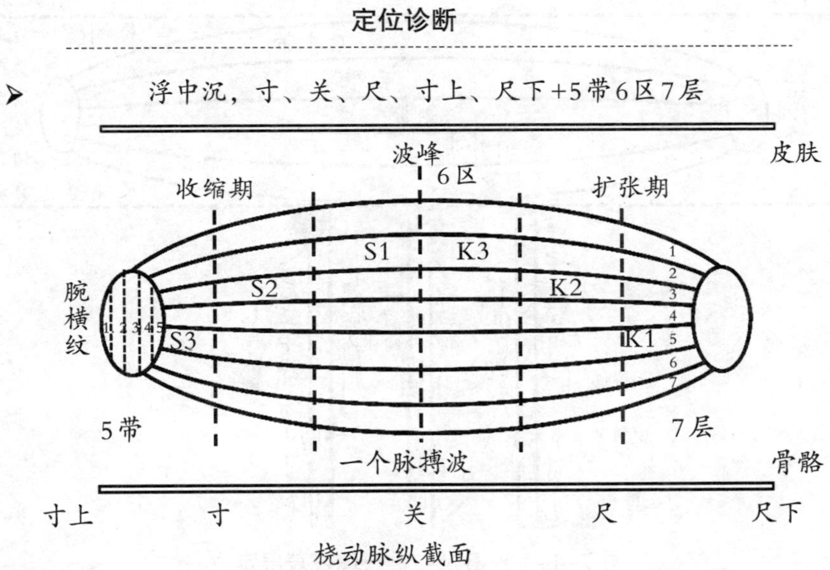

图3-4-9　6区：进行疾病的脏腑定位

C.横向脉象要素——表征体表表层的定位：以桡动脉桡侧壁到尺侧壁为横向，可与“内外”“左右”脉象要素相结合。从桡侧壁到尺侧壁，由外到内，将桡动脉分为5带，分为后中带、后外带、侧带、前外带、前中带，对应人体的体表，左右桡动脉分别对应左右各半身体。分割五带的六条线，由外到内，分别对应后正中线、肩胛线、腋后线、腋前线、锁骨中线、前正中线。横向的五带还可与轴向的寸上、寸、关、尺、尺下结合应用。在诊脉定位的过程中，先通过“左右”脉象要素进行左右身体的辨别，再根据5带和寸、关、尺、寸上、尺下，划分到具体的区域，进行患者体表定位，诊断出患者体表气机郁结所在，从而决定针刺部位。如左寸上1/3桡侧缘“浮”“敛”“寒”，桡侧缘对应人体后中带，左寸上桡侧缘对应左侧头枕及左侧后颈部，“浮”“敛”“寒”提示有感受风寒邪气，则左寸上1/3桡侧缘“浮”“敛”“寒”表示风寒侵袭于左侧头枕及后颈部，治法应以祛风解表，散寒止痛为主，选择风池、风府、大椎、玉枕等穴进行治疗。

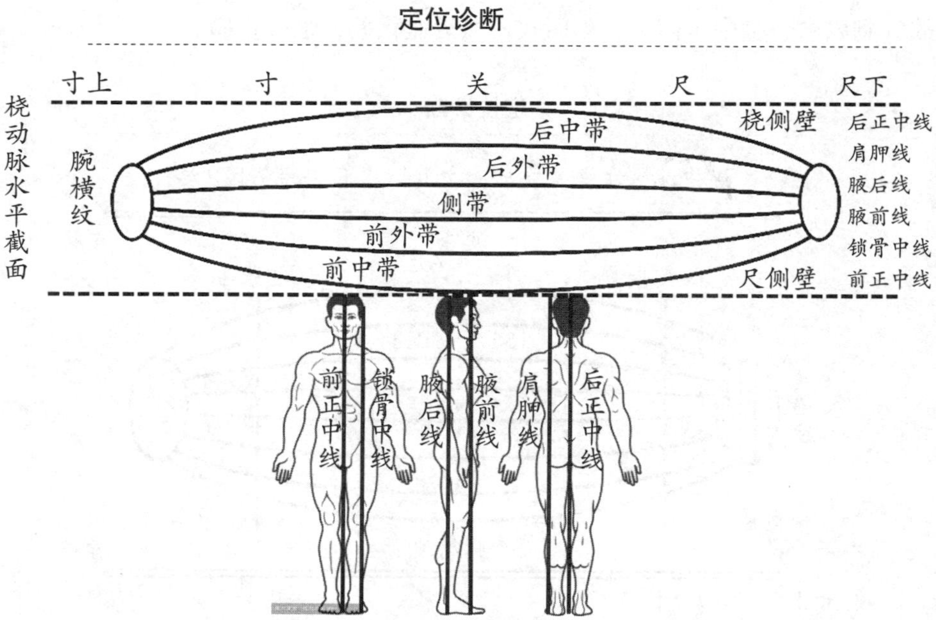

图3-4-10　5带：进行体表表层定位

2. 疗效原理

疾病的形成是一个完整的过程，其包括“形变”和“神变”两部分。“形变”影响全身的生理状态，改变精、气、血、津、液的正常生成、运行和输布，而“神变”是指影响精神心理疾病而言。“形变”和“神变”之间相互影响，相互促进，因此在疾病的诊疗过程中，要从“形变”和“神变”两方面进行论治，既要注重调和全身气血，还要注重对患者精神层面的治疗。笔者将中医传统治则治法理论与五神理论等相结合，以中医形与神俱为根基，总结提出了“系统辨证脉针疗法”的疗效原理为和血气、调意志。

（1）从“形变”角度论治：

①气血失和是疾病产生的基本病机：气血是中医理论的基本概念，《素

问·调经论》曰：“人之所有者，血与气耳。”气血为人体之根本，是构成和维持人体生命活动的最基本要素，气是不断运动的活力很强的精微物质，气通过升降出入的运动形式与自然界、机体内外进行着能量代谢与交换，从而发挥出推动、温煦、防御、固摄等多种功能，其性属阳，主动，主温煦；血是循行于脉中的红色液态样物质，其性属阴，主静，主濡养。《素问·调经论》曰：“五脏之道，皆出于经隧，以行血气，血气不和，百病乃变化而生。”指出气血失和是疾病产生的基本病机，气的推动、血的濡养维持五脏六腑、四肢百骸的正常功能，气血调畅则百病不生，若气血失和则脏腑功能失调。《灵枢·口问》云：“夫百病之始生也，皆生于风雨寒暑，阴阳喜怒，饮食居处，大惊卒恐，则血气分离……血气不次，乃失其常。”也明确指出疾病的发生都是各种原因导致气血失调的结果，气血失调是疾病发生发展的内在因素，是疾病变化的基本机制，故《素问·至真要大论》曰：“疏其血气，令其调达而致和平。”因此，疾病治疗的根本目的，在于调和气血，恢复气血流通之本性。[22]

②脉与气血的关系：《医权初编》言：“人之生死，全赖乎气。气聚则生，气壮则康，气衰则弱，气散则死。”可见，气是构成人体生命活动最基础的物质，气变是百病之始、百病之因[22]。《灵枢·九针十二原》曰：“凡将用针，必先诊脉，视气之剧易，乃可以治也。”最先提出以诊脉辨气为治疗先导的诊治思路。气为血之帅，血在脉中运行依靠脉气的推动与温煦作用，气的推动作用正常则脉象平和，不疾不徐，节律一致，若气虚不足以推动血脉运行则脉象迟缓、艰涩，气的固摄作用保证血在脉中正常运行而不溢出于脉外，若气虚不足以固摄血液，则血逸出于脉外形成离经之血，脉象特点则表现为脉往来不流利，亦为涩脉。因此，气是脉象形成的动力，气在脉象的形成过程中发挥着推动、温煦、固摄的作用，脉象随气变而变，若气出现太过与不及，可以通过脉象体现出来，脉象不仅能够及时精准地反映出气变，而且可先于机体的症状和体征发生相应的变化。

“脉者，血之府也”，经脉是容纳和运输血液的通道，是联络营养全身的通道，血是组成脉象最基础的物质，只有脉内的血液充盈，血脉才能正常运行，若血虚不足以充盈血脉，则脉象鼓动无力，脉细如丝如线，脉象表现为沉细虚，故血行通畅则脉象流利，血行不畅则脉象艰涩。[23]

脉是气血运行的通道，人体之气血是脉象形成的物质基础，是脉象产生的动力，脉无血不充，无气不动，脉之所在，病之所在。《中藏经·脉要论》说："脉者，乃气血之先也，气血盛则脉盛，气血衰则脉衰。气血热则脉数，气血寒则脉迟。气血微则脉弱，气血平则脉缓。"董西园《医极》曰："脉者，血之府也。血充脉中，缘气流行，肢体百骸，无所不到，故为血气之先机，凭此可以察气血之盛衰，疾病未形，脉先昭著。"可见，气血的盛衰能影响脉象，脉象也能够反映机体气血之盛衰，人若气血调和，经脉通畅，则脉象安和，谓之有胃有神；气血逆乱时，经脉不通，则脉象不平，谓之少胃少神。通过诊察寸口脉的脉象，可知气血的盛衰，辨别阴阳，从而作为疾病诊断的依据。[24]

③针灸对气血的影响：疾病产生的根本在于阴阳失衡，气血失调。经络是人体气血运行的通道，而针刺能通过不同补泻手法刺激经络上相应穴位以达到调和气血、平衡阴阳的效果。《灵枢·本脏》曰："经脉者，所以行血气而营阴阳，濡筋骨，利关节者也。"指出经络具有运行气血、濡养筋骨关节、平衡阴阳的生理作用，经气推动气血在经脉中运行，对全身脏腑气血阴阳的协调与平衡起着总领作用。而针灸的根本目的就是通过刺激相应的穴位，以激发经络对全身气血阴阳的调节及脏腑正常功能的维系作用。另一方面，"得气"是针灸能否取得疗效的关键，针刺气至，使得经气通畅，气血调和，相应的脏腑器官、四肢百骸的生理功能正常发挥。《难经》言："当补之时，从卫取气，当泻之时，从荣置气……营卫通行，此其要也。"明确指出可以通过针刺的补泻手法以调和气血，恢复气血的流通之性，从而和气血，平衡机体阴阳，实现以平为期。

（2）从"神变"角度论治：将中医五神理论融入"系统辨证脉针疗法"中，强调在调和全身气血的同时，还应注重情志方面的调护。五神分为魂、神、意、魄、志5种。五神理论起源于《内经》，《灵枢·本神》有云："随神往来者谓之魂，并精而出入者谓之魄，所以任物者谓之心，心有所忆谓之意，意之所存谓之志。”“魂、神、意、魄、志”各有其功能，彼此之间又相互联系，其功能的最佳状态称之为“五神平秘”。五神与五脏相联系，五脏是精气血津液的生化之地，同时也是五神的藏舍之处。五神平秘，五脏功能协调运行，为人体的正常生理心理状态。五神与五脏又相互影响，五神异常时，会影响五脏的正常生理功能；五脏异常时，宅乱而神不安。因此，在进行情志疾病的诊疗时，也应注重对脏腑功能的评估和治疗。五神紊乱的病理变化，主要分为亢、弱、乱3种，如神亢、意弱、魄乱等。各个要素因为其生理病理的不同，在病理变化上又有各自的特点，通过脉诊，可以准确地诊断出五神紊乱状态。脉运载气、血及津液，是五神联系五脏的通道。脉可以精确、灵敏地反映出五神病变。如神亢表现为“浮”“细”“数”“热”“长”；魄弱表现为“沉”“细”“短”；意强表现为“细”“敛”“涩”。同时，在临床上，五神各个要素除了单一要素的紊乱外，还常出现单一要素紊乱累及其他要素导致功能异常的情况，如魂强导致魄弱等。

过亢则有余，衰弱为不足，惑乱当辨其五神紊乱状态，根据五神病变选择相应的补泻手法，如神亢则安神、调神，魄弱则养魄、安魄。《灵枢·九针论》曰：“形乐志苦，病生于脉，治之以灸刺。形苦志乐，病生于筋，治之以熨引。形乐志乐，病生于肉，治之以针石。”强调依照患者的不同病理表现，选择不同的治疗方法。根据五神异常及心理紊乱状态理论指导，通过脉诊分析五神的紊乱状况，确定患者的寒热虚实、相应证候和经络痹阻的部位，通过针刺、艾灸等治疗手法，进行经络气机的疏导，调节气机失衡，以达到散郁结、调五神的效果。同时，在针刺治疗过程中，还可通过脉诊时刻关注患者情志异常的变化、转归，以便随时调整治疗方案。如针刺百会、印堂可以治疗情志抑郁，针刺鸠尾可以缓解焦虑情绪等。许多穴位对于神经疾病和情志类疾病具有较好的治疗作用。人身有5个五神与五脏的特定穴：神堂、魄户、魂门、意舍、志室。临床治疗过程中，若患者出现心理紊乱，同时有相应的五脏功能改变时，可加入相应穴位，通过补泻五脏来达到调节五神的目的。如当患者神弱并伴有心悸等心气虚弱的表现，可在原本治疗基础上加针刺神堂，以宁心安神。

以魂亢为例，临床表现为易失眠、焦虑、急躁、易激惹、时感莫名烦躁、发热等，脉象特征以“浮”“上”“数”“疾”“动”为主要表现，治疗原则为疏肝理气、重镇安魂，针刺以泻为主，可选择百会、神门、足三里、太冲、大墩、行间等穴位，针刺20～30分钟为宜。针刺过程中，通过脉诊和询问患者的感受，根据脉象的变化和患者的反馈，判断疗效。若患者脉中有“稀”“枯”等特征，说明有阴津的损耗，针刺应再加补肝养阴的穴位，如肝俞、涌泉等；如患者失眠状况比较严重，可在百会、足三里等穴的基础上，再加入三阴交、照海等穴以加强安神助眠的功效。

（三）手把手教你学脉针

脉针理论具有较强的临床实用性，应通过多尝试、多实践的方式进行练习，在实操过程中，体会系统辨证脉法如何对患者的脉象要素进行收集、分析，怎样应用“三步系统定治法”进行疾病的定性、定证、定位，如何确立治则治法以及针灸处方。通过分步教学，由点及面、由面成体地呈现出完整的诊疗过程，以身临其境的氛围感，让学习者更易上手，更有收获。

1. 诊脉以平脉定针

诊前嘱患者自然放松，调匀呼吸，安定情绪，放松身心，减少对气血运行的干扰。诊时嘱患者取坐位或仰卧位，手臂与心脏大致处于同一水平线，直腕，手心向上，并在腕关节下面垫上脉枕。

（1）布指：医者与患者侧向而对，分别以示、中、环指按取寸口之寸、关、尺三部。中指按在桡骨茎突内侧关脉部位，示指按在远心端的关前寸脉部位，环指按在近心端的关后尺脉部位。三指应略呈弓形，指头平齐，用指腹感受脉搏。医者用左手按患者右手，用右手按患者左手。

（2）运指：布指完成后，通过举、按、寻的手法进行上下轴向的浮、中、沉取；通过循法、推法进行横向寸上、寸、关、尺、尺下等部位的诊察。

（3）收集脉象要素，辨证取穴：通过切换不同指力、移动指腹进行多层次、多位点、多部位的脉象收集。运用“三步系统定治法”，进行脉象要素的整合、分析，并确立针灸治则、治法及处方。通过“强”“弱”“寒”“热”脉象要素，诊断疾病的寒热、虚实，并确立针刺的补泻手法。全面收集脉象要素，进行整合、分析，诊断出疾病的证候，推断疾病的病因病机、发展及转归，确立针刺穴位。通过横向、轴向、纵向的立体诊察，确立疾病病变脏腑、气机阻滞部位、针刺深度及治疗禁忌等。

【示例】

下面以中风为例为大家演示通过“三步系统定治法”，平脉定针、诊脉出方的过程。

中风以口眼㖞斜、语言不利、半身不遂，甚者出现昏迷、不省人事为特点。中风的病位在脑，涉及心、肝、脾、肾多个脏腑，病因病机较复杂，临床上此类患者因其疾病的特殊性，往往不能进行完整的问诊，这时就可运用脉诊，通过“三步系统定治法”诊断疾病、提供治疗依据。

辨证分型及针灸处方：

（1）风阳上扰

[以脉定性]多表现为寸“强”尺“弱”，寸“热”尺“寒”，治宜补下泻上。

[以脉定证]“上”“进多退少”“来盛去衰”“疾”；左寸脉“粗”“热”“动”表征肝阳暴亢，风火上扰。

[以脉定位]寸脉“强”“粗”“滑”表征瘀血、痰浊壅塞上焦；尺脉“细”“枯”“弱”表征阴虚摄纳不利。

[治则]平肝潜阳，息风泻火。

[处方]太冲、行间、风池、合谷、印堂、丰隆、缺盆、太溪、三阴交、照海、肝俞、肾俞。

（2）风痰阻络

[以脉定性]多表现为脉“强”，治宜以泻法为主。

[以脉定证]“沉”“缓”“稠”“滑”“粗”“短”“下”“来怠去驶”“进少退多”，血流内无数“细丝”表征痰瘀阻络、清阳不升。

[以脉定位]右关“沉”“缓”，血管壁与周围组织界限模糊表征饮食停滞肠胃、中气不运。

[治则]息风祛痰，活血通络。

[处方]丰隆、阴陵泉、太白、足三里、血海、百会、中脘、天枢、上巨虚、下巨虚。

(3)痰热腑实

[以脉定性]多表现为“强”“热”，治宜以泻法为主。

[以脉定证]“粗”“滑”“强”“稠”“驶”“疾”“热”“来盛去衰”“进多退少”“上”表征痰热壅盛、风火上扰。

[以脉定位]右尺脉“粗”“强”表征腑实内结。

[治则]清热化痰，通腑泻实。

[处方]丰隆、内庭、曲池、合谷、大椎、风池、足三里、上巨虚、天枢、脐针乾卦、兑卦。

(4)气虚血瘀

[以脉定性]多表现为“弱”，治宜以补法为主。

[以脉定证]“沉”“弱”“散”“下”“来衰去盛”“进少退多”“怠”“缓”“寒”表征气虚血瘀。

[以脉定位]寸脉“沉”“缓”“涩”表征上焦瘀血。

[治则]益气扶正，活血祛瘀。

[处方]足三里、气海、关元、血海、膈俞、三阴交、百会、膻中、内关、孔最、脐针离卦。

(5)阴虚风动

[以脉定性]多表现为“弱”，治宜以补法为主。

[以脉定证]“稀”“细”“弱”“薄”“下”“散”“来衰去衰”“进少退多”表征肾精不足、髓海失养。

[以脉定位]寸脉“沉”“怠”“缓”“滑”“短”表征上焦痰浊瘀血内停。

[治则]补肾益精，滋阴息风。

[处方]肾俞、命门、悬钟、太溪、三阴交、关元、百会、膻中、内关、天府、孔最、合谷、脐针离卦。

2. 施针

针前嘱患者调整至舒适体位，充分暴露需要针刺部位的皮肤，通过常规方法给针刺部位及手指消毒。根据患者的年龄、体质、病变部位、所选穴位及针刺深度的不同，选择合适长度的针灸针和适宜的针灸方法。

（1）进针：熟练掌握各种进针手法，如捻转进针法、指切进针法、夹持进针法、弹针速刺法、舒张进针法、提捏进针法、管针进针法等等。根据腧穴的解剖特点及针刺深度的不同，选择合适的进针手法，将针刺入适宜深度，以得气为宜。

（2）调气：通过“提插”“捻转”等手法，搭配其他的辅助手法，进行针刺的补泻操作。调整脏腑、经络等组织器官阴阳气血的偏盛偏衰，调畅郁滞气机，导气令和，调神导气，平衡五神紊乱状态。一般以留针30分钟为宜，可根据实际状况进行调整。进针后，施针者可根据患者病情变化来确定留针时间，在此期间可根据脉象感受患者体内的气机变化，并询问患者感受，综合判断其症状是否改善，通过捻转、提插或其他辅助手法以进行行针补泻，将针调至得气，即平脉调针。如患者处于风寒感冒状态，其脉象中会有“刚”“敛”“寒”的特点，可通过针刺列缺、合谷、风池、风门、肺俞等穴，以祛风解表，散寒止痛。在针刺过程，可通过诊脉，感受脉象的变化，若脉象中“刚”“敛”“寒”的状态缓解，趋于平缓柔和，可视为有效。

3. 效果及评估预后

症状改善与否的关键在于脉象是否调至趋于平和，此时再次诊脉，若脉象平和，便可起针，即脉平出针，那么该如何判断脉平呢？可以通过寸、关、尺在左右手的对比进行判断，如“上”、寸“浮”尺“沉”、寸“强”尺“弱”、寸“粗”尺“细”的气机上逆脉象，寸部渐趋于“沉”“细”“弱”，尺部渐趋于“浮”“粗”“强”则表明针刺有效，视为得气，则脉平可出针。在治疗结束后，应叮嘱患者进行定期复查，结合诊脉，观察患者的身体变化情况。

在进行针刺治疗时，患者除了症状改善、脉象改变之外，由于每个人的身体情况不同，可能还会产生不同的排病反应。如常见的酸、麻、胀、痛、乏力等，这是针刺得气的表现。有些人还会出现局部肿胀、皮肤瘙痒、冷汗、流鼻涕、打喷嚏、怕冷等症状，都属于正常现象。过一段时间这些症状会逐渐减轻，并不会对身体造成损害。

4.禁忌证及注意事项

（1）过饥、过劳、暴食醉酒、对针灸恐惧及情绪易剧烈波动者，禁止针刺。有出血性疾病，严重过敏的患者禁止针刺。

（2）怀孕期间，禁止针刺能引起子宫收缩的穴位，如合谷、足三里、风池、环跳、三阴交、血海及孕妇的少腹部、腰骶部、会阴部等部位。小儿囟门未闭时禁止在头顶部针刺。

（3）若有晕针、滞针等针刺异常情况出现时，根据相应的临床操作进行处理，安抚患者，减少其心理压力。

（4）重要脏器所在处，如胁肋部、背部、肾区、肝区不宜直刺、深刺；大血管走行处及皮下静脉部位的腧穴如需针刺时，则应避开血管，注意针刺角度。

（5）小儿针刺时不宜留针，对于癫痫发作期、躁狂型精神分裂症发作期等患者针刺时不宜留针。

二、脉推相应化郁结

（一）脉推相应疗法概念

脉推相应疗法是“系统辨证脉学”与推拿创新结合的中医特色疗法。通过“系统辨证脉学”特色诊法，收集患者异常的脉象要素，进而加以整合、分析，结合四诊收集的病史信息，诊断确定疾病的证候、病位，确立治则治法，选择合适的推拿手法，搭配适宜的介质，作用于特定的部位或穴位，疏经通络，理筋整复，调节机体的生理、病理状况，以防治疾病。推拿治疗之后，可通过脉诊，用以判断治疗效果及预后情况，及时调整治疗方案。

（二）推拿的历史沿革

推拿作为中医外治方法的重要组成部分，古称“按摩”“按跷”“按跻”等。在远古时期，原始人在生存活动中，或在与自然界斗争、与其他人类争斗过程中，总会不可避免地因跌、扑、撞、击而出现疼痛。原始人会出于本能对疼痛部位进行拍打，用手按摩损伤部位以减少病痛的折磨。一些偶然发现的、可以缓解疼痛的手法作为人类的生活经验被保留了下来，久而久之，这些经验就成了早期推拿的雏形。

先秦到秦汉时期，随着中医理论的形成和发展，推拿理论也从萌芽逐渐发展到理论成型。甲骨文中就有关于按摩的记载。《汉书·艺文志》中记载的《黄帝岐伯按摩十卷》(已佚)被认为是我国最早的推拿学专著。1973年长沙马王堆汉墓出土的导引图，描绘有44种导引姿势，并表明了可以治疗的疾病。《内经》明确记载了推拿手法名称及操作手法，还将手法用于诊断，如《灵枢·邪气脏腑病形》云："按其脉，知其病，名曰神……按而得之，问而极之，为之奈何？"该书还阐明了推拿的作用机制，如散寒止痛、温经活血、疏经通络等。此后，推拿的应用更加广泛，《金匮要略》首次提出"膏摩"一词，并首次详细记载了推拿救治自缢的方法。同时期，华佗创作了一套按摩导引的保健方法"五禽戏"。

魏晋隋唐，推拿理论不断发展，推拿的地位得到了提升。晋代葛洪著《肘后备急方》，提出了用按摩治疗"卒腹痛""卒心痛""卒霍乱"等危急病证，还记录了小儿推拿的捏脊手法，首次对汉代以前的膏摩手法进行系统总结。隋代设立太医署，太医署中设有推拿博士2人，唐代在太医院即设有按摩科，将推拿医生分为按摩博士、按摩师和按摩工3种级别，推拿正式得到了政府的承认。唐代蔺道人所著的《仙授理伤续断秘方》记载了很多按摩手法，将推拿引用到了骨伤科，促进了伤科推拿流派的形成和发展，是我国现存最早的骨伤科学专著。

宋金元时期，推拿更广泛地应用于临床各科。宋代官方组织编纂了《圣济总录》，将推拿的内容独立成篇进行记录，是对此前历代推拿成就的一次系统总结。宋代名医庞安时用推拿结合针刺来治疗难产，得到了"为人治病十愈八九"的效果。金代医家张从正在《儒门事亲》中提出新的见解，将"按摩"当作"汗法"的一种，丰富了推拿理论。

明清时期到中华人民共和国成立前，推拿学的发展历经波折。明初，太医院重设按摩为十三科之一。但在隆庆五年之后，太医院改组，将十三科改为十一科，撤销推拿科和祝由科，推拿不得不转入民间发展。清代沿袭明代，依然不在太医院中设置推拿科。推拿在民间仍顽强发展，明代万全所著的《幼科发挥》首次出现了“推拿”一词。清代吴谦在《医宗金鉴·正骨心法要旨》中提出“正骨八法”，即摸、接、端、提、按、摩、推、拿。民国时期，民国政府主张全盘西化，对中医药进行打压，推拿的发展更加受阻。但推拿因其独特的疗效，仍活跃于民间，出现了大批地区性的民间推拿流派，如正骨推拿流派、点穴推拿流派、一指禅推拿流派等等。

中华人民共和国成立之后，推拿学的发展进入一个新时期，推拿的临床、教学及科研得到了全面发展。20世纪50年代，推拿被列入国家教育体系，有了正式的推拿按摩医院和学校，专家学者对推拿进行文献挖掘、收集及整理工作，各种关于推拿的理论、临床著作相继整理问世，推拿实践及临床经验的总结日趋科学化，并运用科学的方法，研究推拿的作用机制。如今，随着生活质量的不断提高，人们在治疗及预防疾病中越来越倾向于非药物的绿色疗法，推拿因独特的疗效及治未病的优势，受到了越来越多的重视。

（三）脉推疗法的临床应用

脉推相应疗法，具有临床适应范围广、操作简便、针对性强等特点。推拿用特定的手法作用于体表的相应部位，以疏通经络，滑利关节，调整脏腑的功能状态。“系统辨证脉学”与推拿相结合，通过脉诊，诊断疾病，并提出治疗总纲，选取合适的治疗方法，再通过四诊，结合患者各自独特的体质、性格、心理状态，精准辨证，在原来推拿手法治疗的基础上，针对相应证候，提出治则、基本治法及相应的治疗手法。

脉推疗法可以治疗多个系统疾病，骨科疾病如骨折、落枕、颈椎病、各种常见关节脱位等，内科疾病如感冒、腹泻、便秘、不寐、眩晕等，妇科疾病如痛经、月经不调、围绝经期综合征、慢性盆腔炎等，均有着很好的疗效。以几种疾病为例，展示脉推疗法的辨证处方及操作过程如下。

1. 高血压

高血压有原发性高血压和继发性高血压两种，这里主要讨论原发性高血压。主要表现为头痛、头晕、耳鸣、乏力等，后期还可有心、脑、肾等多器官损害。高血压属于中医“头痛”“眩晕”的范畴，中医认为高血压的产生与情志失调、饮食劳倦有关，受年龄、先天禀赋等因素影响。高血压常见脉象要素为“刚”“长”“直”“强”“敛”“驶”。推拿作为高血压治疗的辅助疗法，通过按摩导引等方式，缓解头晕、头痛等并发症，具有很好的疗效。

（1）推拿治疗

［治则］补虚泻实，调整气血平衡。

［操作部位］头面及颈部、腰背部等。

［基本操作］

头面及颈部操作：患者取坐位或仰卧位，医者坐在患者头顶端或前侧，进行以下操作：开天门，按揉头面部穴位，如印堂、攒竹、睛明、神庭、太阳，扫散法，五指拿法，指尖击法等。

腰背部操作：患者取俯卧位，医者立于患者右侧，进行以下操作：在背部、腰部取穴，运用㨰法，如心俞、肾俞、肝俞、胆俞，掌推法，自下而上捏脊等。

（2）辨证论治：通过脉诊及收集患者的症状，分析得出疾病的证候特征，在基本操作的基础上，加入相应证候的推拿手法，加强对疾病证候的针对性，提高推拿的治愈率。

①肝阳上亢

［脉象］“上”“浮”“直”“热”“粗”“刚”“寸强尺弱”“动”“来疾去缓”“进多退少”“高太过深不及”。

［临床表现］眩晕，头痛，急躁易怒，易受情绪影响，兼有面红目赤，口干口苦，便秘，尿少，甚则昏仆，舌红苔黄。

［辨证加减］按揉太冲、行间各2～3分钟，一指禅推心俞、肾俞、肝俞、命门等穴各1分钟。

②肝肾阴虚

［脉象］“刚”“枯”“涩”“薄”“细”“热”“数”，寸“强”，尺“热”“枯”。

［临床表现］眩晕、耳鸣，头部空痛，腰膝酸软，五心烦热，遗精，兼有失眠多梦，乏力，健忘，舌红苔少。

［辨证加减］按揉大椎、翳风每穴各1分钟，摩揉肾俞、肝俞、大肠俞、腰阳关，并横擦腰骶部数遍，以透热为度。

③痰浊上扰

［脉象］“上”“浮”“动”“驶”“数”“稠”“疾”“滑”，寸“凸”，血管壁与周围组织边界不清。

［临床表现］眩晕，头目昏蒙，恶心呕吐，脘腹痞闷，纳呆乏力，兼有视物模糊，嗜睡多寐，舌苔厚腻。

［辨证加减］一指禅推丰隆、中脘、天枢等穴各1分钟，推、擦足三里穴、脾俞、胃俞，摩中脘穴，以补脾气。

④瘀血内阻

［脉象］“涩”“刚”“强”“枯”“薄”“缓”。

［临床表现］眩晕，头部刺痛，痛有定处，面色晦暗，兼有心悸不寐，精神不振，舌暗有瘀斑。

［辨证加减］按揉中脘、膈俞、期门、血海等穴各2～3分钟，嘱患者屈曲膝关节，按揉承山穴，以酸胀为度。

（3）预防调护：高血压患者应注意保持开朗、乐观的心态，避免情绪激动，不要过度劳累，保持足够的睡眠时间。在医者的指导下进行适度的体育锻炼，合理饮食，低脂低盐，戒烟酒。

2. 感冒

感冒是以鼻塞、恶寒、发热、流涕、咳嗽、全身不适为主症的一种疾病。本病一年四季均可发生，尤以春、冬两季为多。常因感受六淫之邪及疫疠之气发病，严重者称为重伤风，在一个时期内广泛流行、病情类似者称为时行感冒。类似于西医中的“上呼吸道感染”。本节讨论的感冒以轻症为主，推拿作为辅助手法，可以缓解感冒发热引起的各种不适，若推拿效果不佳或病情加重，应及时去医院就医。

（1）推拿治疗：

［治则］宣肺解表，根据感冒的主症及证候特点，选取不同的手法和穴位。

[操作部位]头面部、项颈部、腰背部及太阳、风池等穴。

[基本操作]

头面部操作：患者取坐位或仰卧位，医者对患者进行以下操作：于颈项部进行一指禅推法，于前额部的印堂、太阳等穴施大鱼际揉，捏拿头部五经，于头部两侧进行扫散等。

腰背部操作：患者取俯卧位，医者对患者进行以下操作：背部督脉及膀胱经掌根直擦，于肺俞、风池等穴施揉按等手法。

（2）辨证论治：通过脉诊收集感冒患者的特异性症状，分析得出相应的证候特征，分辨是虚体感冒还是实体感冒，在基本操作的基础上，加入相应证候的推拿手法，加强对疾病证候的针对性，提高推拿的治愈率。

①风寒感冒

[脉象]“浮”“上”“刚”“敛”“寒”。

[临床表现]恶寒重，发热轻，头痛，肢体酸楚不适，鼻塞，无汗，流清涕，苔薄白。

[病机]风寒外束，卫气郁闭，肺气不宣。

[治法]辛温解表。

[辨证加减]在风池、风府进行按揉操作，按揉5分钟，以患者自觉项背部拘谨感缓解为度；沿膀胱经背部两条侧线先行推法，再行擦法，以患者自觉透热为度。

②风热感冒

[脉象]“浮”“上”“热”“数”“疾”“高”“动”“进多退少”。

[临床表现]身热重，恶寒轻，面赤，咽干咽痛，口渴欲饮，鼻塞，咳嗽，咳黄黏痰，流黄浊涕，舌苔薄黄。

[病机]风热袭表，卫表失和，肺失宣肃。

[治法]辛凉解表。

[辨证加减]沿督脉施一指禅推法，自印堂推至上星穴，反复5分钟；按揉百会、曲池穴各1～2分钟。

③暑湿感冒

[脉象]“浮”“热”“数”“稠”“滑”“散”。

[临床表现]身热不扬，微恶寒，汗出不畅，肢体困重或酸重疼痛，咳嗽痰黏，鼻流浊涕，胸痞满闷，纳呆，纳差，大便溏，小便短赤，舌苔黄腻。

[病机]暑湿伤表，肺气不清。

[治法]清暑化湿解表。

[辨证加减]按揉丰隆2~3分钟，按揉脾俞、胃俞2分钟，顺时针摩揉腹部5分钟。

④体虚感冒

[脉象]“沉”“弱”“散”“缓”“进少退多”。

[临床表现]恶寒重，发热，汗出，腰膝酸软，乏力，自汗，四肢不温，舌苔淡白或淡胖，边可有齿痕。

[病机]体虚卫表不固，外邪趁袭。

[治法]益气固表。

[辨证加减]按揉肾俞、命门、足三里穴，每穴2分钟，以患者自觉症状缓解为度；一指禅推气海、关元，每穴2分钟。

(3)预防调护：①感冒应注意多通风，多休息，清淡饮食，保持良好作息。②注意气候变化，及时增减衣物，加强体育锻炼，增强体质。

3. 肥胖

肥胖是指摄入量大于消耗量，体内脂肪堆积，导致体重异常超重的疾病。若无明显病因者，称为单纯性肥胖；有明显病因者，称为继发性肥胖。肥胖可以发于任何年龄段，多发于40~50岁，女性多发。近年来，肥胖人群比例出现增长，且呈低龄化发展趋势。肥胖可导致多种疾病，增加心血管疾病、糖尿病等疾病的发病率。本部分讨论的肥胖以单纯性肥胖为主，排除其他疾病导致的肥胖。推拿可以作为治疗肥胖的辅助手法之一，通过刺激体表穴位、经络和腧穴，以消耗、转化多余脂肪。

（1）推拿治疗：

［治则］健脾除湿，化痰减重。

［操作部位］腹部、腰背部、四肢。

［基本操作］

腹部操作：患者取仰卧位，医者将手掌搓热，以掌摩法摩按全腹，顺时针方向摩腹数分钟；在腹部任脉、脾经、胃经施一指禅推法，操作2～3分钟；用手掌置于脘腹部，顺时针方向缓慢揉动，重点刺激中脘、天枢、气海、中极等穴；用双掌自胁下向腹部施擦法，向下直至小腹部，以透热为度。

腰背部操作：患者取俯卧位，医者于督脉和足太阳膀胱经行推法，以透热为度；自下而上行捏脊法，捏3～4遍，可根据患者的承受能力加减力度。

四肢部操作：患者取仰卧位，医者一手持患者一侧上肢，用拿揉法拿手三阴经、三阳经，左右拿揉2～3次，同样方法拿揉下肢足三阴经、三阳经。

（2）辨证论治：通过脉诊收集肥胖患者的特异性症状，分析相应的证候特征，分辨肥胖证候偏实、偏虚，在基本操作的基础上，加入相应证候的推拿手法，达到精准治疗、减轻体重的目的。

①胃热滞脾

［脉象］“数”“进多退少”，右关“凸”“热”“敛”。

［临床表现］肥胖，消谷善饥，多食，口干欲饮，脘腹胀满，胃脘灼痛不适，舌红苔黄腻。

［病机］阳明胃热内郁，膏脂瘀积。

［治法］清胃泻火，导滞消积。

［辨证加减］于上巨虚、内庭、曲池施揉按法，每穴1～2分钟。

②痰湿内盛

［脉象］“稠”“滑”“柔”“右关缓”“进少退多”。

［临床表现］肥胖，身体困重，肢体困倦，口干不欲饮，胸痞满闷，喜食肥甘厚味，大便黏腻，喜卧懒动，舌淡苔白腻或白滑。

［病机］痰湿困脾，阻滞气机。

［治法］祛痰化湿，理气消痞。

［辨证加减］于中脘、丰隆、足三里、天枢施揉按法，每穴1～2分钟。

③脾虚湿盛

［脉象］“缓”“滑”“弱”“柔”“沉”“来怠去怠”。

［临床表现］肥胖，神疲乏力，身体困重，劳累后加重，脘腹痞闷，小便不利，大便或溏或便秘，舌淡胖，边有齿痕。

［病机］脾虚无力运化，水湿内聚。

［治法］健脾益气，利水祛湿。

［辨证加减］于脾俞、关元、气海、足三里施揉按法，每穴1～2分钟。

④气滞血瘀

［脉象］“沉”“动”“缓”“涩”，右关“凸”。

［临床表现］肥胖，善太息，情志抑郁，胸胁满闷，面色黧黑，唇暗，女性可见月经不调，色暗或有血块，舌质暗或有瘀斑瘀点。

［病机］气机郁滞，血行不畅。

［治法］理气解郁，活血化瘀。

［辨证加减］于太冲、期门、合谷、血海施揉按法，每穴1～2分钟，于胁肋部施掌擦法，擦3～4遍。

（3）预防调护：①保持健康的生活习惯，注意清淡饮食，忌肥甘醇酒厚味，多食蔬菜、水果，控制体重。②适当参加体育锻炼或体力劳动，大体重患者可以从散步、慢跑等简单的运动开始。

4. 便秘

便秘是以大便次数减少、排便时间延长，或有便意但大便排出困难为主症的一类疾病。临床上可单独出现，也可出现在多个疾病的过程中。便秘可见于各个年龄段，无性别差异，一年四季均可发病，可能与饮食和缺乏运动有关。推拿可以缓解便秘症状，但若便秘日久，情况严重或伴并发症者，应及时去医院就医。

（1）推拿治疗：

［治则］通腹调气，泻下通便。

［操作部位］腹部、腰背部。

［基本操作］

腹部：患者取仰卧位，医者于中脘、天枢、大横穴行一指禅推法，每穴1～2分钟；于腹部用掌擦法顺时针摩腹，6～7分钟。

腰背部：患者取俯卧位，医者于肝俞、脾俞、胃俞、大肠俞行一指禅推法，每穴1～2分钟；视虚实行捏脊补泻法；于脾俞、肾俞、大肠俞行掌根揉法，每穴1～2分钟。

（2）辨证论治：通过脉诊收集便秘患者的特异性症状，分析相应的证候特征，分辨是实秘、虚秘，在基本操作的基础上，加入相应证候的推拿手法，达到缓解或治愈便秘的目的。

①胃肠燥热

［脉象］“数”，右关“滑”“热”“疾”“高太过深不及”。

［临床表现］大便干结，口干，身热面赤，心烦，小便短赤，舌质红，苔黄燥。

［病机］胃肠燥热，津伤燥结。

［治法］润燥清热，导滞通便。

［辨证加减］清大肠经、胃经、心经，揉天枢，每穴3～4分钟；从足三里推至下巨虚，约5分钟。

②气机郁滞

［脉象］“沉”“动”，右关“敛”“刚”“涩”。

［临床表现］大便秘结，或便不得出，嗳气频频，脘腹胀满，拒按，舌苔薄腻。

［病机］肝郁气滞，腑气不通。

［治法］顺气导滞通便。

［辨证加减］于膻中、章门、膈俞、期门、肝俞行按揉法，每穴约2分钟。

③气虚便秘

［脉象］“弱”“散”“薄”“进少退多”“迟”“怠”为气虚证；“沉”“细”“弱”“细”“薄”为血虚证。

［临床表现］大便干，或有便意但排出无力，平素神疲乏力，自汗出，面色淡白，舌苔淡白，为气虚便秘；大便干结，面色少华，头晕目眩，心悸，口唇色淡，舌淡苔少，为血虚便秘；两者可以相兼出现，应分清主次。

［病机］脾气亏虚，传导无力；血少津伤，肠道失荣。

［治法］益气养血通便。

［辨证加减］于足三里、脾俞、胃俞、肝俞行按揉法，每穴约2分钟；横擦胸上部，直擦背部及腰骶部，以透热为度，配合捏脊。

④阴盛凝结

［脉象］“沉”“迟”“内”“寒”“敛”“怠”。

［临床表现］大便艰涩，难以排出，胁下痛，四肢不温，小便清长，喜热恶寒，舌淡苔白。

［病机］阴寒凝滞胃肠。

［治则］散寒温里通便。

［辨证加减］横擦脘腹部和腰骶部，直擦背部督脉，以透热为度。

（3）预防调护：①合理膳食，以清淡为主，多吃粗纤维的食物及香蕉、西瓜等水果，忌食辛辣厚味，过度饮酒。②患者每天按时如厕，养成定时大便的习惯，保持心情舒畅，加强体育锻炼，进行促进胃肠功能的运动。

（四）注意事项及禁忌证

1. 医者明确推拿手法及部位，嘱患者选择合适体位，做好患者思想工作，减少患者心理负担。

2. 推拿后可能会出现酸痛及皮肤青紫的情况，应与患者提前说明，避免不必要的医疗纠纷。

3. 推拿室应保持安静、整洁，注意保暖，嘱患者推拿后当天不能洗澡。

4. 推拿过程中医者应与患者及时沟通，手法幅度逐渐从小变大，让患者慢慢适应，对于治疗过程中出现的异常情况及时进行相应处理。

5. 皮肤病损害部位、烫伤处禁止推拿。

6. 醉酒、饥饿、剧烈运动后禁止推拿。

7. 妊娠期妇女，有出血性疾病、血液病、患有肿瘤的患者禁止推拿。

三、脉熏相应散病邪

（一）脉熏相应疗法概念

脉熏相应疗法是“系统辨证脉学”与中药熏蒸疗法创新结合的中医特色外治疗法。中药熏蒸疗法是利用药物煮沸后产生的蒸汽熏蒸肌体，使药力直达病所，以达到治疗目的的一种中医外治疗法。目前，中药熏蒸疗法因其疗效显著、快速高效、无不良反应等独特优势，已在临床上广泛应用，是一种安全、稳定的治疗方式。在临床应用过程中，“系统辨证脉学”团队将中药熏蒸疗法与“系统辨证脉学”体系相融合，形成了以系统辨证脉法为指导，以“皮部”理论、“通”理论为基础的脉熏相应疗法。脉熏相应疗法通过运用系统辨证脉法对患者进行诊脉，分析患者的体质、个性以及气机状态等，选择不同的药物，实现因病施治，药物对症的个性化中医特色诊疗。

（二）脉熏相应疗法的临床应用

脉熏相应疗法运用系统辨证脉法以脉定证，脉法相应，通过诊脉全面搜集患者的异常脉象要素，评估患者的体质与气机状态，分析疾病的病性与病机，从而为患者提供针对性的治疗原则与方案。中药熏蒸疗法安全高效，通过“腠理”给药方式，以中药蒸汽为手段，增强皮肤对药物的吸收能力，达到调畅经络、使人体气机升降出入有序、以平为期的治疗效果。

脉熏相应疗法治疗病种多样，适应证广，对于风湿类疾病，如风湿性关节炎、类风湿关节炎、肩周炎、强直性脊柱炎，骨伤类疾病，如腰椎间盘突出症、各种急慢性软组织损伤，皮肤类疾病，如银屑病、皮肤瘙痒，内科疾病，如感冒、咳嗽、失眠、高脂血症和高蛋白血症，妇科疾病，如痛经、闭经等疾病均有良好的疗效。以几个典型疾病为例，介绍脉熏相应疗法在临床上的实际应用如下。

1. 痹病

痹病是由于患者正气不足，风、寒、湿、热外邪侵袭肌腠经络，痹阻筋脉关节，闭阻气血，引起肌肉、筋骨、关节等部位疼痛、酸楚、麻木、重着，或关节屈伸不利、僵硬肿大、变形及活动障碍为主要表现的病证。西医学的痛风、风湿性关节炎、类风湿关节炎等均属于痹证的范畴。中医认为，痹病的产生，与风、寒、湿、热、痰、瘀、虚7种因素相互影响、相互转化，引起经脉闭阻，气血运行不畅有关。

辨证论治：

（1）风寒湿痹

①行痹

[脉象特征]“上”“浮”“粗”“缓”“寒”。

[临床表现]肢体关节、肌肉疼痛，屈伸不利，累及多个关节，疼痛呈游走性，初起兼有表证，舌淡苔薄白。

[病机]风兼寒湿，留滞经脉，痹阻气血。

[治则]祛风通络，散寒止痛。

[熏洗方]独活15 g，牛膝15 g，荆芥15 g，防风15 g，红花15 g，桂枝10 g，艾叶10 g，透骨草10 g，伸筋草10 g。

②痛痹

[脉象特征]“浮”“刚”“敛”“寒”“动”“迟”。

[临床表现]肢体关节疼痛，局部皮肤或有寒冷感，痛势遇寒加剧，得温则减，口淡不渴，恶风寒，舌淡苔薄白。

[病机]寒兼风湿，留滞经脉，痹阻气血。

[治则]温经散寒，祛风除湿。

[熏洗方]川乌15 g，麻黄15 g，透骨草15 g，桂枝20 g，桑枝20 g，白芍20 g，葛根20 g，红花10 g，附子10 g，干姜10 g。

③着痹

[脉象特征]“沉”“刚”“敛”“稠”“滑”“寒”。

[临床表现]肢体关节疼痛、酸楚、麻木，重着，关节活动不利，肌肤麻木不仁，手足困重，舌淡苔薄白。

[病机]湿兼风寒，留滞经脉，痹阻气血。

[治则]除湿通络，祛风散寒。

[熏洗方]薏苡仁20 g，苍术20 g，羌活15 g，独活15 g，防风15 g，川乌10 g，桂枝15 g，当归15 g，川芎15 g，生姜15 g。

（2）风湿热痹

[脉象特征]“稠”“滑”“沉”“短”“热”。

[临床表现]肢体关节红肿热痛，得冷则缓，可兼有发热、恶风、汗出、口渴、烦闷不安，尿黄，便干，舌红苔黄腻或黄燥。

[病机]风湿热邪壅滞经脉，气血闭阻不通。

[治则]清热通络，祛风除湿。

[熏洗方]忍冬藤30 g，络石藤30 g，秦艽20 g，豨莶草20 g，伸筋草20 g，透骨草20 g，红花20 g，花椒15 g。

（3）痰瘀痹阻

[脉象特征]“涩”“沉”“滑”“稠”“短”“粗”“强”“缓”，局部右关部“凸”“稠”“滑”“短”“缓”。

[临床表现]病程日久，肢体关节肿胀刺痛，痛有定处，夜间尤甚；或肢体僵硬变形，屈伸不利，肌肉萎缩，有硬结、瘀斑，舌质紫暗有瘀斑，苔白腻。

[病机]痹病经久不愈，气血运行不畅，痰瘀互结，痹阻经络。

[治则]活血祛瘀，化痰通络。

[熏洗方]骨碎补20 g，伸筋草20 g，透骨草20 g，川乌头20 g，草乌头20 g，海桐皮20 g，川花椒20 g，艾叶20 g，地龙20 g，红花20 g，鸡血藤20 g，牛膝20 g，黄柏20 g，土鳖虫10 g，乳香40 g，没药40 g。

（4）肝肾两虚

[脉象特征]“枯”“细”“稀”“涩”“弱”“数”，局部尺部“弱”“薄”“细”“刚”。

[临床表现]病程日久，关节肿大，僵硬变形，屈伸不利，腰膝酸软，形体消瘦，或伴有畏寒肢冷，头晕目眩，阳痿遗精，骨蒸潮热，心烦口干，失眠，舌红少苔。

[病机]痹病经久不愈，耗伤气血，肝肾不足，筋脉失养。

［治则］补益肝肾，舒筋通络。

［熏洗方］独活20 g，细辛10 g，防风15 g，秦艽15 g，肉桂15 g，桑寄生15 g，透骨草15 g，杜仲15 g，牛膝15 g，附子10 g，干姜10 g，花椒10 g。

2. 胃痛

胃痛又称胃脘痛，是以上腹胃脘部近心窝处疼痛为主要表现的病证。西医学的急慢性胃炎、消化性溃疡、胃痉挛等均属于胃痛的范畴。中医认为，胃痛的产生主要是由于食积、寒凝、热郁、湿阻、血瘀等病理因素，导致胃气郁滞，胃失和降，不通则痛，或胃失濡养，不荣则痛。治疗上以理气和胃止痛为原则。脉熏相应疗法将诊脉与熏蒸疗法有机结合，在精准辨证施治的基础上，经皮肤吸收中药复方中的有效成分，通过血液循环直达病所，与口服中药汤剂相比，能避免中药的不适口感，减少对消化道的刺激，减轻肝肾代谢负担，不良反应少，更易被接受。同时，熏蒸疗法能够促进血液循环，缓解肌肉痉挛，从而有效缓解疼痛。

辨证论治：

（1）寒邪客胃

［脉象特征］“刚”“敛”“寒”“迟”“缓”“动”“细”“沉”，右寸桡动脉桡侧缘外出现线状脉搏动。

［临床表现］胃脘部痛，恶寒喜暖，得温痛减，遇寒加重，舌淡苔薄白。

［病机］寒邪侵袭机体，阳气被遏，寒凝气滞，气机阻滞，不通则痛。

［治则］温胃散寒，行气止痛。

［熏洗方］艾叶30 g，鲜姜30 g，葱白30 g，吴茱萸10 g，紫苏10 g，香附10 g。

（2）饮食伤胃

［脉象特征］“沉”“滑”“稠”“缓”“短”“粗”“强”。

［临床表现］胃脘疼痛，胀满拒按，嗳腐吞酸，或呕吐不消化食物，其味腐臭，吐后痛减，不思饮食，大便不爽，得矢气及便后稍舒，舌苔厚腻。

［病机］饮食不节，损伤脾胃，饮食停滞，致使胃气失和，胃中气机阻滞，不通则痛。

［治则］消食导滞，和胃止痛。

［熏洗方］党参15 g，白术15 g，茯苓15 g，甘草6 g，陈皮10 g，木香10 g，厚朴10 g，生姜10 g。

（3）肝气犯胃

［脉象特征］“动”“涩”“上”“疾”“进多退少”，右关脉“粗”“强”。

［临床表现］胃脘胀痛，痛连两胁，情绪抑郁或生气时则痛作或痛甚，嗳气、矢气则痛舒，胸闷嗳气，喜长叹息，大便不畅，舌苔多薄白。

［病机］肝气郁结，横逆犯胃，气机阻滞，不通则痛。

［治则］疏肝理气，和胃止痛。

［熏洗方］香附30 g，橘皮60 g，青皮60 g，木香30 g。

（4）湿热积滞

［脉象特征］“稠”“滑”“短”“缓”“进多退少”“热”“动”“涩”“凸”。

［临床表现］胃脘疼痛，吐酸嘈杂，脘闷灼热，纳呆恶心，小便色黄，大便不畅，舌红，苔黄腻。

［病机］湿热中阻，阻滞气机，不通则痛。

［治则］清热化湿，理气和胃。

［熏洗方］大黄15 g，木香15 g，黄连9 g，黄芩9 g，厚朴15 g，藿香15 g，半夏15 g，茯苓30 g，甘草15 g。

（5）胃阴不足

［脉象特征］“细”“涩”“枯”“数”“热”，右关脉“枯”“细”。

［临床表现］胃脘隐隐灼痛，似饥而不欲食，伴有口燥咽干，五心烦热，消瘦乏力，口渴欲饮，大便干结，舌红少津，或光剥无苔。

［病机］胃阴不足，津液亏损，胃失濡养，胃失和降而痛。

［治则］养阴益胃，和中止痛。

［熏洗方］北沙参20 g，生地黄15 g，麦冬10 g，玉竹10 g，白芍30 g，天冬6 g，黄连3 g，吴茱萸6 g，甘草6 g。

（6）脾胃虚寒

［脉象特征］“弱”“凹”“细”“沉”“寒”右关“寒”。

[临床表现]胃痛隐隐，绵绵不休，喜温喜按，空腹痛甚，得食则缓，劳累或受凉后发作或加重，泛吐清水，手足不温，大便溏薄，舌淡苔白。

[病机]素体脾胃虚弱，或久病脾胃受损，致使中焦虚寒，寒从内生，脉络失于温养，不荣则痛。

[治则]温中健脾，和胃止痛。

[熏洗方]干姜20 g，木香20 g，吴茱萸20 g，炒小茴香20 g，花椒20 g，肉桂20 g。

3. 水肿

水肿是由于多种原因导致体内水液潴留，泛溢肌肤，引起以眼睑、头面、四肢、腹背甚至全身水肿为主要临床表现的病证，严重者还可能伴有胸腔积液、腹水。中医认为，水肿的产生，与风邪、水湿、疮毒、瘀血病理因素有关，由于肺失通调、脾失转运、肾失开阖，三焦气化不利，而致水液潴留，泛溢肌肤。同时，中医认为，“诸有水者，腰以下肿，当利小便；腰以上肿，当发汗乃愈”，中药熏蒸以热力开腠理，助药力渗透皮肤，由外入脏，能更好地实现发汗、利尿、消肿的治疗效果。

辨证论治：

（1）风水相搏

[脉象特征]寸、关部“寒”“稀”“滑”，整体“上”“浮”“粗”“柔”“缓”“寒”。

[临床表现]眼睑水肿，继则四肢及全身皆肿，来势迅速，多伴有恶寒发热，肢节酸楚，小便不利等症。

[病机]风邪外袭，肺失宣降，通调失职，以致风遏水阻，风水相搏，水湿泛溢肌肤。

[治则]疏风解表，宣肺利水。

[熏洗方]麻黄10 g，杏仁10 g，防风15 g，浮萍10 g，白术10 g，茯苓15 g，泽泻10 g，车前子10 g，桑白皮10 g，黄芩10 g。

（2）湿毒浸淫

[脉象特征]“热”“动”“强”“稠”“滑”“数”。

［临床表现］眼睑水肿，遍及全身，皮肤光亮，身发疮痍，甚则溃烂，恶风发热，舌红苔薄黄。

［病机］痈疡疮毒生于肌肤，未能清解而内伤肺脾，脾伤不能升津，肺伤失于宣降，致使水液潴留体内，泛滥肌肤而发为水肿。

［治则］宣肺解毒，利湿消肿。

［熏洗方］秦艽15 g，苦参15 g，黄柏15 g，大黄10 g，金银花10 g，皂角刺10 g，当归10 g，防风10 g，红花10 g。

（3）脾阳虚衰

［脉象特征］"沉""寒""短""稀""滑"边"散"，右关"细""寒""弱"。

［临床表现］身肿日久，腰以下为甚，按之凹陷不易恢复，脘腹胀闷，纳差便溏，神疲乏力，四肢倦怠，舌淡苔白腻或水滑。

［病机］脾阳虚衰，脾失转输，气化不利，水湿潴留。

［治则］健脾温阳，利水。

［熏洗方］干姜10 g，附子5 g，草果仁10 g，桂枝15 g，白术15 g，茯苓15 g，炙甘草15 g，生姜15 g，大枣3枚，车前子10 g，木香10 g，厚朴10 g，大腹皮10 g。

（4）肾阳衰微

［脉象特征］"沉""散""寒""弱""缓"，右尺"凹""寒"。

［临床表现］水肿反复发作，面浮身肿，腰以下甚，按之凹陷不起，尿量减少或反多，腰酸冷痛，四肢厥冷，畏寒神疲，甚者心悸胸闷，喘促难以平卧，舌淡胖大，苔白。

［病机］肾主水，肾阳衰微，膀胱开阖不利，气化失常，水液聚于体内，泛溢肌肤，发为水肿。

［治则］温肾助阳，化气行水。

［熏洗方］麻黄15 g，桂枝15 g，细辛5 g，杏仁10 g，荆芥15 g，防风15 g，红花10 g，桃仁10 g，当归10 g。

(5)瘀水互结

[脉象特征]“沉”“细”“涩”“凸”“刚”“短”“稠”“强”。

[临床表现]水肿经久不退，肿势轻重不一，以下肢为主，皮肤瘀斑，腰部刺痛，或伴有血尿，舌紫暗，苔白。

[病机]瘀水互结，水湿内停，泛溢肌肤。

[治则]活血祛瘀，化气利水。

[熏洗方]红花10 g，海桐皮15 g，威灵仙15 g，苏木15 g，木通10 g，白芷10 g，大黄10 g，牛膝15 g，川续断15 g。

4. 痛经

痛经是指女性正值经期或经行前后，出现周期性小腹疼痛，或伴腰骶酸痛，甚至剧痛晕厥，影响正常工作及生活的疾病，亦称“经行腹痛”。西医学原发性痛经、子宫内膜异位症、子宫腺肌病、盆腔炎症等引起的继发性痛经均属痛经的范畴。痛经的病位在冲任与胞宫，病因病机可概括为“不通则痛”或“不荣则痛”。痛经的治疗，应根据证候在气、在血、寒热、虚实的不同，以止痛为核心，以调理胞宫、冲任气血为原则，进行辨证施治。脉熏疗法能够疏通腠理，通畅血脉，药力通过热蒸汽的渗透，精准施治，疗效更佳。

辨证论治:

(1)气滞血瘀

[脉象特征]“沉”“短”“涩”“稠”“动”“强”。

[临床表现]经前或者经期小腹胀痛拒按，月经量较少，行经不畅或者有血块，血块排下之后疼痛减轻，舌质紫暗有瘀点。

[病机]肝失调达，冲任气血瘀滞，经血不利，不通则痛。

[治则]行气活血，化瘀止痛。

[熏洗方]当归15 g，延胡索15 g，炒白芍15 g，丹参30 g，香附10 g，赤芍15 g，姜黄10 g，桃仁10 g。

(2)寒凝血瘀

[脉象特征]“沉”“刚”“敛”“涩”“动”“短”。

［临床表现］经前或者经期小腹冷痛拒按，得热则减，或经期延后，经血量少，色暗，有血块，伴有畏寒肢冷，面色青白，舌苔白。

［病机］寒客胞宫，血得寒凝，瘀阻冲任，血行不畅，不通则痛。

［治则］温经散寒，化瘀止痛。

［熏洗方］川乌20 g，草乌20 g，杜仲20 g，艾叶15 g，防风20 g，川牛膝20 g，千年健20 g。

（3）湿热瘀阻

［脉象特征］"热""数""粗""强""稠""滑"。

［临床表现］经前或者经期小腹疼痛，有灼热感或痛连腰骶，伴有经期的延长或月经量多，白带增多、黄稠，小便黄，舌质红，苔黄腻。

［病机］湿热蕴结冲任，气血凝滞，不通则痛。

［治则］清热除湿，化瘀止痛。

［熏洗方］黄连5 g，牡丹皮10 g，生地黄10 g，白芍10 g，当归10 g，川芎10 g，红花10 g，桃仁10 g，延胡索15 g，香附10 g。

（4）气血虚弱

［脉象特征］"沉""迟""薄""柔""稀""细""来怠去驶"。

［临床表现］经期或经后小腹隐隐作痛，月经量少、质地清稀，面色无华，神疲乏力，舌质淡。

［病机］脾胃虚弱，化源匮乏，气血不足，胞脉空虚，冲任、胞宫失于濡养，不荣则痛。

［治则］益气养血，调经止痛。

［熏洗方］黄芪15 g，当归15 g，白芍15 g，川芎15 g，小茴香15 g，艾叶15 g，延胡索15 g，干姜15 g。

（5）肾气亏损

［脉象特征］"弱""细""怠""进多退少""来怠去驶"，右尺脉"浮""薄""柔"。

［临床表现］经期或经后1～2天小腹绵绵作痛，痛连腰骶，月经量少、颜色暗淡，伴有头晕、耳鸣、健忘、失眠，舌淡红，苔薄白。

[病机]肝肾亏虚，精亏血少，水不涵木，经后血海空虚，冲任、胞宫失于濡养，不荣则痛。

[治则]补养肝肾，调经止痛。

[熏洗方]巴戟天30 g，杜仲30 g，续断30 g，乌药10 g，艾叶15 g，当归15 g，白芍15 g，益母草15 g。

（三）熏蒸疗法的操作流程

1. 将准备好的药材装入药袋，扎紧药袋口以防止药渣外漏，堵塞蒸汽孔，将药袋放入塑料盆内用温水浸泡半小时，随后将药袋与水一起放入熏蒸仪内，再加入适量的水后盖紧锅盖。

2. 接通电源，打开总开关，根据要求在控制面板上设定各参数。

3. 当提示熏蒸舱内温度稳定后，请患者取平卧位，躺在熏蒸仪上进行熏蒸治疗。

4. 熏蒸仪内的温度应控制在38～42℃，治疗时间以30分钟以内为宜，每天1次，1周为1个疗程。在治疗过程中，熏蒸的温度和时间可以根据患者的自身情况与耐受程度而定。

5. 治疗过程中应密切观察患者的身体状况，若出现头晕、胸闷等不适症状，应第一时间停止治疗，令患者卧床休息。

6. 治疗结束后提示患者离开熏蒸仪，同时帮助患者及时冲洗皮肤表面残留的药物。

（四）禁忌证及注意事项

1. 癫痫、急性炎症、急性传染病、腰椎结核、恶性肿瘤、心脏功能不全、慢性肺心病、严重高血压、心脏病、心绞痛、重度贫血、动脉硬化症、精神病、青光眼、有开放性创口等不可进行熏蒸。

2. 妇女妊娠及月经期间，不宜进行熏蒸。

3. 过度饥饿、疲劳、年龄过大或体质特别虚弱的患者不宜熏蒸。

4. 熏蒸时间不宜过长，若患者在治疗过程中出现头晕、恶心等不适症状，应立即停止熏蒸，让患者静卧休息。

5. 熏蒸时若出现皮肤过敏情况，应立刻停止熏蒸，并给予对症处理。

6. 熏蒸时应注意与药液保持一定的距离，以感觉皮肤温热舒适为宜，避免被蒸汽烫伤。

7. 对皮肤有刺激性或腐蚀性的药物不宜使用熏蒸疗法。方中若有作用峻猛或有毒性的药物，应根据病情，严格控制用量、用法。

四、脉贴相应通经络

(一)脉贴相应疗法概念

脉贴相应疗法是“系统辨证脉学”和穴位贴敷疗法创新结合的中医特色疗法，其运用“系统辨证脉学”特色诊脉方法，对获取的脉象要素经过系统辨脉分析以辨别疾病的性质、证候与病位，确定相应的贴敷穴位，进而选用特定的药物与适宜的介质将药物调成糊状或制成膏药、丸剂或饼剂，贴敷在人体穴位之上，利用透皮吸收的原理，将药物有效成分直接作用于人体表面，刺激穴位，激发经气，发挥调五脏、行气血、和阴阳的作用，从而达到缓解病痛、治疗疾病、养生保健的效果。

(二)贴敷法的历史沿革

穴位贴敷疗法历史悠久，早在远古时期，人们就开始用泥土、草根等外敷伤口止血，在《周礼·天官》中就有相关记载。而有关穴位贴敷药物以治疗疾病的记载，最早可追溯到《五十二病方》，有“蚖……以蓟印其中颠”的记载，即用芥子泥贴敷于百会穴治疗毒蛇咬伤。《内经》也有相关记载，如“颊筋有寒，则急引颊移口；有热，则筋弛纵缓不胜收，故僻。治之以马膏，膏其急者；以白酒和桂以涂其缓者”。周秦时期，穴位贴敷疗法已逐渐出现萌芽[25]。

东汉时期至明代，穴位贴敷疗法处于发展阶段。医圣张仲景在《伤寒杂病论》中记载了烙、熨、外敷、药浴等多种外治疗法，并且列举了许多贴敷方，如五养膏、玉泉膏等。晋代，药物贴敷疗法的应用已十分普遍，如葛洪的《肘后备急方》中有了更详细的记载：“治疟疾寒多热少，或但寒不热，临发时，以醋和附子末涂背上”“乌头研末，以鳖血调散，待正，则即揭去”等。明代李时珍所著的《本草纲目》记载的吴茱萸贴足心治疗口舌生疮、黄连末调敷脚心治疗小儿赤眼，仍被沿用至今[25]。

随着中医药理论与治法的进一步发展，到了清代，穴位贴敷疗法已经进入鼎盛与成熟时期，其中以《急救广生集》《理瀹骈文》等中医外治疗法著作为代表。《急救广生集》作为我国第一部外治专书，记载了诸多穴位贴敷之法，如以何首乌贴脐中治自汗，五倍子贴脐治盗汗等。晚清吴尚先所撰写的《理瀹骈文》记载了穴位敷贴的不同剂型，如膏、丹、丸、散、饼、栓、泥等，以及各种验方，他主张将常用中药熬制成多种剂型的膏药，根据疾病的证候和部位的不同，选用不同的膏药和腧穴进行贴敷治疗，将穴位贴敷疗法广泛应用于内、外、妇、儿、五官各科病证，至今仍有其重要的临床价值[25]。

中华人民共和国成立后，随着国家日益重视与发展中医药事业，穴位贴敷疗法也因其简便实用、安全有效的特点，得到了充分的发展。专家学者们对历代文献进行研究与整理，对穴位贴敷疗法的作用机制、药物选择、赋形基质、用法用量、操作方法及注意事项等进行了总结与创新，并且将穴位贴敷疗法广泛应用于临床，扩大了穴位贴敷疗法的适用病种。

（三）脉贴相应疗法的临床应用

脉贴相应疗法通过脉诊进行要素收集，进而加以整理、分析，对患者的体质、病位、病因病机演变及预后进行诊断和评估，辨别病性、证候和病位，指导穴位及用药的选择。脉贴相应疗法通过透皮吸收的原理，不用服药即可达到中药治疗的目的，患者更易接受，减轻了患者的心理负担，优化了临床操作流程，具有较好的临床实用性和可操作性。

1. 睡眠障碍

脉贴相应疗法可以治疗多个系统疾病，在临床应用过程中，还将中医五神辨治理论纳入到脉贴相应疗法中来，指导对于患者精神、情志方面的论治，扩大了脉贴疗法的治疗范围。“系统辨证脉学”团队创立的治疗睡眠障碍的五神调和贴如下。睡眠障碍，临床表现主要为入睡困难、睡眠维持困难、睡眠量不足等。多由社会因素、心理因素、环境因素等原因引起。中医病名为“不寐”。

辨证论治:

（1）神病

①神亢

［脉象特征］“浮”“细”“数”“热”“长”。

［临床表现］入睡困难，甚则彻夜不眠，心悸，五心烦热，潮热盗汗，苔薄舌红。

［病机］神无所依，亢奋在外。

［治则］养心安神。

［穴位选取］神门、内关、太溪、灵道、心俞、神阙、神封、神藏。

［处方］定神贴敷方：黄连6 g，肉桂3 g，牡蛎6 g，龙骨6 g，百合3 g。

②神弱

［脉象特征］“细”“弱”“寒”，左寸“沉”“散”。

［临床表现］入睡困难，甚则彻夜不眠，心悸盗汗，或怔忡恍惚，或头目眩晕，或咽干口燥，或面白无华，苔薄舌淡白不红。

［病机］心血不足，神化无源，神位失养。

［治则］养血补心，安神化神。

［穴位选取］神庭、印堂、心俞、神阙、魂门、神藏。

［处方］养神贴敷方熟：地黄6 g，当归3 g，川芎2 g，白芍3 g，黄芪3 g，远志3 g。

③神乱

［脉象特征］“敛”“动”“热”“涩”，左寸“上”“浮”。

［临床表现］彻夜不眠，或躁扰狂越，或五心烦热，或口干口苦而喜冷饮，大便干燥，小便黄赤，舌红苔黄或燥，脉数有力。

［病机］邪火亢盛，迫神失位。

［治则］清心养心，安神。

［穴位选取］神阙、内关、通里、灵道、心俞。

［处方］安神贴敷方：黄连6 g，黄芩6 g，栀子3 g，麦冬6 g。

（2）魂病

①魂亢

［脉象特征］“浮”“上”“疾”“数”“稠”“动”。

［临床表现］多梦，或讲梦话，或“鬼压床”，或梦游，平素闷闷不乐，头部疼痛不适，时常感到莫名的烦躁，舌红苔黄，脉弦数。

［病机］肝郁化火，邪火伐肝，迫魂于外。

［治则］疏肝理气，解郁化火，敛魂安魂。

［穴位选取］内关、风池、期门、肝俞、行间、魂门、膻中、神阙、神道。

［处方］定魂贴敷方：柴胡6 g，香附3 g，赤芍6 g，炒栀子5 g。

②魂弱

［脉象特征］“细”“稀”“弱”“寒”，左关“沉”“散”。

［临床表现］多梦，或讲梦话，或“鬼压床”，或梦游，眩晕耳鸣，面色无华，爪甲不容，视力减退，或者肢体麻木，关节痉挛，屈伸不利，手足震颤，肌肉瞤动，妇女也可以见到月经量少色淡、月经延期，舌质白，脉弦细弱。

［病机］肝血亏虚，魂体失养，游移在外。

［治则］益气养血，滋魂养肝。

［穴位选取］足三里、期门、肝俞、安眠、神阙、魂门、神道。

［处方］安魂贴敷方：生地黄6 g，当归3 g，炙黄芪6 g，丹参5 g，桑寄生3 g，独活3 g。

③魂郁

［脉象特征］“涩”“曲”“缓”，左关部“凸”，尺部“动”“敛”。

［临床表现］多梦，或讲梦话，或“鬼压床”，或梦游，脾气暴躁，或头晕目眩，口苦，咽干，目赤，或胸胁胀满，不欲饮食，或大便干燥，小便黄赤，舌红苔黄，二脉弦数。

［病机］肝火上炎，热盛扰魂，魂亢在外。

［治则］清泻肝火，引魂归位。

［穴位选取］风池、期门、肝俞、中渎、中枢、合谷、鱼际、孔最、魂门。

［处方］引魂贴敷方：柴胡9 g，黄芩5 g，白芍3 g，生大黄3 g，枳实3 g，厚朴3 g。

（3）魄病

①魄亢

［脉象特征］“刚”，右寸“上”“浮”。

［临床表现］睡眠轻浅、易醒，晨起咳甚痰多，咳声重浊；或胸闷气憋；常伴体倦、脘痞；兼有腹胀，或大便溏，舌苔白腻，脉濡滑。

［病机］痰湿阻肺，魄气不通，郁积不藏。

［治则］燥湿化痰，开郁散魄、安魄。

［穴位选取］中府、云门、尺泽、三阴交、地机、魄户、肺俞、膻中、神阙。

［处方］定魄贴敷方：姜半夏15 g，胆南星6 g，吴茱萸3 g。

②魄弱

［脉象特征］“短”“沉”“细”。

［临床表现］睡眠轻浅、易醒，喘咳无痰或痰少，咽干音哑，或口干不欲饮，或潮热盗汗，或两颧红赤，舌赤少苔或无苔，脉细而数。

［病机］肺阴不足，化魄无源。

［治则］滋阴养肺，养魄安魄。

［穴位选取］中府、云门、经渠、魄户、膻中、中脘、肺俞、神阙。

［处方］养魄贴敷方：桑白皮6 g，地骨皮6 g，知母9 g，天冬4 g，生地黄4 g。

③魄乱

［脉象特征］“下”“敛”“稀”，右寸“动”。

［临床表现］睡眠轻浅、易醒，短气自汗，声音低怯，时寒时热，平素易

感冒，面白，舌质淡，脉弱。

[病机] 肺气不足，魄无所依。

[治则] 补益肺气，养魄摄魄。

[穴位选取] 孔最、中府、云门、魄户、肺俞、足三里、天鼎、神阙。

[处方] 安魄贴敷方：炙黄芪9 g，生白术6 g，白芍6 g，五味子5 g。

(4) 意病

①意亢

[脉象特征]“细”“敛”“曲”“涩”。

[临床表现] 思虑纷纭，或喜忆往事，或思及将来而难以入眠，甚至彻夜不眠，口苦，口渴，多食易饥，形体消瘦，腹胀腹硬，大便不畅，或先硬后溏，小便混浊，头发枯焦，舌淡苔黄，脉细数。

[病机] 胃火炽盛，动意扰意，意不归位。

[治则] 运脾泻胃，安意养意。

[穴位选取] 章门、足三里、三阴交、阴市、陷谷、气舍、中枢、脾俞、神阙、神藏。

[处方] 安意贴敷方：川芎9 g，火麻仁6 g，苦参6 g，鸡血藤4 g，生黄芩4 g。

②意弱

[脉象特征]“薄”“柔”“怠”“短”。

[临床表现] 思虑纷纭，或喜忆往事，或思及将来而难以入眠，甚至彻夜不眠，纳呆食少，面色萎黄或肌肉消瘦，或四肢困倦，或精神萎靡，或呕恶便溏，苔薄舌淡，边有齿痕，脉缓而弱。

[病机] 脾元亏损，生意无源，养意无物。

[治则] 健脾生意养意。

[穴位选取] 足三里、胸乡、血海、府舍、三阴交、脾俞、志室、神封、神藏。

[处方] 生意贴敷方：生白术6 g，炒山药6 g，党参4 g，黄芪6 g，远志4 g。

（5）志病

①志亢

［脉象特征］“刚”“敛”“强”“直”“动”“疾”。

［临床表现］入睡困难，晚睡早起，睡眠时间大幅缩短，头晕脑鸣，或腰酸腿软，或骨蒸潮热，五心烦热，溲黄便燥，舌红苔少，脉沉细数。

［病机］阴虚阳盛，志无所依，亢奋在外。

［治则］补肾养阴，纳志归位。

［穴位选取］膻中、灵道、太溪、肾俞、志室、神阙、神封、神藏。

［处方］纳志贴敷方：熟地黄9 g，炒山药6 g，地骨皮6 g，茯苓4 g，泽泻4 g。

②志弱

［脉象特征］“沉”“弱”“缓”“怠”。

［临床表现］入睡困难，晚睡早起，睡眠时间大幅缩短，头晕脑鸣，或重听失聪，或须发斑白；或脱发，或遗精阳痿，或腰酸腿软，脉沉细无力。

［病机］阴阳两虚，无以化志。

［治则］补肾生精，养志生志。

［穴位选取］膻中、灵道、太溪、腰阳关、志室、神道、神阙、云门、神封、神藏。

［处方］养志贴敷方：熟地黄9 g，白术9 g，茯苓6 g，杜仲4 g，怀牛膝4 g。

2. 咳嗽

咳嗽是以咳嗽有声，或伴有痰液为主症的一类疾病。有声无痰为咳，有痰无声为嗽，咳与嗽常相兼出现，故并称。发病原因可分为外感和内伤两大类。咳嗽病机为肺失宣肃，肺气上逆。

通过脉诊，收集咳嗽的特异性症状，分辨外感或内伤咳嗽，明确咳嗽证候类型，提出相应的治则治法，确立辨证处方。通过穴位贴敷疗法，用药物刺激经络穴位，以缓解咳嗽症状。若贴敷后，咳嗽症状未能缓解或咳嗽持续剧烈，伴有其他症状，应及时去医院就医。

辨证论治:

(1)外感咳嗽

①风寒咳嗽

[脉象特征]"浮""刚""敛""寒""上""细"。

[临床表现]咳嗽声重，气急，鼻塞，咽痒，痰质清稀色白，可伴有恶寒，发热，流清涕，无汗等表证，舌苔薄白。

[病机]风寒束肺，肺气失宣。

[治则]祛风散寒，宣肺止咳。

[穴位选取]大钟、风门、定喘、膻中、天突、肺俞。

[处方]炒芥子12 g，麻黄9 g，细辛3 g，半夏6 g。

②风热咳嗽

[脉象特征]"浮""热""动""上""长""疾"。

[临床表现]咳嗽咳痰，痰黄或黏稠，咳痰不爽，咳嗽声粗或声音嘶哑，喉燥口干，常伴鼻塞、发热重，恶寒，身热，流黄涕等表证，舌苔薄黄。

[病机]风热犯肺，肺失宣肃。

[治则]疏风清热，宣肺止咳。

[穴位选取]大椎、曲池、肺俞、尺泽、大杼、风门、合谷。

[处方]白芥子9 g，鱼腥草6 g，金银花6 g，连翘6 g，薄荷4 g。

③风燥咳嗽

[脉象特征]"浮""涩""上""细""稀""枯"。

[临床表现]干咳，痰难咳出，无痰或痰少而黏，咽喉干痛，唇鼻干燥，伴鼻塞、发热、恶寒、口渴等表证，舌红少津，苔薄白。

[病机]风燥犯肺，肺失润泽。

[治则]疏风润燥，清肺止咳。

[穴位选取]肺俞、三阴交、太溪、大钟、定喘、膻中。

[处方]杏仁6 g，连翘3 g，薄荷3 g，桑叶6 g，菊花3 g，桔梗3 g。

（2）内伤咳嗽

①肝火犯肺

［脉象特征］“刚”“敛”“直”“数”“上”“疾”“热”“滑”。

［临床表现］咳逆阵作，面红目赤，烦躁易怒，胸胁胀痛，口苦口干，咳痰难出，痰少质黏，症状可随情绪波动而变化，舌质红，苔薄黄少津。

［病机］肝郁化火，木火刑金。

［治则］清热泻火，化痰止咳。

［穴位选取］列缺、合谷、行间、太冲、尺泽、肺俞、足三里。

［处方］黄芩4 g，桑白皮6 g，地骨皮6 g，青黛4 g，山栀子6 g。

②肺阴亏虚

［脉象特征］“沉”“细”“数”，右寸“稀”“涩”。

［临床表现］干咳，咳声短促，痰少黏白，甚带血丝，咽燥口干，颧红盗热，手足心热，午后潮热，消瘦，乏力，舌质红苔少。

［病机］肺阴亏虚，阴虚肺燥，肺失润降。

［治则］滋阴清热，润肺止咳。

［穴位选取］太渊、膏肓、肺俞、足三里、太溪、大椎。

［处方］北沙参6 g，麦冬6 g，天花粉6 g，玉竹6 g，知母6 g。

③痰湿蕴肺

［脉象特征］“滑”“柔”“缓”“稠”，脉壁与周围边界模糊。

［临床表现］咳嗽迁延反复，咳声重浊，痰多色白，质黏腻或稠厚，晨起加重，胸闷，咳痰后症状减轻，常伴困倦，乏力，脘痞腹胀，舌苔白腻。

［病机］脾湿生痰，痰湿阻遏肺气。

［治则］健脾燥湿，化痰止咳。

［穴位选取］肺俞、丰隆、天突、足三里、三阴交、中脘。

［处方］半夏6 g，茯苓6 g，陈皮4 g，苍术4 g，厚朴4 g，山楂3 g。

④痰热郁肺

［脉象特征］“滑”“数”“热”“强”“疾”“稠”。

［临床表现］咳嗽声粗，痰多黄稠或黏厚，喉中有痰声，或有热腥味，甚

有血痰，面红目赤，胸胁胀满，咳时引痛，口干欲饮，舌质红，苔黄腻。

[病机]痰热壅肺，肺失宣肃。

[治则]清热肃肺，化痰止咳。

[穴位选取]肺俞、丰隆、足三里。

[处方]麻黄6 g，苦杏仁6 g，石膏6 g，黄芩3 g，桑白皮3 g，白芥子3 g。

3. 泄泻

泄泻是指大便次数增多，粪质溏稀，甚或泻如水样为主症的一类疾病。大便溏薄者称为“泄”，大便如水注者称为“泻”。四季均可发病，但以春、秋季发病居多。

通过脉诊，收集泄泻的特异性症状，分辨虚实缓急，明确泄泻证候类型，提出相应治则治法，确立辨证处方。通过穴位贴敷疗法，用药物刺激经络穴位，以治疗泄泻。

辨证论治：

(1)暴泻

①食滞肠胃

[脉象特征]“沉”“稠”“强”，右关“滑”“粗”“尺侧壁刚”。

[临床表现]大便臭如败卵，腹满胀痛，泻后痛减，嗳腐吞酸，纳呆纳差，舌苔淡，苔垢腻。

[病机]宿食阻滞，肠胃传化失司。

[治则]消食和胃导滞。

[穴位选取]神阙、关元、天枢、中脘、气海、足三里、脾俞、胃俞。

[处方]半夏6 g，茯苓6 g，陈皮3 g，连翘3 g，莱菔子3 g。

②湿热中阻

[脉象特征]“热”“稠”“滑”“数”“动”“强”。

[临床表现]腹痛即泻，泻下急迫，肛门灼热，大便黄褐臭秽，小便短黄，身热烦渴，舌红，苔黄腻。

[病机]感受湿热之邪，损伤脾胃，传化失常。

[治则]清热利湿，分利止泻。

[穴位选取] 神阙、尺泽、内庭。

[处方] 白术9 g，葛根9 g，黄芩6 g，黄连3 g，丁香3 g。

③寒湿内盛

[脉象特征]“刚”“敛”“稠”“滑”“缓”“进少退多”。

[临床表现] 泄泻，大便清稀或如水样，腹痛，脘闷食少，或兼恶寒，发热，肢体酸痛，舌淡，苔白腻。

[病机] 寒湿内盛，困脾伤肠。

[治则] 芳香化湿，散寒解表。

[穴位选取] 神阙、天枢、脾俞、大肠俞、大椎、足三里。

[处方] 藿香9 g，白芷6 g，附子3 g，茯苓9 g，半夏3 g。

④肝气乘脾

[脉象特征]“刚”“敛”“直”，左关“粗”“凸”，右关“凹”“弱”。

[临床表现] 腹痛即泻，泻后痛减，常因抑郁恼怒或情绪紧张，而出现泄泻症状，平素胸胁胀痛，嗳气食少，腹中攻窜作痛，舌淡红。

[病机] 肝郁横逆乘脾，脾失健运。

[治则] 抑肝扶脾。

穴位选择：神阙、天枢、足三里、脾俞、胃俞、肝俞、太冲。

[处方] 白术9 g，白芍6 g，陈皮6 g，木香3 g。

（2）久泻

①肾阳虚衰

[脉象特征]“沉”“迟”“怠”“散”，右尺“弱”“寒”。

[临床表现] 常在黎明前出现腹痛，肠鸣即泻，下利完谷，喜暖喜按，腰膝酸软，形寒肢冷，舌淡苔白。

[病机] 命门火衰，脾失温养。

[治则] 温补脾肾，固涩止泻。

[穴位选取] 神阙、肾俞、脾俞、天枢、足三里、命门。

[处方] 补骨脂3 g，巴戟天3 g，五味子6 g，肉豆蔻3 g，肉桂6 g，炮姜6 g。

②脾气虚弱

[脉象特征]“沉”“弱”“怠”“稀”“进少退多”。

[临床表现] 大便时溏时泻，迁延反复，食少纳呆，食后脘闷不舒，平素神疲倦怠，面色萎黄，舌质淡，苔白。

[病机] 脾胃虚弱，运化失权。

[治则] 益气健脾，化湿止泻。

[穴位选取] 神阙、足三里、公孙、脾俞、胃俞、大肠俞。

[处方] 白术6 g，炒苍术6 g，茯苓6 g，砂仁3 g，肉桂6 g。

4. 心悸

心悸是由于心之气血阴阳亏虚，或痰饮瘀血阻滞，致心神悸动不安甚则不能自主的一种病证。临床一般多呈发作性，每因情志波动或劳累过度诱发，且常伴胸闷、气短、失眠、健忘、眩晕等症。

通过脉诊，收集心悸患者的脉象要素，综合分析，以辨病性虚实，确定心悸证候类型，提出相应治则治法，确立辨证处方。通过穴位贴敷的疗法，用药物刺激经络穴位，以改善心悸症状。若贴敷后，心悸症状未缓解或症状加重，应及时去医院就医。

辨证论治：

（1）心胆气虚

[脉象特征]“弱”“散”“细”“迟”“怠”，左寸“薄”“柔”。

[临床表现] 心悸不宁，善惊易恐，坐卧不安，少寐多梦而易惊醒，恶闻声响，食少纳呆，苔薄白。

[病机] 心虚胆怯，心神失养，神魂不安。

[治则] 镇惊定志，养心安神。

[穴位选取] 内关、郄门、神门、厥阴俞、巨阙，配伍心俞、胆俞、照海、申脉、印堂、四神聪、安眠。

[贴敷方] 远志6 g，石菖蒲6 g，茯神6 g，吴茱萸3 g，柏子仁3 g。

（2）心血不足

[脉象特征]“稀”“细”“沉”“弱”，左寸脉“细”“弱”。

[临床表现]心悸气短，头晕目眩，失眠健忘，面色无华，倦怠乏力，纳呆食少。

[病机]心血亏耗，心失所养。

[治则]补血养心，益气安神。

[穴位选取]内关、郄门、神门、厥阴俞、巨阙，配伍血海、三阴、膈俞。

[贴敷方]丹参6 g，当归6 g，黄芪6 g，白术3 g，茯苓3 g，姜汁3 g。

(3)阴虚火旺

[脉象特征]“动”“刚”“敛”“深”“短”“疾”“驶”“直”“热”，左“关”，左尺脉“枯”“细”。

[临床表现]心悸易惊，心烦失眠，五心烦热，口干，盗汗，伴有耳鸣，腰酸，头晕目眩，急躁易怒，舌红少津，少苔。

[病机]肝肾阴虚，水不济火，心火亢盛，扰动心神。

[治则]滋阴清火，养心安神。

[穴位选取]内关、郄门、神门、厥阴俞、巨阙，配伍肾俞、太溪。

[贴敷方]龙骨9 g，远志6 g，石菖蒲9 g，丹参6 g，当归6 g。

(4)心阳不振

[脉象特征]左寸“寒”“弱”“散”“沉”“缓”“怠”，脉管外清虚。

[临床表现]心悸不安，胸闷气短，动则尤甚，面色苍白，形寒肢冷，舌淡苔白。

[病机]心阳虚衰，无以温养心神。

[治则]温补心阳，安神定悸。

[穴位选取]内关、郄门、神门、厥阴俞、巨阙、膻中，配伍关元、足三里、涌泉。

[贴敷方]桂枝9 g，吴茱萸6 g，丁香6 g，柏子仁3 g，远志3 g。

(5)水饮凌心

[脉象特征]“滑”“稠”“短”“沉”“粗”“强”“进少退多”，血管壁与周围组织界限模糊。

[临床表现]心悸眩晕，胸闷痞满，渴不欲饮，小便短少或下肢水肿，伴有恶心，呕吐，流涎，舌淡胖。

[病机]脾肾阳虚，水饮内停，上凌于心，扰乱心神。

[治则]振奋心阳，化气利水，宁心安神。

[穴位选取]内关、郄门、神门、厥阴俞、巨阙、膻中，配伍三焦俞、水分、气海。

[贴敷方]桂枝6 g，白术6 g，半夏3 g，猪苓6 g，茯苓6 g。

(6)瘀阻心脉

[脉象特征]“沉”“短”“强”“来怠去驶”“结代”，“左寸涩”“凸”“刚”。

[临床表现]心悸不安，胸闷不舒，心痛时作，痛如针刺，唇甲青紫，舌质紫暗或有瘀斑。

[病机]心脉瘀阻，心阳被遏，心神失养。

[治则]活血化瘀，理气通络。

[穴位选取]内关、郄门、神门、厥阴俞、巨阙、膻中，配伍心俞、膈俞。

[贴敷方]丹参6 g，三七6 g，檀香3 g，莪术4 g，郁金6 g，冰片2 g。

(7)痰火扰心

[脉象特征]“滑”“稠”“动”“热”“数”。

[临床表现]心悸时发时止，胸闷烦躁，失眠多梦，口干苦，大便秘结，小便短赤，舌红，苔黄腻。

[病机]痰浊阻滞，心神被扰。

[治则]清热化痰，宁心安神。

[穴位选取]内关、郄门、神门、厥阴俞、巨阙、膻中，配伍丰隆。

[贴敷方]胆南星6 g，半夏6 g，黄连6 g，枳实6 g。

(四)贴敷方的制作及贴敷方法

将穴位贴敷所需要的药物按照等比例调配，然后将药物进行粉碎，取100 g药粉，用水、醋、酒、蛋清、蜂蜜、植物油、清凉油等介质调成糊状，或者用液体凡士林制成软膏、丸剂或饼剂，根据实际需要进行选择。

嘱患者充分暴露要贴敷的穴位皮肤，用酒精或生理盐水棉球清洁消毒体表皮肤，将调配好的药品贴敷在特定穴位上，并用约5 cm×5 cm大小的脱敏胶布进行固定。

一般以每天贴敷1次为宜，7次为1个疗程，每次贴敷时长不超过8小时。

（五）禁忌证及注意事项

1. 禁止更换贴敷药物时不进行无菌操作，以免发生不必要的感染。

2. 禁止晚上睡前做剧烈的相关运动。贴敷期间，饮食要清淡，少食辛辣刺激食品。

3. 若患者对贴敷方中某味药过敏或过度恐惧，则在处方中删除该药，或用功效相同或类似的药物进行替换。瘢痕体质者慎选。

4. 若治疗过程中出现灼痛、瘙痒、刺痛感强烈，可提前拿掉贴敷方。

5. 贴敷当天避免贪凉，不要过度吹电风扇和在过冷的空调房中停留，更要避免空调冷风直接吹到贴敷部位，以利于药物吸收。

6. 睡眠障碍特别严重，一两次穴位贴敷后症状无明显改善者，一般不推荐使用该技术。

第四章

系统辨证脉学辨脉施护

辨证，即运用中医理论将中医四诊（望、闻、问、切）所收集到的信息，包括症状及体征，进行分析，以明确其病因、病位、病性及邪正关系，最后给出判断为何病、何证，论证其治则治法并付诸实施的过程。施护，又称施治，即根据辨证来确定相应的治则治法及方药，选用适当的治疗措施来处理疾病的过程。[27]

辨证与施护在疾病诊疗过程中是相互联系且不可分割的两个方面。辨证是施护的前提和依据，施护是治疗及护理疾病的方法与手段，通过施护的效果可以验证辨证是否正确。[27]

脉诊属于中医学“望、闻、问、切”中切诊的一部分，脉诊的指导作用贯穿于整个中医临床活动，同时在临床护理中也可起到指导作用。护理工作是整个医疗活动的重要组成部分，与患者的康复有着密切的关系，神志清醒的患者可以表达自身的情况，并且主动配合护理工作，但是意识障碍的患者无法表达自身的情况，他们的一切情况都需要陪护者来判断，因此能够探索出准确判断患者所处状态的客观依据就显得十分重要。脉诊是最客观、最可靠的诊察手段，最能够反映人体本质的病因病机。所以脉象诊断的客观实在性使医者可以直接感受患者的真实情况，具有方便、快捷、准确的特点。[28]

第一节　肺部积痰

意识障碍患者长期卧床，咳嗽反射减退，排痰不利，极易导致痰邪阻肺而出现坠积性肺炎，甚至危及患者的生命，因此呼吸道的护理是非常重要的。临床通过听诊肺部呼吸音的变化以及干湿啰音可以判断病情，中医脉诊也可以起到同样的效果。

古人认为痰浊阻肺的脉象特征为右寸脉的浮滑或沉滑，《脉诀启悟注释》言："右寸脉滑，哮喘痰嗽。"右寸浮滑，为典型的如盘走珠之感者，表示痰液较稀，容易排出，此时通过给患者翻身、拍背即可排出痰液；若右寸脉沉滑黏滞，表示痰液较稠，此时单纯地给患者翻身、拍背较难排出痰液，则要适当地应用中药以软坚化痰，或是应用西药来稀释痰液，也可借助仪器将痰液吸出，以免痰液阻塞呼吸道而危及患者生命。[28]

若患者同时有食积的脉象，则表示是食积生痰，在脉象上会表现出滑、粗、血管壁与周围的组织界限模糊、血液中有数条细丝的脉象要素，此时要控制饮食的质和量，以改善病情，必要时可使用一些消食化积、健脾利湿化痰、增强胃动力的药物，如健胃消食片、鲜竹沥、枸橼酸莫沙必利片等。

第二节　积　食

中风患者的康复程度与护理是否得当关系重大，其中饮食过量是一个重要的因素。饮食过量导致食积，使患者体内气血运行不畅，从而影响脑部血液循环的改善，致使康复缓慢，甚至反复中风。

积食是一种内伤因素，古代医家关于食积的脉象众说纷纭，总的来说，其特征在右手脉，脉的形态有浮大而涩、关滑、紧而滑、右手尺内脉伏、短、浮滑、紧、弦等。

基于"系统辨证脉学"系统，食积的脉象特征为右关脉沉滑黏滞，所谓的浮是食积日久生痰上泛于肺而致痰浊壅肺所表现出的脉象，但这种浮滑脉多出现于右寸部，而右关部的浮滑而鼓起的脉象则多见于肝气犯胃，痰热互结；脉势为滑涩相兼的黏滞不畅感，可称之为“黏滞脉”，此种脉象主宿食内结。古人所形容的短、涩、滑均为对这种黏滞脉的侧面描述。[28]

食积患者应少食肥甘厚味，少食多餐，避免进食过量；饮食应清淡爽口、易消化、易吞咽、低盐、低脂，同时也要注意补充蛋白质及维生素。若出现呕吐，则需禁食3～6小时，或予生姜汁加少许糖水温服以止吐；若合并腹胀，则可轻揉腹部以缓解不适。必要时可使用药物辅助治疗。

第三节　便　秘

长期卧床的患者，肠道蠕动减慢，常常会出现大便秘结的情况，但若乙状结肠和直肠部位没有宿便，仅凭便秘的时间而盲目地给予肥皂水灌肠或者开塞露塞肛，不但起不到帮助排便的作用，反而会增加患者的痛苦，同时也会增加陪护人员的工作量。腹部触诊触及左下腹的粪块是诊断宿便积存的一种常用方法，但若是肥胖或是有严重肠道积气的患者，腹部触诊就难以奏效。此时可以借助脉诊来判断患者是否有宿便积存。

一、辨脉施护

中医对于大便秘结脉象的认识最早见于《伤寒论》，“趺阳脉浮而涩”是腹中有燥屎的特征。大便秘结的脉象特征出现在右手尺部，涉及的脉形有浮、数、涩、实等，《脉诀》说道：“（浮脉）尺部见之风入肺，大肠干涩故难通。”《王氏医案绎注》云：“以承气汤加减，三下黑矢，黄苔始退，即能啜粥，以其右关尺迟缓有力，故知有燥矢也。”

便秘的脉象是右尺脉实长有力，若大便干结，津枯肠燥，则脉显涩象，《诊家枢要》曰：“尺涩，大便涩，津液不足。”

故诊脉时，若右尺脉呈现有力缓滑之象，则表示患者有宿便存积，此时可给予开塞露塞肛或肥皂水灌肠；若无以上的脉象特征，则表示患者没有宿便存积，此时暂不给予开塞露塞肛或肥皂水灌肠[28]。

（一）热秘

热秘主要表现为大便干结，小便短赤，腹胀痛，口干、口臭，或有身热，面红赤，舌红苔黄燥。在脉象上，热邪致局部代谢增加，则脉“热”“数”；热邪迫动血液，局部血流增加，则脉“粗”；热邪郁闭，充斥体内，心率加快，心搏出量增加，导致血流速度加快，桡动脉内部压力较大，则脉“强”。故脉象特点为“热”“数”“粗”“强”。

此类患者的施护原则为泻热导滞，润肠通便，可选用麻子仁丸加减。

日常护理中，要避免让患者进食辛辣厚腻的食物，饮食要清淡，可进食芹菜、丝瓜、香蕉等富含纤维的蔬菜及水果。

（二）气秘

气秘主要表现为大便干结，或并不干结，有便意却无法排出，或便后不爽，腹部胀痛，肠鸣矢气，嗳气频频，或兼有情绪不畅，纳差，舌苔薄腻。在脉象上，肝脾气滞，腑气不通，脏腑气机运行不畅，相应脉位的脉搏搏动时谐振波频率增高且杂乱，则脉“动”；气机不畅，血液运行不利，血液成分之间的摩擦力增大，则脉“涩”；气郁于里，气机向外运行的趋势减弱，则脉“沉”；气滞不前，运行不畅，推动血液运行不利，脉中的血流速度变慢，则脉“缓”。故脉象特点为“沉”“动”“涩”“缓”。

此类患者的施护原则为顺气导滞，可选用六磨汤加减。

日常护理中，要告知患者不良情绪对于病情的影响，帮助患者调节情绪，使患者保持良好的心情。

（三）虚秘

1. 气虚秘

气虚秘主要表现为大便不干，有便意，却排便困难，用力则汗出，神疲乏力，肢倦懒言，舌淡苔白。在脉象上，气虚不敛，浮越于肌表，则脉位“浮”，具体表现为右关脉“浮”；气虚不养，桡动脉血管壁较“薄”；气虚脉管变薄，血管壁的张力降低，则脉“柔”；气虚无力充盈脉道，脉搏压力降低，则脉“弱”“细”。故脉象特点为右关脉“浮”“薄”“柔”“细”“弱”。

此类患者的施护原则为益气润肠通便，可选用黄芪汤加减。

日常护理中，可帮助患者按揉腹部以促进肠道蠕动，改善便秘，方法为让患者蜷起双腿，放松腹部，双手重叠置于患者腹部，按顺时针方向按揉，即按升结肠到横结肠再到降结肠的顺序按揉。

2. 血虚秘

血虚秘主要表现为大便干结，面色无华，伴见心悸，气短，头晕，健忘，口唇爪甲色淡，舌质淡，苔白。在脉象上，脏腑血虚，充盈脉管不利，则脉“细”；血虚无力充盈脉管，脉管内压力减小，则脉“弱”；血虚不充，脉位趋于沉下，则脉“沉”；血虚则血液中的有形成分减少，血液质地稀薄，则脉“稀”。故脉象特点为“沉”“细”“弱”“稀”。

此类患者的施护原则为养血润燥通便，可选用润肠丸加减。

日常护理中，要多给患者食用富有营养的食物以补气养血，如猪肝、骨头汤等。

3. 阴虚秘

阴虚秘主要表现为大便秘结，如羊屎状，头晕耳鸣，腰膝酸软，潮热盗汗，心烦，舌红少苔。在脉象上，阴液不足，脏腑组织失于濡养，则脉“枯”，脉道充斥不利，则脉“细”；阴虚津亏，荣润血液的成分不足，在运行中血液有形成分之间的摩擦力加大，则脉“涩”。故脉象特点为“枯”“细”“涩”。

此类患者的施护原则为滋阴通便，可选用增液汤加减。

日常护理中，要嘱患者晨起时空腹喝一杯温开水，若患者血糖正常，则可饮用适量的蜂蜜水，亦要避免缺水，饮水可润滑肠道，从而帮助排便。

4. 阳虚秘

阳虚秘主要表现为大便干，或并不干，但排出困难，面色㿠白，腹中冷痛，得温痛减，四肢不温，或腰膝酸冷，舌淡苔白。在脉象上，阳气不足，相应的脏器功能低下，温煦功能减弱，则脉“寒”；阳气亏虚，脉管压力减小，则脉“弱”；阳气不足，浮越于外，则脉“散”；体内阳气不足，推动无力，血液运行缓慢，则脉“缓”“怠”。故脉象特点为

“寒”“弱”“散”“缓”“怠”。

此类患者的施护原则为温阳通便，可选用济川煎加减。

日常护理中，需嘱患者注意保暖，病室开窗通风时注意增添衣物，避免着凉，不可进食寒凉的食物，宜适量进食温热性的食物，如牛肉、羊肉等。[29]

二、其他护理

要使病室保持安静整洁，帮助患者建立健康的排便习惯，泻药不利于恢复正常的胃肠功能，故尽量避免使用泻药，除非患者感到非常痛苦且无其他办法的情况下。长期卧床的患者行动困难，要帮助患者活动肢体，练习床上排便，并指导患者进行盆底部肌肉锻炼，即提肛运动，待生命体征平稳时，鼓励患者尽早下床活动，活动时要搀扶好患者，避免跌倒磕碰，尽早进行康复训练，有助于大便的通畅。

第四节　褥　疮

久病卧床的患者，气血亏损，长期受压的部位气血瘀滞，经脉不通，压迫成疮，称为褥疮，亦称席疮。《外科启玄》云：“席疮乃久病着床之人，挨擦磨破而成。”多见于久病重病长期卧床、瘫痪、半身不遂的患者，好发于易受压及易摩擦的部位，如骶尾部、背部、足跟部、枕部、髋部，表现为局部的皮肤溃破流脓，经久不愈[30]。

一、辨脉施护

（一）气滞血瘀证

褥疮的气虚血瘀证主要表现为局部皮肤出现红斑，紫暗红肿甚至溃破，舌质紫暗有瘀斑。在脉象上，由于气滞而推动血液运行不利，产生血瘀，进而产生瘀血之有形之物，使血液运行的摩擦力加大，致血行不畅，表现为“涩”，有形之物增多，血液浓度变稠，表现为“稠”，又运行缓慢，血液对血管壁的压力变大，表现为“强”；气滞血瘀，气血运行不利，气机不能鼓动于外，则运动趋势倾于内，表现为“沉”；气血瘀滞，血行不利，脉搏波沿血管壁的传导距离和血管内血液的运行距离缩短，则表现为“短”。故脉象特点为“短”“沉”“涩”“稠”“强”[31]。

此类患者可予血府逐瘀汤加减以理气活血。

日常护理时要勤翻身，可按摩血海、三阴交及行间穴以及受压局部皮肤，以促进血液循环，按摩时用力不可过大，以免搓破皮肤。

（二）气血两虚证

褥疮的气虚血瘀证主要表现为褥疮部位皮肤苍白色、灰白色或为青红色，疮面腐肉难脱，愈合缓慢，伴面色无华，神疲乏力，纳差食少，舌质淡红少苔。在脉象上，气虚阳气不得内守，血虚阳气浮越，摄纳功能失常，或血虚至极而阳气有外脱之势，则脉位变“浮”；气虚充斥脉道不利，加之血虚血液不足，“脉为血之府”，则脉道不充，脉管变“细”；气虚无力充盈脉道，血虚又使血容量不足，脉搏压力降低，则脉象表现为“弱”；气虚无力推动血液运行，使血液的振荡式前进模式失衡则出现“进少退多”。故脉象特点为“浮”“细”“弱”“进少退多”[31]。

此类患者可予托里消毒散加减以补气养血，脱毒生肌。

日常护理亦要勤翻身，可按摩关元、期门、隐白、天枢、血海及受压部位皮肤，以补养气血，按摩时用力适中，避免搓破皮肤。

二、其他护理

对于长期卧床或活动不便的患者，要加强护理，以预防为主，患者要定期翻身，避免长时间维持同一动作；易受压的部位要保持干燥，可用滑石粉外擦；床褥要铺平整，且要柔软，也可使用气垫床。

若发现患者受压部位的皮肤出现了颜色变暗的情况，要及时处理，在服用中药的同时，可结合使用外治法。初起时可局部按摩，加速血液循环，也可外擦红灵酒或红花酊以活血通络，或使用红外线灯照射以促进血液循环。

出现溃烂后，要及时清除坏死的组织，并在腐烂处使用九一丹或红油膏纱条外敷以祛腐生肌。当疮口脓腐脱净时，可改用生肌散、生肌玉红膏以生肌止痛[30]。

同时需要注意加强患者的饮食营养，并积极治疗原发疾病。

第五节　不　寐

不寐是指经常不能获得正常睡眠为主要特征的一种病证，多因脏腑功能紊乱、气血亏虚、阴阳失调所致，主要表现为睡眠时间、深度的不足。[32]

一、辨脉施护

（一）肝郁化火证

不寐肝郁化火证主要表现为不寐多梦，甚至彻夜不眠，急躁易怒，伴头晕，目赤，耳鸣，口干苦，舌红苔黄。在脉象上，根据肝郁克犯部位的不同，会出现相应脏器在寸口反映部位的血管扩张，而出现“粗”的特征；气机郁结于不同脏腑则相应脉诊部位显现出圆包样凸起，表现为“凸”；肝气郁结化火，结滞于肝胆，则在左关脉麻涩的基础上，进一步出现热辐射感，即表现为“热”。故脉象特点为“粗”“凸”“热”。

此类患者的施护原则为疏肝泻热，佐以安神，可予龙胆泻肝汤加减治疗。

同时要做好情志护理，避免患者出现过多的负面情绪。

在中医特色疗法方面，可给予耳穴压豆治疗，选取神门、交感、内分泌、皮质下、肝区等穴位。

（二）痰热扰心证

不寐的痰热扰心证主要表现为心烦不寐，胸闷脘痞，伴口苦、目眩，舌红苔黄腻。在脉象上，痰浊停聚体内，湿性黏滑，则脉“滑”；痰浊胶着，血液质地变浓稠，则脉“稠”；热邪充斥，机体代谢增加，产热增多，机体过多的热能通过肌表散发于外，则脉“热”；感受热邪后，新陈代谢加快，心率加快，则脉“数”；痰热扰乱心神，在脉搏起伏过程中，脉搏谐振波增多而杂乱，则脉“动”。故脉象特点为“滑”“稠”“动”“热”“数”。

此类患者的施护原则为化痰清热，和中安神，可予黄连温胆汤加减治疗。

可配合按摩足三里、丰隆穴以化痰清热，安眠、三间、百会穴促进睡眠。

（三）心脾两虚证

不寐的心脾两虚证主要表现为入睡困难，多梦易醒，心悸健忘，神疲乏力，食少纳呆，腹胀便溏，面色少华，舌淡苔薄白。在脉象上，气虚无力则不能保持机体肌肉的丰满，血管壁变薄，同时血管的张力降低，表现为“薄”“柔”；气虚无力维持心脏急速射血的爆发力，导致脉搏上升支搏动传导减慢，表现为“来怠去驶”；气虚心气不足，推动血液运行缓慢，则心率慢，表现为“迟”；气血虚弱，充斥脉道不利，表现为“细”，同时血液中的有形成分减少，血液质地稀薄，表现为“稀”；血虚不充，脉位趋于沉下，表现为“沉”。故脉象特点为“薄”“柔”“稀”“细”“沉”“迟”“来怠去驶”。

此类患者的施护原则为补养心脾，养血安神，可予归脾汤加减治疗

同时要为患者创造安静舒适的睡眠环境，告知患者要劳逸适度，避免思虑过度及情绪激动，要保持稳定的情绪，并进食一些营养丰富的食物以补充营养。

中医特色治疗方面，可予耳穴压豆治疗，选取心、脾、神门、枕、脑、内分泌、皮质下等穴位。

（四）阴虚火旺证

不寐的阴虚火旺证主要表现为夜不能寐，心烦，口干，头晕，耳鸣，健忘，潮热盗汗，两颧潮红，小便短少而黄，舌红苔少。在脉象上，阴虚则阴液不足，脏腑组织失于濡养，则表现为“枯”，同时脉道充盈不利，则表现为“细”；阴虚津亏，荣润血液的成分不足，血液中的有形成分之间摩擦力加大，表现为“涩”；阴虚无力制阳，阳气相对亢盛，则心率变快，表现为“数”，同时由于阴虚则阳气相对亢盛，而形成虚热证，则脉象表现为

"热"。故脉象特点为"枯""细""涩""数""热"。

此类患者的施护原则为滋阴降火，清心安神，可予知柏地黄丸或朱砂安神丸加减治疗。

同时使患者所在病室保持凉爽，嘱咐患者不要过度劳累，可适当进食一些滋阴补肾的食物，如莲子、百合、参枣粥等。

（五）心胆气虚证

不寐的心胆气虚证主要表现为虚烦不寐，遇到事情易受惊吓，性情胆怯，伴心悸，气短，自汗，神疲乏力，舌淡苔薄。在脉象上，心胆气虚的患者善恐易惊，心无所定，魂魄不依，导致机体的应激能力增加，心率增快，表现为"数"；心神不定，脉搏的上升支和下降支的陡度变大、幅度变小，且在脉搏波达到最高端后持续的时间缩短，迅速下降，故表现为"来驶去驶"；脉搏波传导过程中，因惊恐而出现谐振波呈现多频率、多振幅性，导致脉象杂乱，表现为"动"；血管壁张力偏高，周向扩张不利，加之气虚充斥脉道不利，表现为"细"。故脉象特点为"数""动""细""来驶去驶"。

此类患者的施护原则为益气镇惊，安神定志，可予安神定志丸合酸枣仁汤加减治疗。

同时要指导患者改变胆怯易惊的心理状态。

中医特色治疗方面，可给予耳穴压豆治疗，选取心、胆、神门、内分泌、皮质下等穴位。

二、其他护理

首先要询问患者的睡眠史、引起睡眠障碍的原因及心理社会状况，指导患者养成良好的睡眠习惯，同时要注意睡眠环境安静，床铺要舒适，房间的光线要尽量柔和，且要避免噪声干扰。

询问患者是否饮用了刺激性饮品，如咖啡、茶等，观察并记录患者的睡眠总时长、睡眠形态及睡眠习惯、夜尿等情况。

在饮食上，要给予清淡可口的食物，避免进食辛辣、肥腻之品，晚餐不可进食过多，且临睡前不宜进食，要注重保护脾胃，正如《素问·逆调论》所云："胃不和则卧不安。"

在情志方面，要使患者保持良好的心情，嘱患者注意精神调摄，使自己喜怒有节，心情愉快；向患者说明不良情绪对睡眠的影响，并帮助患者树立治疗信心，同时要告知患者家属积极劝导患者，避免患者思虑过度。

在起居方面，要嘱患者养成良好的生活习惯，按时作息，每日进行适当运动，以增强体质；在睡前不要进行剧烈活动，上床后不要继续看手机，避免过度兴奋；同时睡前热水泡脚或洗个热水澡都可放松身心，以助睡眠。

第六节　中　风

中风，是指以猝然昏仆，不省人事，半身不遂，口眼㖞斜，言语不利为主要症状的病证，轻症者可仅见半身不遂及口眼㖞斜等症状。中风分为中经络与中脏腑，中经络者的意识是清楚的，而中脏腑者则昏不知人，或神志昏蒙，病情较重[32]。

一、辨脉施护

（一）中经络

1. 风痰入络证

中经络的风痰入络证主要表现为肌肤不仁，手足麻木，突然出现口眼㖞斜，言语不利，口角流涎，甚则半身不遂，舌苔薄白。在脉象上，由于脉络空虚，风痰趁虚入中，致使气血闭阻，脉络空虚，脉道充盈不利，则脉"细"；风痰入里，停聚体内，阻滞脉道，则脉"稠""滑"；气血闭阻，运行不畅，则脉"短""缓"。故脉象特点为"细""稠""滑""短""缓"。

此类患者的施护原则为祛风化痰通络，可予真方白丸子加减。

中经络患者无意识障碍，在日常护理中要特别注意患者的情绪，帮助患者建立康复的信心，并且要在病情稳定后协助患者活动肢体、加强语言锻炼。

可帮助患者按揉丰隆、足三里、合谷、水沟、内关、三阴交等穴位。

2. 风阳上扰证

中经络的风阳上扰证主要表现为平素头晕头痛，耳鸣，目眩，突然出现口眼㖞斜，言语不利，甚则半身不遂，舌红苔黄。在脉象上，整体上表现出“上”“进多退少”“来驶去怠”，表征了整体病机为气机运动升降失衡，亦说明风火扰动，上窜脑部；肝火亢盛，则左寸部“粗”“热”“动”。故脉象特点为“上”“进多退少”“来驶去怠”，左寸“粗”“热”“动”。

此类患者的施护原则为平肝潜阳，活血通络，可予天麻钩藤饮加减。

日常护理中要保持病室安静，患者多无意识障碍，要关注患者的情绪波动，待病情稳定后，协助患者加强语言锻炼，平时也要多帮助患者活动肢体。

可帮助患者按揉水沟、内关、尺泽、太冲、曲池等穴位。

3. 阴虚风动证

中经络的阴虚风动证主要表现为平素头晕，耳鸣，腰膝酸软，突然出现口眼㖞斜，言语不利，甚或半身不遂，舌红苔腻。在脉象上，气机升降失调，则脉“上”“进多退少”；风阳动越，升多降少，肝火亢盛窜动，则左寸脉“粗”“热”“动”；阴虚则阴液不足，脏腑组织失于濡养，则表现为“枯”，同时脉道充盈不利，则表现为“细”。故脉象特点为“上”“进多退少”“粗”“热”“动”“枯”“细”，以左手脉为主，右手脉为辅。

此类患者的施护原则为滋阴潜阳，息风通络，可予镇肝熄风汤加减。

患者无意识障碍，亦要多关注患者的情绪波动，安抚患者，避免其出现焦躁情绪。待病情稳定后也要帮助患者活动肢体，并进行语言训练。

可帮助患者按揉内关、三阴交、极泉、太溪、风池等穴位。

（二）中脏腑

1. 痰热腑实证

中脏腑的痰热腑实证主要表现为素有头痛眩晕，心烦易怒，病发突然，出现半身不遂，口眼㖞斜，言语不利甚或不能言语，神志欠清甚至昏迷，痰多且黏，舌质暗红，苔黄腻。在脉象上，痰浊停聚体内，湿性黏腻，则脉“滑”，痰浊焦灼，血液质地变浓稠，则脉“稠”，痰浊阻痹，化生内热，在整体与局部产生热感，则脉“热”；痰热郁结于体内，血流速度增快，则脉“数”；腑实内结，则脉“粗”“强”。故脉象特点为“滑”“稠”“热”“数”“粗”“强”。

此类患者的施护原则为通腑泻热，息风化痰，可予桃仁承气汤加减。

中脏腑的患者多意识不清，要密切监视患者的生命体征，保持病室安静、整洁，急性期要绝对卧床，不可搬动，待病情稳定，要按时帮助患者翻身，避免褥疮的出现。

可帮助患者按揉水沟、太冲、丰隆、曲池、合谷等穴位。

2. 痰火瘀闭证

中脏腑的痰火瘀闭证主要表现为突然昏仆，不省人事，牙关紧闭，两手握固，肢体强痉，面赤身热，大小便闭，舌红苔黄腻。在脉象上，肝阳暴张，阳亢风动，痰火壅盛，气血上逆，神窍闭阻。阳热偏亢，火热激荡气血窜动于上，则脉“驶”“疾”“动”；肝火亢盛，风阳动越，则脉左寸“粗”“热”“动”。故脉象特点为“驶”“疾”“动”“粗”“热”。

此类患者的施护原则为息风清火，豁痰开窍，可予羚角钩藤汤加减。

在急性期，要让患者绝对卧床，不可随意搬动，病情稳定之后，要勤翻身，避免出现褥疮。及时清理呼吸道分泌物，避免阻塞呼吸道引起窒息。

可帮助患者按揉水沟、十二井、太冲、丰隆、颊车等穴位。

二、常见症状辨脉施护

中风患者在服用中药治疗的基础上，还需进行其他护理，以帮助患者康复。

（一）意识障碍

当患者出现意识障碍时，要密切观察患者的神志、血压、呼吸、脉搏等生命体征的变化；保持病室内空气流通，陪护人员不宜过多，确保病室安静；患者需要绝对卧床休息，可将床头抬高15°～30°。急性期不要搬动患者，防止头颈部用力而致出血加重；可使用气垫床预防压疮，使用床挡防止患者坠床，并安排人陪护，病情稳定后可常给患者翻身及按摩，以预防压疮；时刻保持患者呼吸道通畅，及时清理呼吸道内的分泌物，必要时可持续吸氧，以改善缺氧状态；对于眼睑不能闭合的患者，需覆盖生理盐水纱布以保护角膜；对于昏迷的患者，需禁食24～48小时，以防止呕吐物反流而造成窒息或吸入性肺炎；帮助患者做好口腔、会阴、皮肤等部位的护理；必要时可留置胃管及尿管；也可行穴位按摩，选取风池、风府、大椎等穴位。

（二）半身不遂

当患者出现半身不遂，需密切观察患侧肢体的感觉、肌力、肌张力、关节活动度及肢体活动的变化，同样需要加强对患者的安全保护，如使用床挡，以防止患者坠床；协助患者进行良肢位摆放，并每2小时变换1次体位，以促进患者运动功能的恢复，降低致残率，为后期康复打下良好基础，且能预防褥疮的形成；指导并协助患者进行肢体功能训练，如握拳、伸屈、抬肢等，并注意患肢的保暖。可使用中医特色疗法辅助治疗与康复，如穴位按摩以通经活络，促进血液循环，可选取尺泽、肩髃、合谷、足三里、阳陵泉、极泉等穴位；穴位贴敷以通经活络，可选取大椎、肺俞、肾俞、腰阳关等穴位；中药热熨以疏通经络，镇痛消肿，药熨患侧肢体15～30分钟，每日1～2次；艾灸以疏通经络，扶正祛邪，可选取百会、曲池、足三里等穴位。

（三）头痛

当患者出现头痛症状时，需要观察头痛的性质、发作次数、持续时间以及伴随症状。中风患者需要卧床休息，卧床时，要抬高床头，若需改变体位，动作要尽量缓慢，必要时需要请人帮忙搀扶，避免摔倒，同时需避免劳累、激动、精神紧张。可行中医特色治疗，如穴位按摩、耳穴压豆、穴位贴敷等，行穴位按摩时，可选择太阳、印堂、风池、百会等穴位；行耳穴压豆时，可选择内分泌、神门、皮质下、交感等穴位；行穴位贴敷时，可选择太阳、印堂、风池等穴位。

（四）头晕

当患者出现头晕症状时，应卧床休息，需改变体位时要缓慢，防止摔伤，同时要避免低头、旋转等动作，若需下床活动，必须有他人搀扶，以免发生危险。可行中医特色治疗，如穴位按摩、耳穴压豆等，行穴位按摩时，可选择太阳、印堂、风池、百会等穴位；行耳穴压豆时，可选择神门、肝、脾、心、交感等穴位。

（五）二便失禁

中风患者若出现二便失禁，则需要观察二便的颜色、质、量，必要时可留置导尿管；要保持会阴部及肛周皮肤的清洁干燥，避免潮湿滋生细菌而造成感染。可行中医特色治疗，如穴位按摩、耳穴压豆等，行穴位按摩时，可选择肾俞、足三里、天枢等穴位；行耳穴压豆时，可选择大肠、小肠、胃、脾等穴位。

（六）大便秘结

若患者出现大便秘结的症状，要告知患者养成定时排便的习惯，且排便时不要过度用力，以免加重病情，同时在日常生活中，老年人也需注意不要在排便时过度用力，以防止中风的发生；要鼓励患者多喝水，建议每天的饮水量在1 500 mL以上，增加肠道润滑，以助排便；在饮食上，应以粗纤维为主，多食用有利于通便的食物，如黑芝麻、蔬菜、瓜果等，不要进食刺激性过大的食物，如辛辣食物等，也要避免进食产气多的食物，如豆制品等；若患者右尺脉呈现出有力缓滑之象，则表示患者有宿便存积，此时需给予开塞露塞肛或肥皂水灌肠；可予腹部按摩以促进排便。按摩时让患者取平卧位，双手重叠，以一手的大鱼际和掌根施力，以肚脐为中心，按顺时针方向，即升结肠、横结肠、降结肠、乙状结肠的顺序打圈按揉腹部，手法要柔和，用力要适中，以腹部下降1 cm为宜，按摩至腹内有温热的感觉，每次按摩20～30圈，每天2～3次。亦可行中医特色治疗，如穴位按摩、穴位贴敷等，行穴位按摩时，可选择胃俞、脾俞、足三里、中脘、内关、天枢等穴位；行穴位贴敷时，可选择神门穴。

（七）语言謇涩

中风患者易出现语言謇涩的症状，即因舌体运动不灵而导致的言语不清，此时要评估患者的语言功能，并对家属进行健康宣教，一起参与患者的语言康复训练，要经常给予患者肯定，耐心对待患者，以增加患者对于康复的信心，帮助患者更好更快地康复。同时可以进行穴位按摩来帮助患者康复，选取廉泉、哑门、承浆、大椎等穴位。

第七节　眩　晕

眩晕是指以头晕、目眩为主要临床表现的病证。头晕即感觉自身或外界事物旋转，目眩则是指眼花或者眼前发黑，两者常同时出现，故统称眩晕[32]。原发性高血压也可出现眩晕的临床表现，本节所论的眩晕以原发性高血压为代表。

一、辨脉施护

（一）肝阳上亢证

眩晕的肝阳上亢证主要表现为眩晕，耳鸣，急躁易怒，口苦，失眠多梦，情绪波动会引起症状加重，甚至仆倒，舌红苔黄。在脉象上，肝火亢盛，则左寸部“粗”“热”“动”；风火扰动，上扰脑窍，气机运动升降失衡，则脉“上”“进多退少”“来驶去怠”。故脉象特点为“粗”“热”“动”“上”“进多退少”“来驶去怠”。

此类患者的施护原则为平肝潜阳，可予天麻钩藤饮加减。

平日护理时，要帮助患者进行情志调节，告知患者情绪激动对病情的影响，尽量使患者情绪稳定，亦要关注患者血压。饮食上宜清淡，可进食如山楂、紫菜、芹菜等食物，忌食辛辣、油腻之品。

可行耳穴压豆治疗，选取神门、降压沟、心等穴位，并指导患者自行按压刺激穴位。

（二）痰湿中阻证

眩晕的痰湿中阻证主要表现为眩晕，头昏如蒙，胸闷，呕吐痰涎，纳少，多寐，舌红苔白腻。在脉象上，痰湿中阻，脉显滑象，痰湿阻于上焦及头部，可见寸部“稀”“滑”；痰浊停聚于上焦或头面部，则脉体向远心端扩张延伸，表现为“上”；痰涎停聚之处，其相应的桡动脉管壁张力增加，表现为“刚”；痰浊痹阻，血行不利，每搏输送血液运行的距离变短，则脉“短”；痰浊停聚，气机出入不利，则脉位变“沉”。故脉象特点为“稀”“滑”“上”“刚”“短”“沉”。

此类患者的施护原则为化痰祛湿，健脾和胃，可予半夏白术天麻汤加减。

平日护理中，需告知患者避免长时间深低头，在饮食上要少食肥甘厚味及生冷荤腥之品，注意控制体重，对于体形肥胖的患者，要控制能量的摄入并加强体育锻炼。

可行耳穴压豆治疗，选取神门、内分泌、脾等穴位，并指导患者自行按压刺激穴位。

（三）瘀血阻窍证

眩晕的瘀血阻窍证主要表现为眩晕，头痛，痛有定处，伴有健忘，失眠，心悸，面唇紫暗，舌暗有瘀斑，舌下络脉多迂曲增粗。在脉象上，气滞血瘀，血液运行不利，则脉“涩”；瘀血阻滞，影响气机运动，不能鼓动于外，则脉“沉”，同时血液内的有形之物增加，血液浓度变稠，则脉“稠”；血行不利，脉搏波沿血管壁传导距离和血管内血液的运行距离缩短，则脉“短”。故脉象特点为“涩”“沉”“稠”“短”。

此类患者的施护原则为祛瘀生新，可予通窍活血汤加减。

平日护理中，要告知患者卧床休息，活动时动作宜慢，必要时可搀扶，保持病室安静。饮食要清淡，可进食如白萝卜、柑橘、油菜、黑豆、木耳等食物，少食甚至不食辛辣、油腻、生冷之品。

可予患者穴位按摩治疗，选取太阳、百会、风池等穴位。

耳穴压豆应选取内分泌、神门、皮质下等穴位，并指导患者自行按压刺激穴位。

（四）气血亏虚证

眩晕的气血亏虚证主要表现为眩晕动则加剧，遇劳即发，面色㿠白，肢体乏力，倦怠懒言，自汗，纳少，舌淡苔薄白。在脉象上，气虚阳气不得内守，血虚阳气浮越，摄纳功能失常，或血虚至极而阳气有外脱之势，则脉位变“浮”；气虚无力则不能保持机体肌肉的丰满，则血管壁变薄，同时血管的张力降低，表现为“薄”“柔”；气虚无力维持心脏急速射血的爆发力，导致脉搏上升支搏动传导减慢，表现为“来怠去驶”；气虚心气不足，推动血液运行缓慢，则心率慢，表现为“迟”；气血虚弱，充斥脉道不利，表现为“细”，同时血液中的有形成分减少，血液质地稀薄，表现为“稀”；若血虚不充，脉位趋于沉下，则表现为“沉”。故脉象特点为“浮或沉”“薄”“柔”“稀”“细”“迟”“来怠去驶”。

此类患者的施护原则为补益气血，调养心脾，可给予归脾汤加减。

平日护理中，应嘱患者卧床休息，减少活动，改变体位时速度要慢，待眩晕缓解后，可指导患者练习眩晕康复操。在饮食上要选择营养丰富的食物，如大枣、山药、阿胶等，忌食辛辣刺激的食物，避免吸烟、喝酒。

耳穴压豆可选取神门、内分泌、脾、肝、心等穴位，并指导患者自行按压刺激穴位。

（五）肾精不足证

眩晕的肾精不足证主要表现为眩晕日久不愈，精神萎靡，腰膝酸软，伴见少寐多梦，或遗精滑泄，或颧红咽干，五心烦热，舌红少苔，或面色㿠白，形寒肢冷，舌淡苔白。在脉象上，精气亏虚，脏腑失却精气的充养而功能不足，反映在相应脉段则血管内压力减小，肾精不足可见尺脉“弱”；精气不充，脏腑失养，则对应脉位血管变“薄”；精血同源，精亏则血虚，脉道不充，则相应脉位变“细”；精亏阳气不能内敛，漂浮于外，则相应脉位变“浮”；肾精不足，腰部经脉失养，无力主持腰部的功能，则出现尺部桡侧缘张力增加，表现为“刚”；若肾精不足累及肾阴不足为主者，则左尺脉“枯”，若肾精亏虚累及肾阳不足为主者，则右尺脉“寒”。故脉象特点为“弱”“薄”“细”“浮”“刚”“枯或寒”。

此类患者的施护原则为滋养肝肾，填精益髓，可给予左归丸加减。

平日护理时，要关注患者的情绪，帮助患者振奋精神，不要萎靡不振。在饮食上要富有营养，可进食如甲鱼、菠菜等食物，忌食煎炸炙烤及辛辣的食物，避免吸烟、喝酒。

可按摩心俞、肾俞、太溪、悬钟、三阴交等穴位以补肾益精。

二、其他护理

服药治疗时，要嘱患者中药与西药的服药时间需间隔1～2小时，镇静安眠的药物在睡前15～30分钟服用，若伴有呕吐症状，应给予姜汁以止呕，同时服药要应少量频服。

保持病室安静、舒适。轻症患者可适当休息，急性发作时，要卧床休息，闭目养神，减少头部的晃动，症状缓解后可下床活动，但动作要缓慢，避免摔倒。告知患者自行监测血压，密切关注血压变化，减少钠盐的摄入，减轻体重，戒烟，并尽可能戒酒，若戒酒困难，则应少量饮酒，如白酒应<50 mL、葡萄酒应<100 mL、啤酒应<300 mL。指导患者正确饮食，平日饮食宜清淡、高维生素、高钾、低脂、低胆固醇、低盐。

对于肝阳上亢的患者，要告知其情绪激动对疾病的不良影响，并指导患者控制情绪，可适当听一些舒缓的音乐，以调神宁心，稳定血压。

对于眩晕较重及心烦焦虑的患者，要为其提供安静的空间，减少探视。

第五章

系统辨证脉学辨脉养生

第一节　五运六气脉象与养生

一、五运六气的概念

五运六气学说即运气学说，首见于《内经》，《素问》七篇大论构建了完整的运气学说理论体系。它是在中医整体观念的指导下，以阴阳五行为理论基础，以天干地支为演绎工具，认识自然气候、物候变化规律及其对人体健康和疾病影响的理论体系。[33]

运气学说包括“五运”和“六气”两部分。“五运”指木、火、土、金、水五行的运动，包括岁运、主运、客运；“六气”则指风、寒、暑、湿、燥、火六种气候的变化，包括主气、客气。

五运六气与疾病的关系，从六气来讲，主气的初气为厥阴风木，时间为大寒至春分，此时易患疾病以肝病、风湿病及风病为主；二气为少阴君火，时间为春分至小满，气候逐渐转热，此时易患疾病以心病、火热病为主；三气为少阳相火，时间为小满至大暑，气候炎热，此时易患疾病以心病、暑热病为主；四气为太阴湿土，时间为大暑至秋分，即暮夏初秋，湿气较重，此时易患疾病以脾胃病为主；五气为阳明燥金，时间为秋分至小雪，即秋冬之间，燥气较重，此时易患疾病为肺病；六气为太阳寒水，时间为小雪至大寒，气候严寒，此时易患疾病以肾病、水饮病、阳虚病及寒病为主。

二、2025年的五运六气

（一）五运

2025年为乙巳年，根据五合五行推算，岁运为金，而“乙”为阴干，故不及，简称为“少”（若太过，则简称为“太”）。

主运每年不变，顺序均为木、火、土、金、水。

客运以岁运为初运，乙年岁运为金，故客运顺序为金、水、木、火、土。具体如下：

初之运：主运为木（少），客运为金（少）。时间为2025年1月20日巳时初刻起至2025年4月2日。

二之运：主运为火（太），客运为水（太）。时间为2025年4月2日巳正一刻起至2023年6月15日。

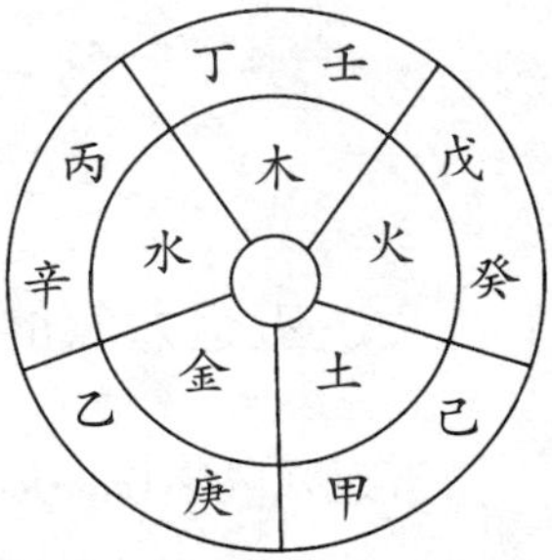

图5-1-1　癸卯年五运

三之运：主运为土（少），客运为木（少）。时间为2025年6月15日午初二刻起至2025年8月30日。

四之运：主运为金（太），客运为火（太）。时间为2025年8月30日午正三刻起至2025年11月11日。

五之运：主运为水（少），客运为土（少）。时间为2025年11月11日未初四刻起至2026年1月20日。

（二）六气

2025年为乙巳年，司天为厥阴风木，主管上半年，在泉为少阳相火，主管下半年。

主气每年固定不变，顺序为厥阴风木、少阴君火、少阳相火、太阴湿土、阳明燥金、太阳寒水。

客气中第三气为司天，即厥阴风木。具体如下：

初气：主气为厥阴风木，客气为阳明燥金，时间为大寒日巳时初到春分，即2025年1月20日至2025年3月20日。

二气：主气为少阴君火，客气为太阳寒水。时间为春分日卯时正到小满，即2025年3月20日至2025年5月21日。

三气：主气为少阳相火，客气为厥阴风木。时间为小满日寅时初到大暑，即2025年5月21日至2025年7月22日。

四气：主气为太阴湿土，客气为少阴君火。时间为大暑日子时正到秋分，即2025年7月22日至2025年9月23日。

五气：主气为阳明燥金，客气为太阴湿土。时间为秋分日亥时初到小雪，即2025年9月23日至2025年11月22日。

六气：主气为太阳寒水，客气为少阳相火。时间为小雪日酉时正到大寒，即2025年11月22日至2026年1月20日。

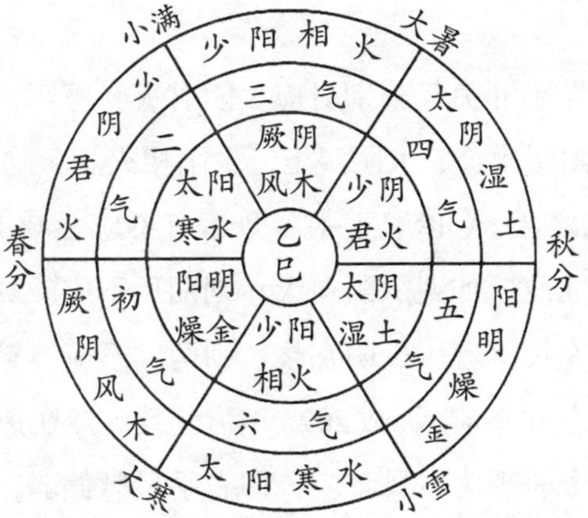

图5-1-2　癸卯年六气

（三）易患疾病

1.根据五运预测易患疾病

2025年为乙巳之年，岁运为金，而“乙”为阴干，故为金运不及之年。根据五行对应关系，乙巳年会出现肺气不及的表现。与此同时，因金克木、火克金，故也会出现风气和热气的偏胜。岁运不及之年，除了本脏易病，还可殃及所胜之脏及所不胜之脏，故乙巳年除易患肺病外，同时也会影响到肝与心，而病性则以风、热、燥为主。若感受风邪，则脉象多见“上”“浮”“粗”“凸”“缓”；若感受热邪，则脉象多见“热”“粗”“动”“强”“长”“数”“上”；若感受燥邪，则脉象多见“枯”“涩”，根据感受温燥、凉燥的不同，又多见“热”“数”或“寒”“敛”。

2.根据六气预测易患疾病

乙巳年司天为厥阴风木，主上半年，故上半年风气的影响较大，易患肺病、肝病；在泉为少阳相火，主下半年，故下半年火气影响较大，易患心病、热病。总的来说，乙巳年易患肺病、肝病及心病，病性多为风火相兼[34]。脉象上多见“浮”“热”“粗”“动”“强”“长”“上”“来驶去怠”等。

三、五运六气脉象与养生

（一）脉象

李中梓认为，左手寸关尺分别对应少阴君火、厥阴风木、太阳寒水，右手寸关尺分别对应阳明燥金、太阴湿土、少阳相火。

2025年为乙巳之年，《诊家正眼·政运有不应之脉》云：“乙丙丁戊庚辛壬癸八年，皆为北政。如遇少阴司天，则两尺不应。厥阴司天，则右尺不应。太阴司天，则左尺不应。少阴在泉，则两寸不应。厥阴在泉，则右寸不应。太阴在泉，则左寸不应。”故2025年为北政，厥阴风木司天，少阳相火在泉，所以在脉象上表现为右尺不应，即右手尺脉偏弱，此时偏弱的右尺脉亦是正常脉象。

乙巳年患病多以风火邪气侵袭为主，基于“系统辨证脉学”系统，感受风邪后，风性开泄，善于开泄肌腠，则脉“粗”“柔”；肌腠舒缓，血管张力降低，血流前进的速度相对缓慢，则脉“缓”；风邪轻扬、升发、向上的特性鼓动气血运行趋于上、外，则脉“上”“浮”。感受火邪后，局部代谢增加，热盛肉腐，则脉“热”“数”“凸”；正气抗邪外出，热邪时时向外透发，故脉搏的上升支不稳，显现出“躁动”之象，则脉“动”；热邪迫血，血液的运行速度加快，脉搏传导距离加大，则每一搏动变长，则脉“长”；火性升散炎上，冲击头面部微，脉象向腕横纹的远端轴向扩张，的脉“上”。

（二）养生

《素问·五常政大论》曰：“必先岁气，无伐天和”，说明疾病的防治需要顺应自然规律，可参照当年的“岁气”特征，即岁运。乙巳之年，金运不及，则易患肺脏疾病，故在乙巳年，要特别注重肺脏的养生。

2025年初气期间，气候比较寒冷，此时应注意保暖，避免感冒。二气期间，正值暮春初夏，此时主气少阴君火，客气太阳寒水，故气候仍较为寒冷，且此时雨水较多，应注意保暖，并注意防范心脑血管疾病，不要熬夜，戒烟戒酒，饮食上要低盐、低脂、低糖，少吃煎炸之物，可多吃一些水果蔬菜，适当进行体育锻炼，让自己既有好看的身材又有健康的身体，同时要保持良好的心情，避免情绪激动及过分焦虑。三气期间，天气逐渐炎热，加之厥阴风木为客气，故易虚火上炎，此时饮食应当清淡，可适量进食赤小豆、绿豆、丝瓜等具有清热作用的食物，少食肥甘厚味之品，以免化燥伤及肺脏。四气期间，逐渐进入秋季，天气应逐渐转凉，而金运不及之年，秋季气候偏温，可能会助长燥邪之气，故应多饮水，亦可于室内放置加湿器，以增加空气湿度，并适当进食梨、银耳、百合等具有滋阴润燥功用的食物，少食辛辣、油腻的食物。五气期间，风雨较多，寒湿之气较重，伤及阳气则会出现疲乏等症状，此时应注意常通风，避免进食生冷的食物，并进行适当的运动。六气期间，进入冬季，气候反常，阳气大化，流水不得结冰，故易患温热疫，此时应做好防护，外出佩戴口罩，注意个人卫生，保证良好的作息习惯，多补充维生素及优质蛋白质，如芹菜、菠菜、鸡蛋、鱼肉等，亦要适当运动以增强体质[35~36]。

第二节　四季脉象与养生

四季养生，即四时养生，是顺应四时气候的变化来养生的方法。四时气候不同，易发疾病、发病程度亦不同，《灵枢·邪客》曰：“人与天地相应。”

即言人体的生命活动与自然的变化规律是相适应的[27]。

四季养生可以概括为“春夏养阳，秋冬养阴”。

一、春季脉象与养生

（一）脉象

1. 正常脉象

《素问·玉机真脏论》黄帝问曰：“春脉如弦，何如而弦？”岐伯对曰：“春脉者肝也，东方木也，万物之所以始生也，故其气来软弱轻虚而滑，端直以长，故曰弦，反此者病。”春季五脏属肝，五行属木。此季节万物复苏，所以脉来时轻虚而滑，端直以长，为弦脉。

故春季的正常脉象特点为“春弦”。

2. 病理脉象

（1）传统脉象：《素问·玉机真脏论》曰：“春脉如弦……故曰弦，反此者病……其气来实而强，此谓太过，病在外；其气来不实而微，此谓不及，病在中……太过则令人善怒，忽忽眩冒而巅疾；其不及则令人胸痛引背，下则两胁胠满。”即言春季脉象以弦脉为主，脉来轻虚而滑，端直以长，若违背了这种现象，则为病脉。若脉来应指实而有力，为太过，主病在外；若脉来不实而微弱，为不及，主病在里。如果脉势太过，会使人的记忆力减退，头晕、视物旋转；而脉势不及，则会使人胸部疼痛，痛引肩背，向下则两侧胁肋部胀满不适。

（2）“系统辨证脉学”脉象：春季感受外邪以风邪为主。风为阳邪，具有轻扬、升发、向上、向外、动摇不定的特征。风邪善动，游移不定，变化无常。

在脉象上，感受风邪，风邪易袭阳位，则寸部会出现粟粒状或包样质地较软的凸起；风邪鼓动气血运行趋于上、外，则脉“上”“浮”；风性开泄，善于开泄肌腠，则脉“粗”，同时桡动脉血管壁张力降低，则脉“柔”；肌腠舒缓，血管张力降低，血流前进速度相对缓慢，则脉“缓”。

故春季病理脉象主要为“寸凸”“上”“浮”“粗”“柔”“缓”。

（二）养生

《素问·四气调神大论》曰："春三月，此谓发陈，天地俱生，万物以荣，夜卧早起，广步于庭，被发缓形，以使志生，生而勿杀，予而勿夺，赏而勿罚，此春气之应，养生之道也。逆之则伤肝，夏为寒变，奉长者少。"春天为生发之季，万物复苏，阳气生发，人体阳气也在此时生发，谓之"春生"。

1. 起居

春季应夜卧早起，广步于庭，披发缓行，以使志生。即应晚睡早起，不应熬夜、赖床，亦不可过度熬夜，可选取一些舒缓的运动，如散步、慢跑、太极拳、太极剑等，避免过度疲劳。

另春季万物复苏，花粉漫天飞舞，有过敏性鼻炎的患者应佩戴口罩出行。

春季气候多变，衣物不可减去过快，由于春季易感风邪，若过早过快脱去冬季的厚衣服，则极易受寒，进而伤及肺脏，引发呼吸系统疾病。正如谚语所讲"春捂秋冻，老来无病"。外出时可继续戴围巾、帽子以保护头颈，以免受风着凉而出现头痛及颈部不适。

2. 饮食

春季饮食，应以清淡为主，可以适当吃一些性味辛温的食物，但不宜多食，若进食太多肥甘厚味，则易造成肠胃负担过重，而脾胃为气血生化之源，若伤及脾气，久则气血生化乏源，致使清阳不升，脑窍失养，极易出现精神不振的表现。

《素问·脏气法时论》曰："肝主春，足厥阴、少阳主治，其日甲乙，肝苦急，急食甘以缓之。"春季肝气生发，木旺易伤脾土，又肝在志为怒，怒则气急，故在饮食中应减酸味、宜甘味，以缓急、养脾气。

3. 运动

在春天，人们常常会出现"春困"的表现，精神不振，常感疲乏，所以会一直想睡觉，但此时绝不可贪睡，《素问·宣明五气》云："久卧伤气"，即长期卧床会使气血运行不畅，肺主气，长期如此会影响到肺气的宣发肃降，肺气受损后会出现中气不足的表现，故会常感疲乏，提不起精神。可以通过运动来促进身体的气血运行，以缓解疲乏感。但春季不可剧烈运动，晨起运动应和缓，动作应灵巧、柔和、舒缓，内心要保持平静，不可大汗淋漓，要以微出汗为宜，以免更伤气血。

4. 情志

春季万物生发，五脏属肝，肝主生发阳气，故在春季要注意养肝。肝喜条达，恶抑郁，所以情志的调养至关重要。

要想使肝气调达，首先应使自己的情志舒展条达，顺应“春生”生发的特点，让自己的胸怀畅达，乐观恬愉。

春季易怒，因此春季是情志病的高发季节，要善于找到纾解情绪的方法，如踏青、与亲人朋友倾诉、慢跑、打游戏等。

要使自己的情志舒畅，充满生机，以达到养生的目的。

二、夏季脉象与养生

（一）脉象

1. 正常脉象

《素问·玉机真脏论》曰：“夏脉如钩，何如而钩？”岐伯曰：“夏脉者心也，南方火也，万物之所以盛长也，故其气来盛去衰，故曰钩，反此者病。”夏季五脏属心，五行属火。此季节万物生长茂盛，所以脉来盛去衰，为洪脉。

故夏季的正常脉象特点为“夏洪”。

2. 病理脉象

（1）传统脉象：《素问·玉机真脏论》曰：“夏脉如钩……故曰钩，反此者病。其气来盛去亦盛，此谓太过，病在外；其气来不盛去反盛，此谓不及，病在中……太过则令人身热而肤痛，为浸淫；其不及则令人烦心，上见咳唾，下为气泄。”即言夏季脉象以洪脉为主，脉势来盛去衰，如果违反了这种现象，则为病脉。若脉来盛，去也盛，为太过，主病在外；若脉来时不盛，去时反盛，为不及，主病在里。如果脉势太过，会使人感到身体发热而皮肤痛，为湿热浸淫而成疮；若脉势不及，则会使人心烦意乱，在上可出现咳唾涎沫，在下可出现失气下泄。

（2）“系统辨证脉学”脉象：夏季感受外邪以暑邪为主。暑为阳邪，为盛夏炎热之所化，其性炎热，具有向上、向外的特征，易上扰神明，开泄肌腠。

在脉象上，暑为盛夏火热之气所化，火热之气充斥机体，时时透发外出，则表现为右尺脉脉势郁勃、动跃而燥，同时耗伤机体阴血津液，脉道不荣，则左尺脉“枯”；外受暑热阳邪，充斥体内，导致人体阳气病理性亢奋，则脉“热”“高”“数”；暑季外受阴暑寒邪，侵袭肌表，导致肌腠组织拘急，桡动脉桡侧壁随之张力增加，则脉“刚”，而若感受暑湿之邪，湿邪盛者经脉弛张，桡动脉管壁张力减低，则脉“柔”；暑湿充斥，湿性黏滞，导致血液黏稠度增加，则脉“稠”“滑”，同时影响了血管壁和周围组织间振动的正常传导，故而出现血管壁与周围组织界限模糊的征象。

故夏季病理脉象主要为“动”“热”“枯”“高”“数”“刚或柔”“稠”“滑”。

（二）养生

《素问·四气调神大论》曰：“夏三月，此谓蕃秀，天地气交，万物华实，夜卧早起，无厌于日，使志无怒，使华英成秀，使气得泄，若所爱在外，此夏气之应，养长之道也。逆之则伤心，秋为痎疟，奉收者少，冬至重病。”夏季属火，主生长，阳气外发，气血运行旺盛，谓之“夏长”。

1. 起居

夏季应晚睡早起，但不宜熬夜，夏季日出时间较早，清晨时空气清新，故早起后可出户活动，多晒太阳，增强体质；因夏季炎热，衣着应轻薄、吸汗，汗出后，及时擦干汗液，勤换衣物。不可因天气炎热就过度贪凉，不可汗出当风，以免着凉；沐浴时，宜用温水，尽量不洗冷水澡。在夏季也不要在室外露宿，不要打地铺，以防湿气侵袭腠理关节出现关节疼痛。夏季汗出较多，要及时补充水分，可饮用温热的淡盐水以维持电解质平衡[37]。

午休可使人迅速恢复精神活力，尤其夏季日长夜短，故每日可午休片刻，时间在中午11时到13时为宜，此时阴长阳消，心经最旺，时间控制在

20~30分钟，时间不可过长，以免影响夜晚睡眠。若不具备午休条件，可靠在椅子上闭目养神，听听舒缓的音乐，放松一下身心。适当的午休可以起到养护心脏的效果。

夏季炎热，汗出较多，容易滋生细菌，所以平时要勤换床单，保持床铺的清洁，亦要多通风，尽量借助自然风降温解暑，若要使用空调，则要注意不要长时间待在空调房内。

2. 饮食

由于夏季天气炎热，多数人常胃口不佳，所以饮食应以清淡爽口为佳，不宜过食生冷，应以温热饮食为主，正所谓“春夏养阳”。患有支气管疾病的患者，如哮喘等，若过度贪凉，进食过多冷饮，则极有可能在冬季时症状加重，正所谓“冬病夏治”，故此类患者在夏季应该更加注意。

故夏季饮食应以养阳、清暑为主。少食生冷，不饮或少饮冰水，适量吃一些清热解暑、生津止渴的瓜果。且因夏季炎热，食物容易变质，所以不可大量囤积食物，要避免食用过期、隔夜、酸腐之物。脾胃虚弱之人，可少食多餐，饮食要清淡有营养，且易消化。夏季汗出多，易口渴，但要注意不要在饭前大量饮水，否则可能会损伤脾胃功能。

《素问·脏气法时论》曰：“心主夏，手少阴太阳主治，其日丙丁，心苦缓，急食酸以收之。”夏季五脏属心，在志为喜，喜则气缓，气缓则易引起心气虚而外散，而酸味有收敛之功效，故在夏季宜食酸味以收敛心气。

3. 运动

夏季可以选择游泳、羽毛球、瑜伽等舒展的运动，仍然需要适可而止，微汗为宜。运动量不宜过大，运动时间不宜过长，要及时补充水分，不要饮用冷饮降温，最好的选择是饮用温热的淡盐水。避免在中午12时至下午2时之间运动。在运动时要做好热身活动，避免拉伤，且要尽量避免空腹运动，以防低血糖。夏季天气炎热，也要做好防暑工作，避免中暑。

若由于天气过于炎热而无法进行体育运动，也可选择写毛笔字、读书等安静的活动，以宁心养神。

4. 情志

《素问·四气调神大论》曰："夏三月，此谓蕃秀，天地气交，万物华实，夜卧早起，无厌于日，使志无怒。"所以夏季养神应为"使志无怒"。

夏季天气炎热，人们容易烦躁不安，应该尽量保持情绪安稳平和，不骄不躁，所谓"心静自然凉"，要让内心安静下来，有一个良好的心态。

三、秋季脉象与养生

（一）脉象

1. 正常脉象

《素问·玉机真脏论》曰："秋脉如浮，何如为浮？"岐伯曰："秋脉者肺也，西方金也，万物之所以收成也，故其气来轻虚以浮，来急去散，故曰浮，反此者病。"秋季五脏属肺，五行属金。此季节为收获的季节，万物收成，所以脉来轻虚而浮，来急去散，为浮脉。

故秋季的正常脉象特点为"秋毛"。

2. 病理脉象

（1）传统脉象　《素问·玉机真脏论》曰："秋脉如浮……故曰浮，反此者病……其气来毛而中央坚，两傍虚，此谓太过，病在外；其气来毛而微，此谓不及，病在中……太过则令人逆气，而背痛，愠愠然；其不及，则令人喘，呼吸少气而咳，上气见血，下闻病音。"即言秋季脉象以浮脉为主，如果违反了这种现象，则为病脉。若脉来浮而中央坚，两旁虚，为太过，主病在外；若脉来浮而微弱，为不及，主病在里。如果脉势太过，会使人气逆，而致背痛、忧郁不舒；而脉势不及，则会使人呼吸少气而咳喘，其上逆则会出血，喉间可闻及喘息的声音。

（2）"系统辨证脉学"脉象：秋季感受外邪以燥邪为主。燥邪性质干燥，侵入人体之后易伤及体内津液，出现各种干燥伤津的症状，尤其体现在肺脏，机体出现干咳痰少、痰中带血丝等症状。

在脉象上，燥邪性质干燥，易伤及人体的阴津，肺脏最易受邪，则右寸脉多“涩”；津液不足，血脉失养，则脉“枯”，易出现在左尺脉，严重者则出现在整体脉象中，同时会引起血容量不足，血脉不充，血液浓缩，血管内容物运行中摩擦力加大，则脉“细”“涩”。若感受温燥，热邪内盛，心跳加速，则脉“数”，热邪较盛，充斥体内，则脉“热”；若感受凉燥，寒性收引，血管收缩，则脉“敛”，阳气受伤，温煦不利，则脉“寒”。

故秋季病理脉象主要为“右寸涩”“枯”“细”“涩”，根据感受燥邪的温凉性质及程度的不同，分别为“数”“热”“敛”“寒”。

（二）养生

《素问·四气调神大论》曰：“秋三月，此谓容平。天气以急，地气以明，早卧早起，与鸡俱兴，使志安宁，以缓秋刑，收敛神气，使秋气平，无外其志，使肺气清，此秋气之应，养收之道也；逆之则伤肺，冬为飧泄，奉藏者少。”秋季是收获的季节，属金，主收敛，人体的阳气也在秋季收敛，谓之“秋收”。

1. 起居

秋季应该早睡早起，不可熬夜，保证充足的睡眠，可以避免“秋乏”的出现，在起床前可多躺几分钟，舒展一下身体，再起身。对于身体健康之人，不应过快添加衣物，俗语讲“春捂秋冻”，可以有意地让身体经历一下寒冷环境的刺激，以增强适应能力，但是对于体弱多病之人，尤其是患有呼吸系统及骨关节疾病的人，则应及时添衣，以免着凉而引发旧病新疾。

秋季气候干燥，早晚洗漱之后可外涂护肤霜以滋养皮肤。

2. 饮食

秋季气候干燥，在此时容易因虚火上炎而致“秋燥”。秋季在五脏应于肺，且燥邪易伤肺脏，故秋季也需养肺。饮食上要以润燥生津、滋阴润肺为主。饮食应以清淡为宜，少食辛辣油腻的食物，少食辛味，多食酸味，可以进食一些清燥润肺的蔬菜、水果，如梨、荸荠、甘蔗、白萝卜等，但也不宜进食过多，以防生冷伤胃；多喝绿茶、梨水，以保肝润肺，以防秋燥[38]。晨起可以适量喝粥，如银耳莲子粥、百合莲子粥、黑芝麻粥等，以滋阴润肺，益胃生津。

《素问·脏气法时论》曰：“肺主秋，手太阴阳明主治，其日庚辛，肺苦气上逆，急食苦以泄之。”肺主气，性清肃，若气机上逆则易引起肺病，而苦味能泄，所以宜食苦味。

3. 运动

秋季容易出现“秋乏”的表现，人们常常感觉到疲乏无力、精神不振，通过运动可以缓解这种状况，但不可过度运动。

汗由津液化生，若汗出过多，则易津亏而伤及阳气、损耗肺气。故秋季运动应选择和缓、较安静的运动，如太极拳、瑜伽等运动，不可剧烈运动。

运动之余，也可观棋对弈、抚琴作画等，追求内心的平静，使人身心放松。

4. 情志

秋季属金，主收敛，情绪要平和宁静，以顺应“秋收”。秋季亦是神志病的多发季节，要善于抒发内心的想法，多与人交流沟通，甚至可以放声痛哭，将心中的不愉快全部释放出来，而达到神志安宁。也可多外出游玩散心，如爬山、露营、晒太阳，以使心旷神怡。平日也可练习打坐，放空一下自己的身心，以收敛心神，保持内心的平静。

四、冬季脉象与养生

（一）脉象

1. 正常脉象

《素问·玉机真脏论》曰：“冬脉如营，何如而营？”岐伯曰：“冬脉者肾也，北方水也，万物之所以合藏也，故其气来沉以搏，故曰营，反此者病。”冬季在五脏应于肾，五行属水。此季节万物闭藏，所以脉来沉而搏手，为沉脉。

故冬季的正常脉象特点为“冬石”。

2. 病理脉象

（1）传统脉象：《素问·玉机真脏论》曰：“冬脉如营……故曰营，反此者病……其气来如弹石者，此谓太过，病在外；其去如数者，此谓不及，病在中……太过则令人解㑊，脊脉痛而少气不欲言；其不及，则令人心悬如病饥，眇中清，脊中痛，少腹满，小便变赤黄。”即言冬季脉象以沉脉为主，如果违反了这种现象，则为病脉。若脉来像弹到石头一样坚硬，为太过，主病在外；若脉去虚数，为不及，主病在里。如果脉势太过，则会令人精神懈怠，脊背疼痛，少气，不愿讲话；如果脉势不及，则会使人心如悬，好似腹中饥饿之状，眇中清冷，脊骨疼痛，少腹胀满。

（2）“系统辨证脉学”脉象：冬季感受外邪以寒邪为主。寒为阴邪，具有凝结、阻滞、收敛、牵引的特性；寒邪致病，易伤及人体阳气，易使气机收敛，气血津液凝结，腠理、筋脉收缩而挛急。

在脉象上，感受寒邪，机体阳气奋起抗争，正邪交争，脉搏波出现动荡不安的征象，则脉“动”；机体气血津液的运行全赖一身阳气的温煦推动，感受寒邪，损伤阳气，鼓动无力，则脉“迟”“缓”；寒邪束表，正气外出抗邪，则脉位变“浮”；全身感受寒邪较重，寒邪充斥机体内外，气血运行受到约束，经脉拘急，则脉“刚”“敛”“细”“沉”“寒”。

故冬季病理脉象主要为“动”“迟”“缓”“浮”“刚”“敛”“细”“沉”“寒”。

（二）养生

《素问·四气调神大论》曰：“冬三月，此谓闭藏。水冰地坼，无扰乎阳，早卧晚起，必待日光，使志若伏若匿，若有私意，若已有得，去寒就温，无泄皮肤，使气亟夺，此冬气之应，养藏之道也。逆之则伤肾，春为痿厥，奉生者少。”冬季人体之阳气闭藏，消耗减少，谓之“冬藏”。

1. 起居

冬季应早睡晚起，要等到天明日出才可起床。起床时不要过快，醒来后可再躺一小会，待神智完全清醒后再缓慢起床，以免起床过快而引发心脑系统疾病。冬季气候寒冷，阳气闭藏于内，要注重保暖，尤其是老人及儿童，不要因为爱美而衣着单薄，这样不仅可能会感冒、腹泻，还可能会伤及关节，引发关节炎等疾病。患有心脑血管疾病的患者，要密切关注身体变化，外出戴好帽子、口罩、围巾，避免着凉，如有心慌、胸闷、气短、胸痛等身体不适，要及时就医。晚上睡觉前可用热水泡脚，来促进身体的血液循环，亦可放松身体，以助眠，但是水温要适宜，不可过烫，时间也不要过久。

2. 饮食

冬季饮食应以滋阴润肺为主。冬季五脏属肾，五色属黑，故冬季可食用一些黑色食物以补肾益气，如黑芝麻、黑豆等；而肾主咸，故咸味的食物可以入肾以补肾气，但是过食咸易伤心，如《素问·生气通天论》所言："味过于咸，大骨气劳，短肌，心气抑。"因此，虽说冬天要吃一些咸味的食物，但要适量，以免耗伤心气。另有俗语言"冬吃萝卜夏吃姜"，所以在冬季可以食用一些白萝卜，以生津润燥，还可促进肠道蠕动，缓解便秘。

《素问·脏气法时论》曰："肾主冬，足少阴太阳主治，其日壬癸，肾苦燥，急食辛以润之。开腠理，致津液，通气也。"肾主水，喜润恶燥，故可食辛味，以开腠理，运行津液而润之。

3. 运动

冬季天气寒冷，不宜剧烈运动，可选择一些强度低的运动方式，如散步、慢跑、滑雪等。在运动时要提前热身，循序渐进，以微出汗为宜，不可大汗淋漓；运动时间不宜过长，运动后要注意保暖，避免着凉。

身体素质较差者也可选择室内运动，如瑜伽等。室内运动时要注意通风，亦要热身、微汗、避免着凉。若天气非常寒冷，则不适宜运动。

4. 情志

《素问·四气调神大论》曰："使志若伏若匿，若有私意。"即指冬季应该顺应"冬藏"的特点，将情志收敛，使情绪平稳、内敛，不过分外放，将阳气深藏于内，保持安稳、满足的状态。

冬季在五脏属肾，《素问·阴阳应象大论》云"恐伤肾"，即是说当人处在惊恐情绪时会影响到肾脏的藏精纳气功能，进而损伤肾精，所以在冬季要尽量避免惊吓刺激。

第三节　体质脉象与养生

体质是机体脏腑、组织、气血、阴阳等的盈亏偏颇和运动态势趋向的素质特征。《医门棒喝》曰："治病之要，首当察人体质之阴阳强弱。"机体的体质特点决定着其发病的倾向性，对某些病因的易感性和耐受性、疾病的转归等。五行分类法基于五行学说，通过取象比类法将人依据季节耐受度、体型、个性、肤色、情感等方面的差异分为木、火、土、金、水五形人[39]。

一、勤勉机敏的木形人

（一）脉象特征

木形人的特征：皮肤苍色，头小，面长，两肩广阔，背部挺直，身体弱小，手足灵活，有才能，好劳心，体力不强，多忧虑，做事勤劳。

1. 整体脉象要素

（1）脉体要素：木形之人实质上相对消瘦，皮肤较薄，故脉位"浮"。

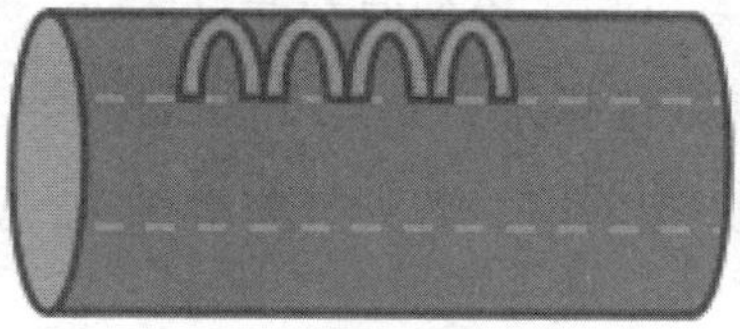

图5-3-1　浮脉

性格活泼，反应敏捷，气血运行趋上，则三部脉位向远心端移位，故脉"上"。

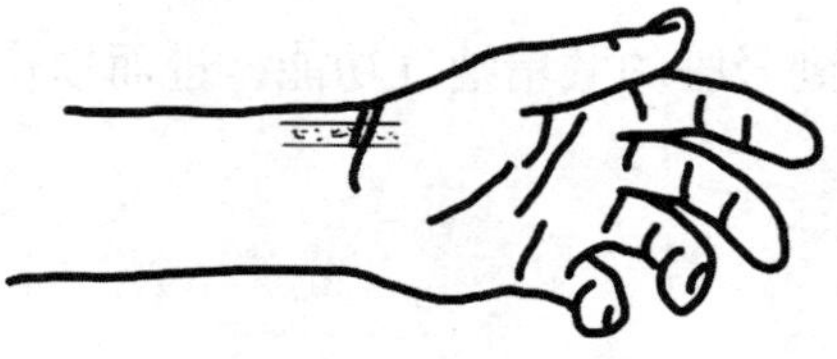

图5-3-2　上脉

做事态度认真，善于负责，对事物易于牵挂，肢体向尺侧腕屈肌腱移位，故脉“内曲”；木形之人，体内水分相对缺乏，脉道充盈不足，脉管相对较细，故脉“细”；思路清晰，杂乱谐振波较少，故脉“清”；性格耿直，脉象直挺，故脉“直”；木形之人体质相对火热旺盛，血流带出体内的热量较多，则血液热度较高，故脉“热”。

所以，木形人的脉体要素主要表现为“浮”“上”“内曲或直”“细”“清”“热”。

（2）脉壁要素：木形之人形体相对消瘦，血管壁肌层相对薄弱，故脉“薄”；全身皮肤相对较紧，血管壁张力相对增高，故脉“刚”；心理细致、敏感，思想容易拘紧，脉管扩张不利，故脉“敛”。

所以，木形人的脉壁要素主要表现为“薄”“刚”“敛”。

（3）脉波要素：木形之人体内“多气少血”，气机运行有力，每次搏动血流运行的距离长，故脉“长”；木形之人相对阴虚阳亢，则脉搏的上升支急速下降而下降支较慢，故脉“来驶去怠”；相对新陈代谢旺盛，则心率较快，故脉“数”；火热旺盛，脉搏搏动过程中撼动感较强，故脉“动”；热盛气旺，推动血流有力，脉搏传导和血流速度加快，故脉“驶”。

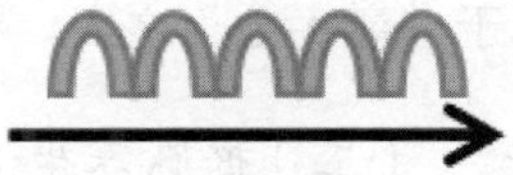

图5-3-3　数脉

所以，木形人的脉波要素主要表现为“长”“来驶去怠”“数”“动”“疾”“驶”。

（4）血流要素：木形之人思维活跃，气多于血，推动血液运行前进多而后退少，故脉“进多退少”；血管紧缩，脉搏内的压力相对较大，故脉“强”；木形之人，体内水分相对缺乏，脉道充盈不足，故脉“枯”；脉搏传导和血流速度加快，故脉“疾”。

所以，木形人的血流要素主要表现为“进多退少”“强”“枯”“疾”。

2. 脉象要素系统辨证

临证诊脉，根据脉象“直强而热”的基本特征，就可以做出木形人的体质判断。在此基础上，根据兼见的脉象要素差异可以辨别出不同的体质亚群。

（1）若又表现出“长”“动”“进多退少”“来驶去怠”脉象要素者，则为木形人中体质偏于“火旺”者。

（2）若又表现出“上”“疾”“驶”脉象要素者，则为木形人中体质偏于“气盛”者。

（3）若又表现出“浮”“刚”“细”脉象要素者，则为木形人中体质偏于“血虚”者。

（4）若又表现出“枯”“细”脉象要素者，则为木形人中体质偏于“阴亏”者。

（5）若又表现出“薄”脉象要素者，则为木形人中体质偏于“脾虚”者。

（6）若又表现出“敛”“动”“内曲”脉象要素者，则为木形人中体质偏于“善劳心”之人。

（二）据脉养生

春季万物复苏，阳气生发，夏季阳气外发，气血运行旺盛，春夏之季有助于木气的升发，所以木形人在秋冬之季，容易感受寒邪、燥邪而患病，在脉象上可表现为“涩”“枯”“细”“缓”。木形人在秋冬之季，需注意保暖，避免受凉，宜多食润燥养阴的食物，如苹果、梨、蜂蜜等，亦要加强体育锻炼，增强体质[39]。

但若春夏之季生发太过，致使头面部的气血过剩，则易患头面部疾病，如头痛、头晕等。此类患者性情多急躁，在脉象上可表现出“疾”“上”“动”“涩”的特征。故在春夏之季，性情急躁的木形人不应多食易上火油炸煎烤类及辛辣刺激食物，可适当食用具有降火作用的食物，如绿豆、绿茶、西瓜、冬瓜等，亦要避免剧烈运动，可进行一些舒缓的运动，如瑜伽、太极拳等。

木形人五脏属肝，肝喜条达恶抑郁，且有一些人不善言谈，难以排解内心的不良情绪，因此易于患上情志类的疾病，在脉象上可以表现出左关脉“沉”“涩”“谐振波增多”的特点。此类木形人可以寻找一些排解内心不满的方法，如找一个空瓶子，装满水，然后对着瓶子发泄自己的情绪，把内心的不开心全部讲出来，等发泄完就把瓶子里的水倒掉，相当于把自己的不良情绪一起倒掉了。当然，最好的方法还是找个信任的人聊一聊，沟通是治愈内心的良药。

二、坚韧粗犷的火形人

（一）脉象特征

火形人的特征：皮肤赤色，脊背肌肉宽厚，脸形瘦尖，头小，肩背髀腹匀称，手足小，步履稳重，对事物的理解敏捷，走路时肩背摇动，背部肌肉丰满。

1. 整体脉象要素

（1）脉体要素：火形之人，若内热较盛，鼓动气血运行趋于外，则脉位“浮”，若内热郁闭于机体之内，不得外出，气血不能外达，则脉位“沉”；火热内盛，气血易于上冲，脉位向远心端移位，故脉“上”；气血旺盛，充斥血管，血管粗大，故脉“粗”；体内新陈代谢旺盛，血液散发机体的热量较多，故脉“热”。

所以，火形人的脉体要素主要表现为“浮或沉”“上”“粗”“热”。

（2）脉壁要素：火形之人肌肉丰厚，胃肠较大，肌层较厚，脉管较厚，故脉“厚”；火形人性情粗犷，谨慎不足，脉搏周向扩张的幅度较大，故脉“散”。

所以，火形人的脉壁要素主要表现为“厚”“散”。

（3）脉波要素：火形之人气旺推动血液运行有力，气血运行距离较长，故脉“长”；热盛激荡血液，脉搏上升幅度较高，故脉“高”；热盛体内，气血运行有力，脉搏的上升支速度较快而下降支速度较慢，故脉“来驶去怠”；身体热盛，脉搏搏动过程中血流的冲击力较大，形成血管壁的抖动，故脉

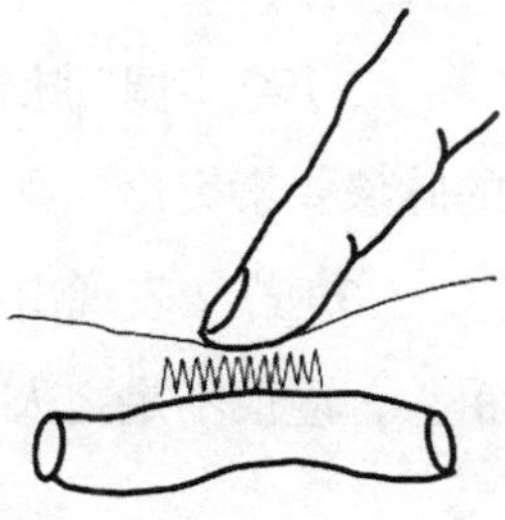

图5-3-4　动脉

"动"。

所以，火形人的脉波要素主要表现为"长""高""来驶去怠""动"。

（4）血流要素：火形之人多气多血，气血运行滑利，故脉"滑"；气血旺盛，血液质地相对稠厚，同时血管充盈，血管内压力较大，故脉"稠""强"；气实火旺，推动血液运行有力，血液的流动速度较快，故脉"疾"。

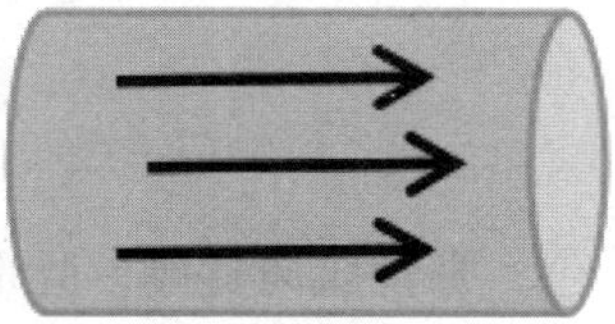

图5-3-5　疾脉

所以火形人的血流要素主要表现为"滑""稠""强""疾"。

2. 脉象要素系统辨证

临证诊脉，根据脉象"热而强"的特征，即可做出火形人体质的判断，在此基础上，根据兼见的脉象要素差异可以辨别出不同的体质亚群。

（1）若又表现出"上""数""动""粗"脉象要素者，则为火形人中体质偏于"热盛"者。

（2）若又表现出"沉"脉象要素者，则为火形人中体质偏于"郁热蕴里"者。

（3）若又表现出"进多退少""长""来驶去怠"脉象要素者，则为火形人中体质偏于"阳热亢盛"者。

（4）若又表现出"稠""滑"脉象要素者，则为火形人中体质偏于"热蕴生痰"者。

（5）若"稠"脉象要素突出，而"滑"脉象要素不突出，或左尺脉"枯"的脉象要素突出，则为火形人体质中体质偏于"阴虚"者。

（6）若又表现出"动""浮""高""散"脉象要素者，则为火形人中性情粗犷，谨慎不足之人。

（二）据脉养生

心属火，与小肠相表里，故火形人易出现心火亢盛、心气虚或心阴虚的表现。若心火亢盛，脉象表现为“热”“数”“涩”；若心气虚，脉象表现为左寸脉壁“薄”“柔”“弱”“沉”“细”；若心阴虚，脉象表现为“枯”“细”“数”。火形人可多进食一些养血补心的食物，如大枣、桂圆、阿胶、莲子等；在日常生活中要保持心态平和，避免大喜大悲；适当进行体育锻炼，避免剧烈运动，可选择快走、慢跑及骑行，运动量不宜过大，半小时左右为宜。

三、宽厚温和的土形人

（一）脉象特征

土形人的特征：皮肤黄色，面圆，头大，肩背丰厚，腹大，大腿到足胫部都生得壮实，肌肉丰满，全身上下都很匀称，步履稳重，举足轻。

1. 整体脉象要素

（1）脉体要素：土形之人气血旺盛，充盈于脉道，且日常生活中心理张力较低，人际关系和谐，血管周向搏动充分，则脉管粗，故脉“粗”。

所以，土形人的脉体要素主要表现为“粗”。

（2）脉壁要素：土形之人肌肉丰满，胃肠道肌层厚，血管壁应之而厚，故脉“厚”；心地宽厚、温和，心底坦荡，不计较日常的琐事，血管壁张力较低，同时脉象缺乏敛紧之象，故脉“柔”“散”。

所以，土形人的脉壁要素主要表现为“厚”“柔”“散”。

（3）脉波要素：土形之人，思想明晰，气机条畅，气运血行，每搏的血行距离较长，故脉“长”；多血之体，气血调和，脉搏来去和缓、速度匀称，有条不紊，故脉“来怠去怠”；情绪闲逸，不温不燥，气血条畅，含混圆滑，脉来宁谧，血管搏动时出现的谐振波少，故脉“静”。

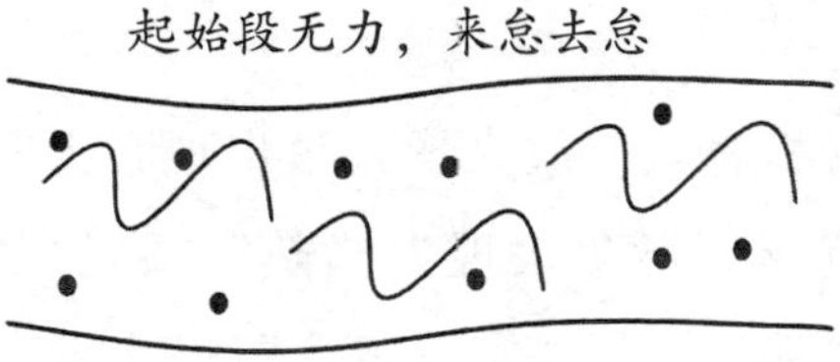

图5-3-6　来怠去怠脉

所以，土形人的脉波要素主要表现为“长”“来怠去怠”“静”。

（4）血流要素：土形之人，气血充盈，津液盈满，则血液运行流利，故脉“滑”；气血旺盛，滋养机体，血液的水分含量充足，故脉“荣”；性情温和，且血多于气，血液运行时袅袅缓缓，进退有序，故脉“进少退多”；气血祥和，相互包容，气血运行之势悠悠扬扬，血行速度和缓，故脉“缓”。

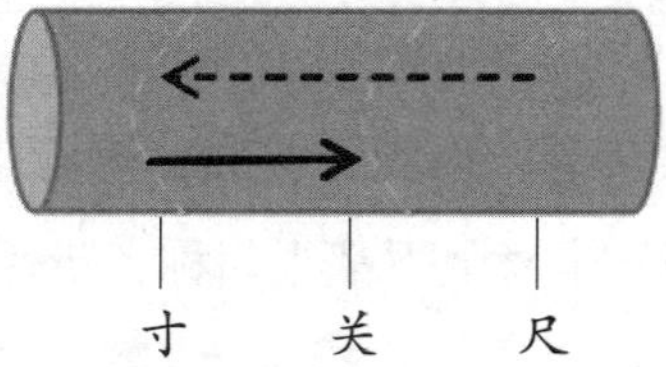

图5-3-7　进少退多脉

所以，土形人的脉波要素主要表现为“滑”“荣”“进少退多”“缓”。

2. 脉象要素系统辨证

临证诊脉，根据脉象“厚而柔”的特征，即可做出土形人体质判断，在此基础上，根据兼见的脉象要素差异可以辨别出不同的体质亚群。

（1）若又表现出血管壁与周围组织关系密切的特征，则为土形人中体质偏于“气旺”者。

（2）若又表现出“荣”“来怠去怠”脉象要素者，则为土形人中体质偏于“血旺”者。

（3）若又表现出“滑”的脉象要素者，则为土形人中体质偏于“湿盛”者。

（4）若又表现出“缓”“进少退多”脉象要素者，则为土形人中体质偏于“气惰”者。

（5）若又表现出“静”“散”“粗”“长”脉象要素者，则为土形人中宽厚，人际关系和谐，思想明晰之人。

（二）据脉养生

土形人肩背肌肉丰厚，气血旺盛，胃肠道肌层厚，脾胃旺盛，若受纳腐熟太过，则易生脾胃疾病，如胃中嘈杂、消谷善饥等，脉象表现为“疾”“动”“滑”，所以土形人在饮食上要有规律，不要暴饮暴食，少吃煎炸油腻之品。

土形人中体质偏于湿盛者，水湿过盛困脾，则易出现眩晕、多梦、乏力、食欲差等症状，脉象表现为“滑”“稀”，此类土形人在日常生活中，应避免长期待在潮湿的环境中，饮食宜味辛、苦、淡，可多进食具有健脾利湿作用的食物，如薏米、山药、红豆等，少吃或不吃生冷、辛辣及油腻的食物，并进行适当的体育运动。长夏时节气候潮湿，故在长夏时要格外注意[40]。

四、敏感细心的金形人

（一）脉象特征

金形人的特征：面方正，皮肤白，头、肩背、腹、手足小，足跟坚厚而大，骨轻。

1. 整体脉象要素

（1）脉体要素：金形之人，形体消瘦，皮肤较薄，脉位浮浅，故脉“浮”；若为性情急躁之人，气血浮躁，脉位向远心端移位，则脉“上”，若为性情沉静之人，气血趋下，脉位向近心端移位，则脉“下”；金形人做事认真负责，脉管应之挺然指下，故脉“直”；气血相对虚弱，脉管的充盈度差，故脉“细”；气虚温煦不利者，血流温度偏寒，则脉“寒”，阴津不足，制约阳气不利者，血流温度偏高，则脉“热”。

所以，金形人的脉体要素主要表现为“浮”“上或下”“直”“细”“寒”或“热”。

（2）脉壁要素：金形之人，形体较瘦，身体单薄，胃肠肌层不厚，血管壁偏薄，故脉“薄”；个性谨慎，易于思虑，血管壁张力相对偏高，故脉“刚”；思想谨慎，认真负责，桡动脉应之周向扩张不及，故脉“敛”。

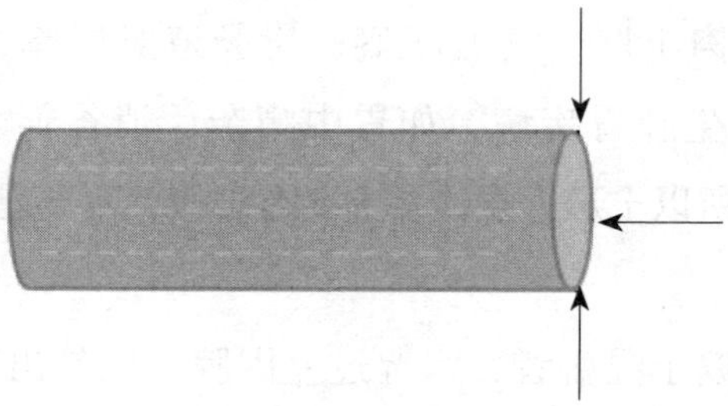

图5-3-8　敛脉

所以，金形人的脉壁要素主要表现为“薄”“刚”“敛”。

（3）脉波要素：金形之人，若为性格谨慎、易于思虑过度之人，性情容易激动，则脉搏的起始段动跃不稳，故脉“动”，若为性情温和之人，气血运行和缓，则血液的流动和血管壁的波动宁谧，故脉“静”；若为阴气相对不足、阳气偏旺之人，则脉偏“数”，若为阳气相对不足，阴气偏盛之人，则脉偏“迟”；金形之人思维活跃，气机迫行，则脉搏的上升陡且速度快，而下降支相对缓慢，故脉“来驶去怠”。

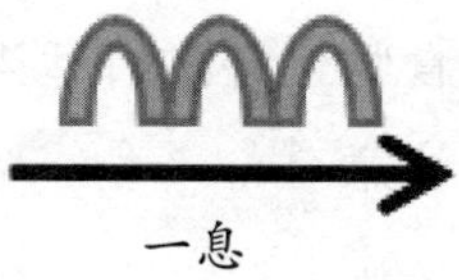

图5-3-9　迟脉

所以，金形人的脉波要素主要表现为“动或静”“迟或数”“来驶去怠”。

（4）血流要素：金形之人，思维敏捷机警，气血运行激荡前行，则血流进多退少，故脉“进多退少”；气血相对不足，对血管壁形成的压力相对弱，故脉“弱”；若为阴气相对不足、阳气偏旺之人，则血流速度偏“疾”，若为阳气相对不足，阴气偏盛之人，则血流速度偏“缓”。

所以，金形人的血流要素主要表现为“进多退少”“弱”“疾或缓”。

2. 脉象要素系统辨证

临证诊脉，根据脉象“薄、敛、细、弱”的特征，即可做出金形人体质的判断。在此基础上，根据兼见的脉象要素差异就可以辨别出不同的体质亚群。

（1）若又表现出“热”“数”“疾”的脉象要素者，则为金形人中体质偏于“阴虚”者。

（2）若又表现出“寒”“迟”“缓”的脉象要素者，则为金形人中体质偏于“阳虚”者。

（3）若又表现出“浮”“上”“进多退少”“来驶去怠”的脉象要素者，则为金形人中思维活跃、心思敏感之人。

（4）若又表现出“下”“静”的脉象要素者，则为金形人中性情温和、思想宁谧之人。

（5）若又表现出“直”“刚”的脉象要素者，则为金形人中做事认真负责，谨慎思虑之人。

（二）据脉养生

肺属金，与大肠相表里，与秋季相通，秋季燥邪较盛，易于耗伤津液，故金形人易患哮喘、气管炎、肠燥等病证，在脉象上表现出右寸脉或右尺脉“枯”“涩”“敛”的特点。所以金形人平日要多食清肺润燥的食物，如梨、百合、银耳、萝卜等，且要多饮水，及时补充水分。适当进行体育锻炼，尽量选择较温和舒缓的运动方式，如散步、瑜伽等，以免出汗过多而耗伤体内津液[41]。

五、沉稳有序的水形人

（一）脉象特征

水形人的特征：皮肤黑色，面部不光整，头大，颊腮清瘦，两肩狭小，腹大，手足好动，行路时身摇，尻骨和脊背很长。

1. 整体脉象要素

（1）脉体要素：水形之人，皮肤较厚，脉位偏沉，故脉“沉”；体质多血多液，充盈脉道，脉管较粗，故脉“粗”。

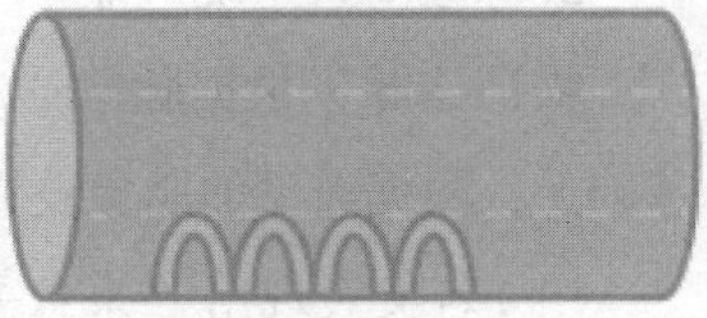

图5-3-10　沉脉

所以，水形人的脉体要素主要表现为“沉”“粗”。

（2）脉壁要素：水形之人，腹大胃肠较厚，血管壁应之较厚，故脉“厚”；心底较宽，平时做事胆大，脉象缺少收敛之象，故脉“散”。

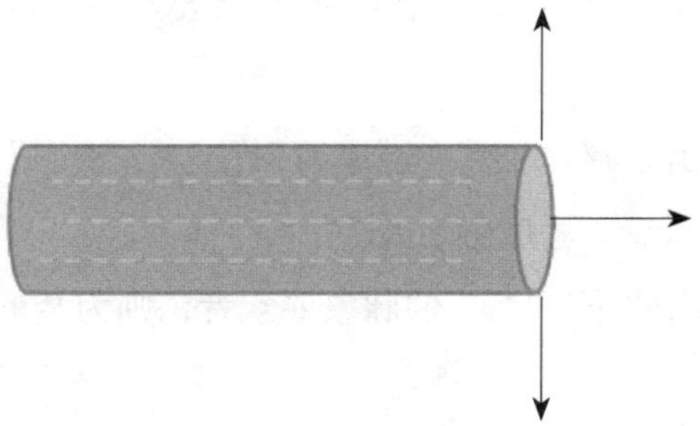

图5-3-11　散脉

所以，水形人的脉壁要素主要表现为“厚”“散”。

（3）脉波要素：水形之人，善思，脉象时常出现与思虑相对应的谐振波，故脉“动”；体内水多，阳气相对较虚，脉搏应之来去和缓，故脉“来怠去怠”。

所以，水形人的脉波要素主要表现为“动”“来怠去怠”。

（4）血流要素：水形之人，饮食量较大，且为多水之体，体内易于生痰，则血液质地黏稠度较高，故脉“稠”；水形人为阴多阳少之体，血行速度和脉搏的传导速度缓慢，故脉“缓”。

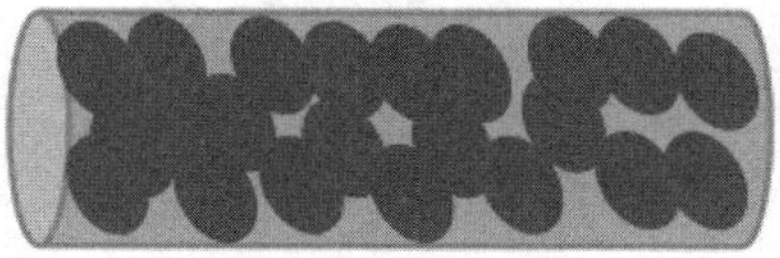

图5-3-12　稠脉

所以，水形人的血流要素主要表现为“稠”“缓”。

2. 脉象要素系统辨证

临证诊脉，根据脉象“粗厚而稠”的特征，即可判断为水形之人，在此基础上，根据兼见的脉象要素差异，可以辨别出不同的体质亚群。

（1）若又表现出“来怠去怠”“缓”的脉象要素者，则为水形人中体质偏于“气虚”之人。

（2）若又表现出血管壁与周围组织界限模糊的特征，则为水形人中体质偏于“痰湿”之人。

（二）据脉养生

肾属水，所以水形人易患疾病多与肾脏相关，肾主水藏精，故易出现肾气肾精不足、肾阴虚及肾阳虚的表现，若肾精不足，会出现五更泻、阳痿、早泄等表现，脉象表现为“弱”“细”“浮”；若肾气不足，脉象表现为右尺脉“沉”“细”“弱”“壁薄”“柔”；若肾阴虚，会出现头晕耳鸣、失眠多梦、腰膝酸痛等表现，脉象表现为左尺脉“枯”“细”；若肾阳虚，会出现腰膝酸软、四肢不温等表现，脉象表现为右尺脉“寒”“弱”“散”。水形人在饮食上宜进食温补的食物，如牛肉、羊肉、韭菜、桑椹等，也可进食一些黑色的食物，如黑芝麻、黑豆、黑米等。《素问·宣明五气》云“久立伤骨”，《素问·阴阳应象大论》又云“肾生骨髓”，若长期站立，则会伤及骨骼，久之影响气血运行，最终会反作用于肾脏，造成肾脏的损伤，所以水形人在日常生活中要避免久站，若不得不久站，可寻找机会适当活动双腿，以缓解腿部不适[42]。

第四节　病后脉象与养生

养生，不仅仅是未病先防，生病之后的养生也同样重要，这关乎疾病的转归预后。未病之时养生，可以增强体质、预防疾病以延年益寿；已病之时养生，可以加快康复，达到既病防变、防止复发的目的[43]。

生病之后，人体正气亏虚，脾胃之气亦弱，气血生化乏源，故常感疲劳乏力，在脉象上，气虚不敛，浮越于肌表，则脉位“浮”，脾胃气虚，则具体表现为右关脉“浮”，同时桡动脉相对“粗”“散”；血虚脉管充盈不利，脉管压力变小，脉管变细，则脉“细”，右关“弱”；气虚则血液运行无力，血管内压力降低，脉搏波传导速度减慢，则脉“怠”。所以，病后脉象特点主要表现为“右关浮、弱”“粗”“散”“细”“怠”。

病后需要多休息，不可过度劳累、熬夜，在饮食上，因病后脾胃之气虚弱，消化功能尚未完全恢复，故要以清淡为主，正如《伤寒论》所述："病人脉已解，而日暮微烦，以病新瘥，人强与谷，脾胃气尚弱，不能消谷，故令微烦，损谷则愈。"肉食不易消化，故亦需减少肉食的摄入量，同时不可进食过多，尤其是热病患者，如感染流感的患者，若进食过多肉食，则容易反复发热，使病情缠绵难愈，正如《素问·热论》所说："病热少愈，食肉则复，多食则遗，此其禁也。"刚痊愈之时正气尚虚，不可进行剧烈运动，若需锻炼身体，可进行低强度的运动，如散步、瑜伽等，汗出不宜过多，以免再次伤及正气。病后亦需注意情绪养生，不要给自己过多的心理压力，尽量消除自身的负面情绪，坏情绪的长期郁积会诱发多种疾病，如抑郁症、甲状腺结节、月经不调、头痛等，所以为了更加健康的生活，应该尽可能地使自己保持心情愉悦。

第五节　脉象与养生方

一、四物汤

[出处]《古今医统大全·妇科心镜》。

[组成]当归二钱，白芍药一钱，川芎七分，生地黄(《养生方》用熟，《合剂》亦然，《本草》云：男子宜熟，女子宜生，以其行血，合用生者)。

[功用]治妇人血病为主。

[脉象]脉象可表现出"细""弱""沉""稀""涩""刚"的特点。妇人血虚，充盈脉管不利，相应脉位管径变细，则脉"细"；血虚无力充盈脉管，脉管内压力变小，则脉"弱"；血虚不充，脉位趋于沉下，则脉"沉"，血虚则有形成分减少，血液质地变稀，则脉"稀"，血虚日久，运行不畅，血液有形成分之间的摩擦力加大，则脉"涩"；若急性失血后，循环系统处于应激状态，血管壁的张力增加，则脉"刚"。

[用法及加减]水煎服。气虚头痛，加人参、黄芪、白术、甘草；发热心

烦加黄芩、黄连、栀子；骨蒸痨热加知母、黄姜、黄芩、银柴胡、地骨皮；虚劳气弱，咳嗽喘满加人参、麦冬、姜、厚朴、枳壳；烦渴饮水加石膏、知母；脐下虚冷，腰腹痛加延胡索、川楝子；血热烦躁，口苦舌干加天花粉、麦冬、黄芩之类；风虚眩晕，加秦艽、羌活；呕吐加白术、人参、藿香、生姜、黄连；中湿身重，加苍术、白术、白茯苓；筋骨肢节疼痛，加防风、羌活；血积块痛，加三棱、莪术、官桂、苏木、红花。

二、养生方

[出处]《古今医统大全·妇科心镜》。

[组成]黄芪、白芍药、甘草各一钱，熟地黄三钱。

[功用]治妇人虚劳，吐血、衄血、下白，自汗。

[脉象]脉象可表现出“浮”“粗”“散”“弱”“怠”“来怠去驶”的特点。妇人虚劳，气血亏虚，气虚不敛，脉浮越于肌表，则脉“浮”，桡动脉相对“粗”“散”；气虚推动血液运行无力，血虚无力充盈脉管，脉管内压力降低，则脉“弱”；气虚鼓动乏力，脉搏波传导速度减低，则脉“怠”；气虚无力维持心脏的急速射血爆发力，致使脉搏上升支搏动传导缓慢，则脉“来怠去驶”。

[用法]上咀，水、酒各一盏，煎七分，食前温服。

三、滚痰丸

[出处]《古今医统大全·释梦门》。

[组成]大黄（酒蒸）、黄芩各半斤，礞石（制）一两，沉香五钱。

[功用]治一切恶梦怪梦。

[脉象]脉象可表现出“滑或涩”“稠”“上”“短”“沉”的特点。痰浊扰乱心神，则可能会出现多梦。痰湿内滞，则脉象“滑”，若顽痰老痰黏滞体内，停聚脉中，阻闭气机运行，则脉“涩”；若痰浊内蕴，血液质地变浓稠，则脉“稠”；痰饮停聚于上焦，则脉“上”；痰浊痹阻，血行不利，每搏输送血液运行的距离变短，则脉“短”；痰浊停聚，气机出入不利，

则脉“沉”。

[用法]右为细末，滴水丸，梧桐子大。每夜服一钱，自然清寐。

四、快活丸

[出处]《世医得效方·大方脉杂医科·痰饮》。

[组成]枳壳（炒）一两半，桂一两，桔梗二两，半夏（汤洗七次）二两。

[功用]消食化痰。

[脉象]脉象可表现出“沉”“滑”“稠”“缓”“厚”的特点。饮食积滞，脾胃运化障碍，气机运行郁闭，则右关脉“沉”；饮食不化，积聚生痰生湿，停滞于脾胃，则右关脉“滑”；痰湿阻滞，浊气壅塞中焦，血液中有形成分增加，血液黏稠度升高，则右关脉“稠”；湿滞痰浊，闭塞气机的运行，则右关脉“缓”，食积痰浊，沉积在血管壁，致使血管壁增厚，则脉“厚”。

[用法]上为末，姜汁糊圆，梧子大。每服二十圆，食后姜汤下。

五、茯苓膏方

[出处]《世医得效方·孙真人养生书·服食法》。

[组成]茯苓（净，去皮），松脂（二十四斤），松子仁、柏子仁各十二斤。

[功用]轻身明目。

[脉象]脉象可表现出“稀”“细”“弱”“滑或涩”“浮”的特点。精气亏虚，血液中的精微物质减少，血液质地稀薄，则脉“稀”；精亏则血虚，脉道不充，脉管内压力减小，则脉“细”“弱”；若气虚推动血液运行不利，血液瘀滞不通，则脉“涩”，若气虚运化水液功能障碍，水液代谢不利，蓄积体内，使脉道内容物变稀滑，则脉“稀”“滑”；精亏则气血亏虚，阳气不得内守，浮散于外，则脉“浮”。

[用法]上皆依法炼之，松柏仁不炼，捣筛，白蜜二斗四升，内铜器中汤上，微火煎一日一夕，次第下药，搅令相得，微火煎七日七夜上，圆如小

枣，每服七圆，日三。

六、石菖蒲丸

［出处］《圣济总录·补益门》。

［组成］石菖蒲（九节者佳）一两半，柏子仁、杜仲（去粗皮，炙，锉）、百部、山茱萸、甘草（炙，锉）、五味子（炒）、贝母（去心）、丹参各一两，人参、防风（去叉）、白茯苓（去黑皮）、茯神（去木）各一两半，生干地黄（焙）、麦冬（去心，焙）各二两，远志（去心）半两。

［功用］平补诸虚。久服轻身延年，活血益气，润泽肌肤。

［脉象］脉象上可表现出“浮”“薄”“弱”“细”的特点。气虚不敛，浮越于肌表，则脉“浮”；气虚不养，桡动脉血管壁较薄，心气虚则见左尺脉壁“薄”；气虚无力推动血液运行，血管内压力减小，心气虚可见左寸脉“弱”；血虚无力充盈脉管，相应脉位管径变细，心血虚可见左寸脉“细”，心气血不足，易出现心神不安的症状，可表现为失眠、多梦、易醒等。

［用法］上一十六味，捣罗为末，炼蜜和丸如弹子大。每服一丸，空心食前熟水嚼下，日三。

七、无比山药丸

［出处］《圣济总录·补益门》。

［组成］干山药二两半，杜仲（去皮，锉，炒）三两，五味子（拣净）二两半，菟丝子（酒浸）三两，苁蓉（锉，酒浸）四两，牛膝（锉，酒浸）一两，泽泻一两，熟干地黄一两，山茱萸一两，茯神（去皮并心木）一两，巴戟（去心）一两，赤石脂一两。

［功用］此药能补经脉，起阴阳，安魂魄，开三焦，破积聚，厚肠胃，强筋炼骨，轻身明目，除风去冷，无所不治。

［脉象］脉象可表现出“浮”“粗”“散”“薄”“柔”“弱”的特点。肾气亏虚，固摄无权，出现筋骨痿软的表现。气虚不敛，浮越于肌表，则脉“浮”，肾气虚则右尺脉“浮”，桡动脉相对“粗”“散”；气虚不养，桡动脉血管壁

变薄，肾气虚则见右尺脉壁“薄”；气虚脉道充盈不利，血管壁张力降低，肾气虚则见右尺脉血管壁“柔”；气虚推动血液运行无力，血管内压力减小，肾气虚则见右尺脉“弱”。

［用法］上一十二味，捣筛为末，炼蜜和搜为丸，如梧桐子大，每服二十丸至三十丸，食前温酒下，温米饮亦得。

八、二精丸

［出处］《圣济总录·神仙服饵门》。

［组成］黄精（去皮）、枸杞子各二斤。

［功用］常服助气固精，补填丹田，活血驻颜，长生不老。

［脉象］脉象可表现出“弱”“薄”“细”“浮”“刚”“枯”的特点。精气亏虚，脏腑失去精气的充养而功能不足，反映在相应脉段则血管内压力减小，则脉“弱”；精气不充，脏腑失养，对应脉位血管壁变薄，则脉“薄”；精血同源，精亏则血虚，脉道不充，相应脉位变细，则脉“细”；精亏阳气不能内敛，漂浮于外，相应脉位变浮，则脉“浮”；肾精不足，腰部经脉失养，无力主持腰部的功能，会出现尺部桡侧缘张力增加，则脉“刚”；阴液不足，脏腑、组织等失于滋润、荣养，则脉“枯”。

［用法］上二味，于八九月间采取，先用清水洗黄精一味令净，控干细剉，与枸杞子相和，杵碎拌令匀，阴干再捣，罗为细末，炼蜜为丸，如梧桐子大，每服三五十丸，空心食前温酒下。

第六章
辨脉实战验案分析

本书基于“系统辨证脉学”，以诊脉为手段，分析疾病发生的原因及机制，说明机体内部脏腑气机变化，进而进行遣方论药，如以脉“上”“细”“刚”为例，多提示患者体内肝气郁结，肝阳上亢，患者临床表现多为失眠、眩晕等症状。在脉诊的基础上对患者进行辨证治疗。本书基于相关临床病案，展现“平脉辨证”“以证选方”的系统辨证思维，旨在为读者提供运用“系统辨证脉学”理论辨治疾病的临床经验，并以思维导图的形式表现出来，以便更简洁明确地表达辨证与治疗思路。

第一节　平脉辨治外感疾病

一、感冒

（一）病例资料

患者女，23岁。

［主诉］恶寒1天。

［现病史］患者1天前因受凉后出现恶寒、头身疼痛等症状，自服感冒药（具体不详）后，效差。现症：患者恶寒，无发热；项背、头身、腰腿部骨节酸痛；鼻塞，流清涕；咳嗽咳痰，痰白清稀，无恶心呕吐，二便调。发病前有受凉史，工作劳累后诱发，纳眠可，二便调，舌淡红，苔薄白。

[系统辨证脉学脉象] 脉细、紧、浮。

[诊断及辨证] 中医诊断：感冒—风寒犯肺证。西医诊断：上呼吸道感染。

[治则] 辛温解表。

[处方] 桂枝汤加减。桂枝12 g，白芍15 g，炙甘草6 g，生姜9 g，大枣2枚，炙麻黄6 g，柴胡12 g。水煎服，日1剂，早晚分温服。

[分析]

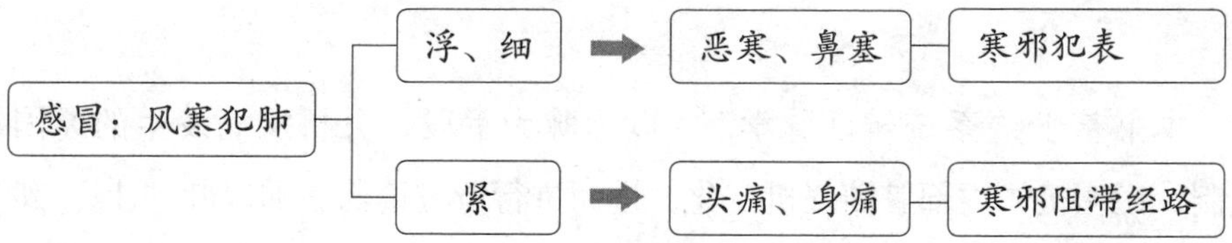

图6-1-1　感冒思维导图

患者证属风寒犯肺，脉象以“浮”“细”“紧”为整体特征，风寒外束，产生恶寒、鼻塞等表现，腠理紧闭，导致寒邪留存体内，进一步走里犯肺，产生咳嗽咳痰等症状。治法以辛温解表为原则，方选桂枝汤。

二、咳嗽

（一）病例资料

患者女，42岁。

[主诉] 咳嗽咳痰2个月余。

[现病史] 患者自述2个月前因外感风寒后出现恶寒，发热，流清涕，自服相关药物后恶寒、发热症状好转，遗留咳嗽、咳痰，偶有胸闷气短，劳则加重，就诊于当地医院，予以止咳化痰药物治疗后，效一般。为求中西医结合诊疗，特来就诊。现症：咳嗽咳痰，痰白清稀，胸闷气短，劳则加重，情绪不稳，无发热，偶有乏力，纳眠可，二便调。舌淡，苔薄白。

[系统辨证脉学脉象] 脉细、弱，右手寸寒、稀，关刚、细。

[诊断及辨证] 中医诊断：咳嗽—肺气虚弱证。西医诊断：慢性支气管炎。

［治则］解表散寒，益气固表。

［处方］玉屏风散加减。人参12 g（另煎），白术15 g，黄芪30 g，防风12 g，郁金12 g，当归15 g，丹参12 g，陈皮12 g。水煎服，日1剂，早晚分温服。

［分析］

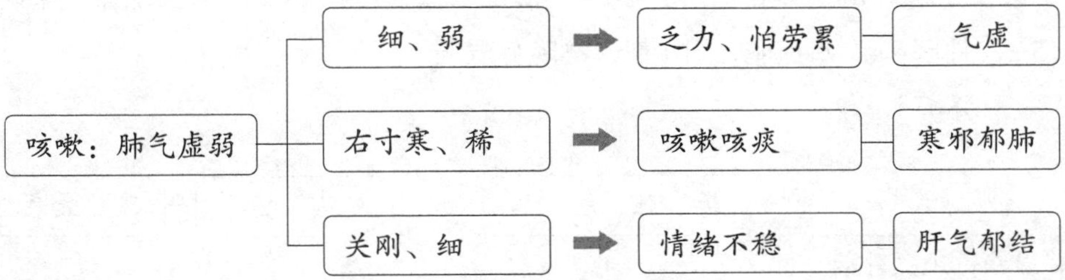

图6-1-2　咳嗽思维导图

患者整体脉"细""弱"，平素劳累过度，气血耗伤过度，导致整体气血亏虚，荣卫不足，右手寸脉"寒""稀"，提示气血亏虚，寒为寒邪客肺。关脉"刚""细"，提示患者肝气郁结，平素情绪不稳可为佐证。故治疗上以解表散寒、益气固表为主要治则，以玉屏风散为主方进行加减，佐以防风、郁金等疏肝解郁，当归、丹参等补血活血。

三、疫病

（一）病例资料

患者男，30岁。

［主诉］发热1天。

［现病史］患者1天前无明显诱因出现发热，体温最高38.6℃，伴咽痛、乏力、咳嗽、身痛，自服连花清瘟胶囊无效后前来就诊。于山东省某医院门诊就诊，行新型冠状病毒感染（简称"新冠"）核酸检测示：阳性。胸部CT示：未见明显异常。现症：发热，乏力，咳嗽咳痰，咽痛咽干，骨节疼痛，纳呆，眠一般，二便调。舌红，苔薄黄。

［系统辨证脉学脉象］双脉浮、强、粗、热。

［辅助检查］“新冠”核酸检测阳性。

［诊断及辨证］中医诊断：温病—风热外袭证。西医诊断：“新冠”（轻型）。

［治则］清热解毒，利咽止痛。

［处方］银翘散加减。金银花15 g，连翘12 g，淡竹叶15 g，荆芥12 g，牛蒡子12 g，淡豆豉9 g，薄荷6 g，桔梗12 g，芦根12 g，葛根20 g，柴胡15 g，甘草6 g。水煎服，日1剂，早晚分温服。

［分析］

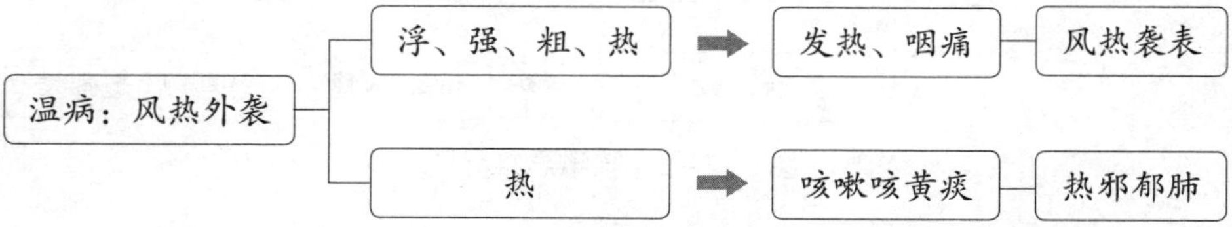

图6-1-3　温病思维导图

双脉“浮”“强”“粗”“热”为主，提示感染“新冠”病程进展非常快，往往几个小时内便疫毒炽盛，充斥内外；若左尺脉由“细”变“粗”“热涩”感，提示若素体阴虚火旺者，随着发热时间延长，体液亏耗多而出现脉枯；若脉“郁动”，多见于肝郁日久化火者；若脉“稠”“浊”“滑”，多见于中焦宿食积滞，化火湿热者。

第二节　平脉辨治内伤疾病

一、郁病

例1：患者女，60岁。

［主诉］紧张恐惧感3个月余。

［现病史］患者自述4个月前行颈椎、颅脑MR示：①左侧基底节区急性梗死；②脑多发缺血；③脑动脉硬化；④$C_{3\sim4}$、$C_{6\sim7}$椎间盘突出。于当地医院入院治疗，出院后因脑梗死病史出现紧张害怕感，精神不振，右侧肢体麻

木感，无活动不利。纳差，眠差，入睡困难，盗汗，二便调。

[系统辨证脉学脉象]脉曲、涩、高不及、动、敛。

[诊断及辨证]中医诊断：郁病—心胆气虚证。西医诊断：广泛性焦虑症。

[治则]安神定志，益气解郁。

[处方]安神定志汤加减。人参12 g（另煎），琥珀粉3 g（冲服），远志9 g，茯苓12 g，麦冬12 g，川芎15 g，生龙骨30 g，生牡蛎30 g，甘草6 g。水煎服，日1剂，早晚分温服。

[分析]

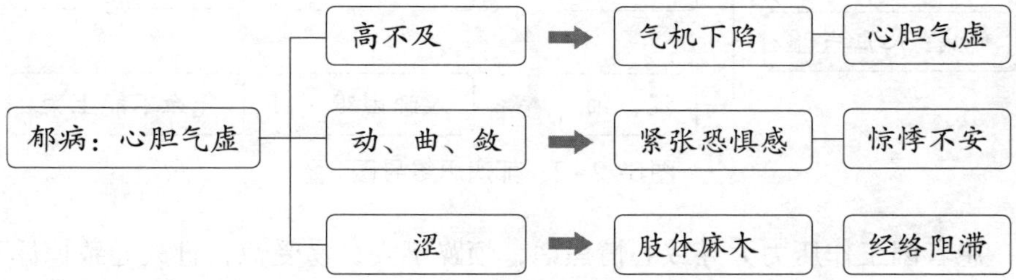

图6-2-1　郁病思维导图

患者因脑梗死后出现紧张、恐惧、焦虑感，脉主要表现为“曲”“涩”“高不及”。患者紧张焦虑日久，诱发惊悸不安状态，脉象“动”“敛”可予以佐证，患者体内气机紊乱，气血津液运行失司，可加重基础病，治疗上运用人参、琥珀等安神定志，改善气机紊乱状态，人参、茯苓还可改善体内虚损症状，益气扶正。

例2：患者男，34岁。

[主诉]紧张焦虑恐惧感1年余。

[现病史]患者1年前因受惊吓后出现紧张感，后症状逐渐加重，出现焦虑烦躁等症状，未口服药物治疗。现症：患者惊恐眠差，入睡困难，早醒，口服佐匹克隆片，每日1片，纳一般，偶有恶心，间歇性手部震颤，时有心烦，注意力不集中，记忆力下降，二便调。舌淡红，苔白滑。

[系统辨证脉学脉象]脉动、沉、细。

[诊断及辨证] 中医诊断：郁证—心胆气虚证。西医诊断：焦虑抑郁状态。

[治则] 安神定志，补益心气。

[处方] 补心温胆定惊方加减。人参12 g（另煎），琥珀粉3 g（冲服），山药30 g，延胡索30 g，柏子仁12 g，龟甲12 g（先煎），鸡内金9 g，生龙骨30 g，生牡蛎30 g，天麻15 g（先煎），茯神30 g。水煎服，日1剂，早晚分温服。

[分析]

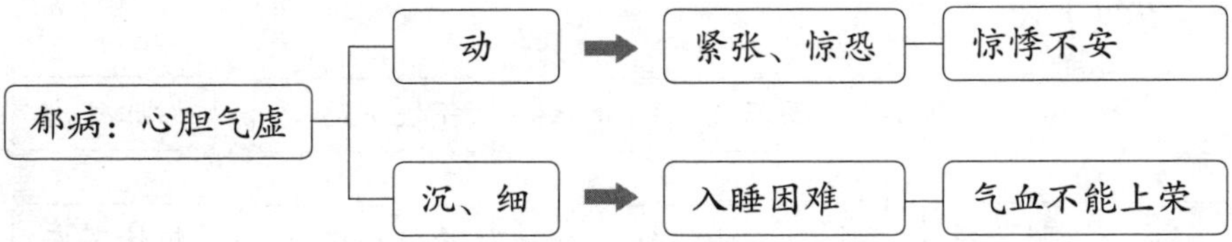

图6-2-2　郁病思维导图

患者因工作压力大导致心情焦虑，烦躁不安，易受惊，日久导致惊悸不安状态，脉象要素中“动”为惊悸主要表现，用琥珀、龙骨、牡蛎安神定志；“沉”“细”，提示患者惊悸日久、心胆气虚，致使记忆力减退、震颤等表现，用人参补益心脾，延胡索疏肝解郁，柏子仁、茯神安神定志。

例3：患者女，46岁。

[主诉] 紧张焦虑2个月。

[现病史] 患者3个月前背部外伤后出现背部疼痛，行胸部X线片无明显异常。2个月前患者担心病情，渐出现紧张、恐惧、焦虑。现症：背部无疼痛，腰酸，小腹胀痛，腹胀，排气多。月经2个月未至。胸椎MRI示：符合T_7椎体血管瘤MR表现。颈椎MRI示：颈椎退行性病变，$C_{5\sim6}$、$C_{6\sim7}$椎间盘突出。核磁检查后，患者紧张焦虑情绪减轻，纳眠可，二便调。舌暗红，苔薄。

[系统辨证脉学脉象] 脉紧、动、滑。

[诊断及辨证] 中医诊断：郁病—心胆气虚证。西医诊断：抑郁状态。

[治则] 化痰祛湿，养血安神。

［处方］紫苏叶12 g，厚朴15 g，五加皮20 g，木香9 g，远志15 g，防风20 g，当归15 g，白芍30 g，天麻20 g（先煎），紫石英15 g，佩兰12 g，茯苓30 g，甘草6 g。水煎服，日1剂，早晚分温服。

［分析］

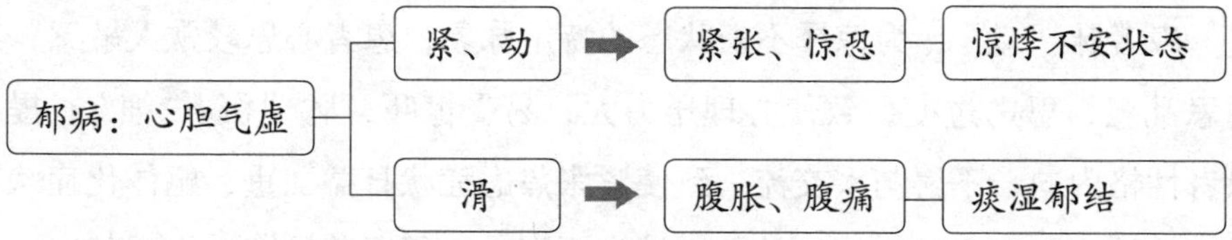

图6-2-3　郁病思维导图

患者因过度担心自己的病情，思虑过度出现恐惧、焦虑；脉象示“紧”“动”，为心中惊悸不安之征；思虑太过，气机不畅，损伤心脾，心血暗耗，又恐惧伤肾志，故应理气化痰祛湿，养血安神，再加木香、远志等强志安神之品，又紫石英矿石类药物重坠补心安神，补肾定志。《名医别录》谓其“补心气不足，定惊悸，安魂魄”。如此气机调畅，痰湿得化，心神得养，魂魄得安，则诸症皆消。

例4：患者男，42岁。

［主诉］紧张焦虑1年余。

［现病史］患者1年前无明显诱因出现紧张焦虑，易惊恐，眠差，入睡困难，早醒，现口服佐匹克隆片助眠，效差。现症：紧张焦虑，胸闷气短，易惊恐，眠差，入睡困难，早醒，偶有恶心，间歇性手部震颤，时常心烦，注意力不集中，记忆力下降，二便调。舌红，苔白滑。

［系统辨证脉学脉象］脉动、沉、细。

［诊断及辨证］中医诊断：郁病—心胆气虚证。西医诊断：焦虑状态。

［治则］安神定惊，补心安神。

［处方］茯神30 g，莲子心12 g，山药30 g，天麻12 g（先煎），琥珀粉3 g（冲服），龟甲12 g（先煎），丹参15 g，延胡索30 g，柏子仁12 g，鸡内金9 g。7剂，水煎服，日1剂。

[分析]

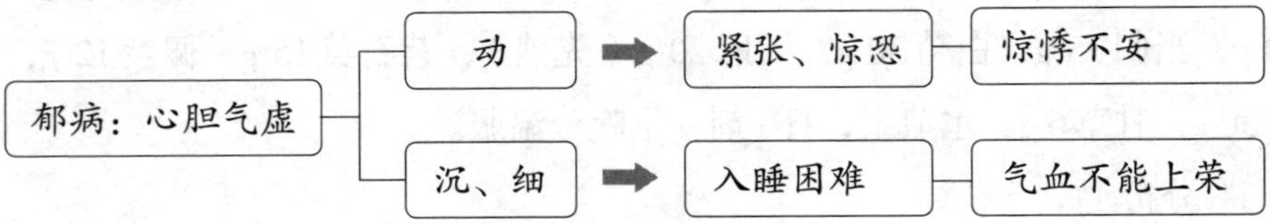

图6-2-4 郁病思维导图

患者脉"动"，为惊悸不安状态的特定脉象，患者心思较常人敏感，易胡思乱想，思虑过度，致使心理压力大，易受惊吓，脉"沉""细"，提示患者性格内向，不愿与人交流，致使紧张焦虑症状日益加重，躯体化症状明显，故治疗上以安神定惊、补心安神为原则，应用以茯神琥珀为主的安神定惊药，佐以适当莲子心以补益心神。

例5：患者女，54岁。

[主诉]紧张焦虑4年余。

[现病史]患者4年前因工作压力大出现紧张焦虑，情绪低落，易胡思乱想，平素担惊受怕，心慌，晨起加重，未服用相关药物治疗。1年前患肺癌，术后紧张焦虑症状加重。现症：紧张焦虑，情绪低落，易胡思乱想，平素担惊受怕，心慌，晨起加重，偶有胃部不适，乏力，胁肋部胀闷不适，记忆力减退，莫名恐惧感，纳可，二便调。舌暗，苔白腻。

[系统辨证脉学脉象]脉细、敛、动、涩。

[诊断及辨证]中医诊断：郁病—气滞血瘀证。西医诊断：焦虑状态。

[治则]行气活血。

[处方]瓜蒌12 g，檀香6 g，清半夏9 g，薤白12 g，远志12 g，茯神30 g，川楝子9 g，延胡索30 g，生龙齿30 g，桂枝12 g，紫苏梗12 g，川芎12 g，当归12 g。7剂，水煎服，日1剂。

[分析]

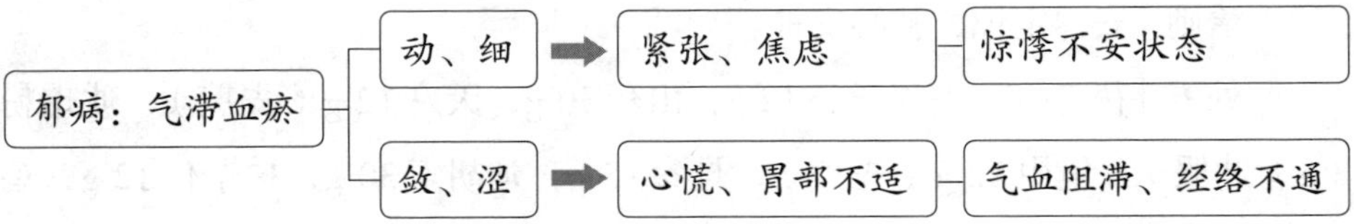

图6-2-5 郁病思维导图

患者脉“细”“敛”，提示平素生活小心翼翼，思虑较多，容易因为事情纠结，脉“动”“涩”提示患者心胆气虚，易受惊恐，人体处于惊悸不安状态，整体气机紊乱，导致气机郁滞，气机不畅则气血运行不通，产生瘀血故症见心慌，胃部不适。治疗上以行气活血为原则，方选瓜蒌薤白半夏汤为主方，加入大量行气活血药物，调理气机，顺畅气血。

二、胸痛

患者男，35岁。

［主诉］胸闷3个月。

［现病史］自述3个月前无明显诱因出现胸闷，未予治疗，后因工作紧张着急后出现胸闷，伴有濒死感，持续十几秒，可自行缓解。后偶因着急或焦虑，或无明显诱因出现胸闷，就诊于某医院，行心脏彩超、肺部CT检查，未见异常，诊为“急性焦虑症”，给予阿普唑仑片治疗，效一般。因胸闷曾就诊于当地中医院，服用中药治疗，效一般。现症：无胸闷、胸痛，着急时左手麻木，后背肩胛上角处麻木。纳少，眠可，二便调。舌淡胖，苔白腻。既往体健。

［系统辨证脉学脉象］脉动、敛、细。

［诊断及辨证］中医诊断：胸痛—心血亏虚证。西医诊断：胸痛。

［治则］安神定志，解思定虑。

［处方］人参10 g（另煎），首乌藤15 g，桑寄生12 g，杜仲12 g，钩藤12 g（后下），天麻12 g（先煎），白术12 g，白芍21 g，当归21 g，生龙骨30 g，石菖蒲12 g，远志12 g，茯神30 g，茯苓12 g，炙甘草6 g。7剂，水煎服，日1剂。

［分析］

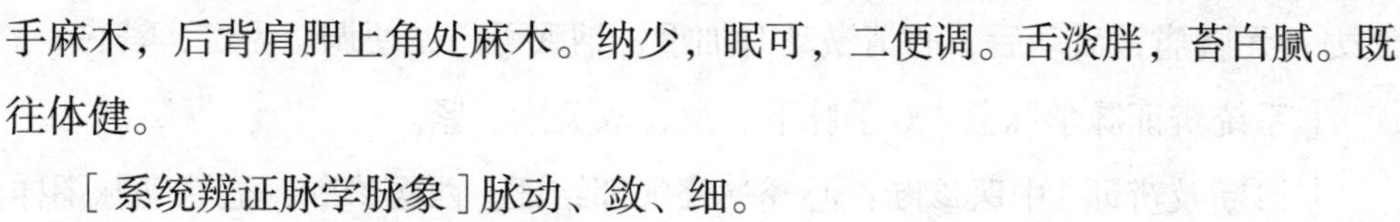

图6-2-6　胸痛思维导图

患者常因为工作紧张焦急时出现胸闷症状，脉“敛”“动”“细”说明患者心思细腻，时常惊恐，思虑较多，心理张力较高，体内气机紊乱，气血运行失调，肢体不荣产生肢体麻木等症状。虽然患者焦虑的产生和心关系密切，但是肝胆在其发病中起主导作用，故本方治以天麻钩藤饮为主方进行加减，加以人参安神定志，远志、茯神等养心安神，佐以活血之当归，化痰之石菖蒲，达到安神定志、解思定虑之功效。

三、心悸

患者男，56岁。

[主诉]发作性心慌5个月。

[现病史]患者5个月前无明显诱因出现发作性心慌，发作时伴有汗出，头晕，无头痛，乏力，无胸痛，后患者就诊于当地某西医院，行心电图、心脏彩超等相关检查，诊为冠状动脉粥样硬化性心脏病。现患者为求中西医结合诊疗，特来就诊。现症：发作性心慌，发作时伴有汗出，头晕，无头痛，乏力，无胸痛，活动后、心情激动时加重，纳眠可，二便调。舌红，苔白。

[系统辨证脉学脉象]双手脉下、滑，双关刚、紧。

[诊断及辨证]中医诊断：心悸—痰气郁结证。西医诊断：冠状动脉粥样硬化性心脏病。

[治则]行气化痰，宽胸散结。

[处方]薤白15 g，瓜蒌30 g，清半夏9 g，柴胡15 g，枳壳12 g，陈皮12 g，丹参15 g，怀牛膝15 g，茯苓30 g，郁金12 g。水煎服，日1剂，早晚分温服。

[分析]

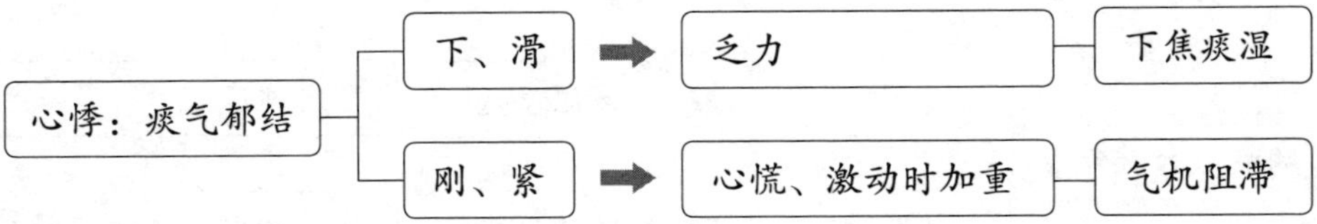

图6-2-7　心悸思维导图

患者整体脉“下”“滑”，提示体内痰湿壅积，脉“下”提示气血不能上荣，进而双手关脉“刚”“紧”，提示气机郁结于中焦，致使气血无法上荣于心脉，导致发作性心慌，情绪激动时，肝气郁结加重，与痰湿互结于心胸，导致发作频繁，故治疗上用瓜蒌薤白半夏汤为主方，加入柴胡、郁金、枳壳、陈皮等理气化痰之物，使痰气郁结得解，心脉郁滞通畅。

四、不寐

例1：患者女，43岁。

［主诉］入睡困难2年余。

［现病史］患者2年前确诊乳腺癌后出现入睡困难，乏力，双下肢尤甚，自觉下肢麻木，无走路不稳，偶有上肢麻木感，2021年8月起自觉舌前部麻木，口角流涎，受风后较明显，未予系统诊疗。现症：入睡困难，眠浅易醒，醒后难再寐，乏力，双下肢尤甚，自觉下肢麻木，舌前部麻木感，纳一般，眠差，服阿普唑仑片1片可入睡，二便调。舌绛，苔黄腻。

［系统辨证脉学脉象］脉细、热、动。

［诊断及辨证］中医诊断：不寐—肝火扰心证。西医诊断：睡眠障碍。

［治则］清热泻火，安神定志

［处方］天麻15 g（先煎），牡丹皮12 g，生龙骨30 g，生牡蛎30 g，龟甲（先煎）12 g，百合30 g，熟地黄12 g，柏子仁12 g，丹参12 g，郁金12 g，夏枯草12 g，川楝子9 g，麦芽12 g，首乌藤30 g，白芍12 g，炙甘草6 g。水煎服，日1剂，早晚分温服。

［分析］

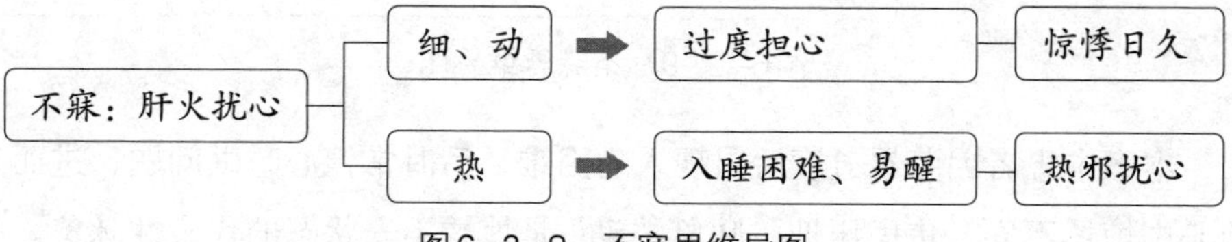

图6-2-8　不寐思维导图

脉“动”“细”提示患者确诊乳腺癌后因担心过度，致使气机升降失司，导致惊悸不安，脉“动”代表其惊悸过度，以生龙骨、生牡蛎、天麻安神定志，止惊悸。“热”说明患者内热明显，性格急躁易怒，肝火上炎扰心，致使不寐的产生，用郁金、夏枯草、川楝子、牡丹皮清热疏肝，辅以百合、首乌藤、白芍等安神助眠。

例2：患者男，38岁。

[主诉]入睡困难2个月余，加重1周。

[现病史]患者2个月前因劳累过度出现入睡困难，多梦，自觉心中压抑、烦躁、易怒，发作性情绪不稳，易怒骂人，无其他过激行为，自服佐匹克隆片，情绪不稳时服用西酞普兰、米氮平片，效差。近1周出现入睡困难，眠浅易醒，多梦，情绪激动不能自制，急躁易怒，焦虑，紧张，压抑，头昏沉，偶有乏力。纳差，二便调。舌淡红，苔薄白。

[系统辨证脉学脉象]脉刚、疾、动、左寸上、热。

[诊断及辨证]中医诊断：不寐—肝阳上亢证。西医诊断：睡眠障碍。

[治则]安神定悸，平肝潜阳。

[处方]珍珠母30 g，黄芩12 g，黄连12 g，郁金15 g，石膏20 g，代赭石15 g，薄荷12 g（后下），生龙骨30 g，生牡蛎30 g。7剂，水煎服，日1剂，早晚分温服。

[分析]

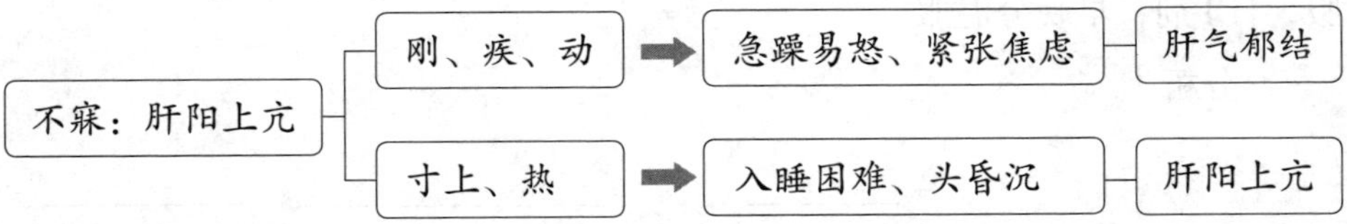

图6-2-9　不寐思维导图

本案中患者因劳累过度后出现入睡困难，后时常担心睡眠问题，进而导致心中惊悸不安，焦虑压抑。脉象“动”是惊悸不安状态的代表性脉象。脉“刚”“疾”“动”提示患者因惊悸致肝气郁结，临床常见急躁易思、焦虑等表现，脉“寸上、热”为肝阳上亢之表现，多见入睡困难，头昏沉等表现。患者睡眠不稳，导致情绪不宁，烦躁易怒，肝阳上亢，《景岳全书》云：“不寐证虽病有不一，然惟知邪正二字则尽之矣。盖寐本乎阴，神其主也，神安则寐。”故用生龙骨、生牡蛎、珍珠母、代赭石安神定志、平肝泻火，平惊悸，黄芩、黄连清热泻火，郁金、薄荷疏肝解郁，石膏重镇，可滋阴清热，全方达到安神定悸、平肝潜阳之功效。改善患者心理因素后则睡眠随之好转。

例3：患者女，24岁。

［主诉］反复失眠1年余。

［现病史］患者1年前因遇事受惊吓后反复出现入睡困难，眠浅易醒，多梦，醒后可复睡，平均每晚6～10小时，未服用相关助眠药物，近1周无明显诱因出现夜间惊醒，多于凌晨4点早醒，醒后可再入睡，遂来就诊。现症：夜间惊醒，入睡困难，眠浅易醒，多梦，醒后可复睡，纳可，小便调，大便稀，日1～2行。舌淡红，苔薄。

［系统辨证脉学脉象］脉细、动、稀，关刚。

［诊断及辨证］中医诊断：不寐—心胆气虚证。西医诊断：睡眠障碍。

［治则］安神定志。

［处方］珍珠母30 g，龙眼肉12 g，茯神30 g，远志12 g，生龙骨30 g，生牡蛎30 g，合欢皮30 g，首乌藤30 g，乌梅12 g，天麻15 g（先煎），豆蔻12 g。7剂，水煎服，日1剂。

［分析］

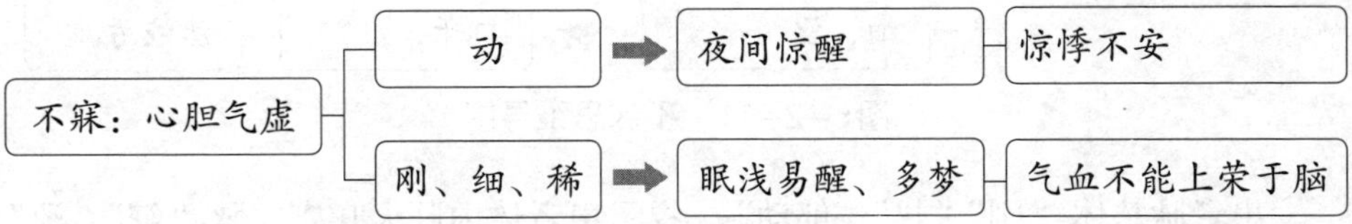

图6-2-10　不寐思维导图

患者遇事受惊后出现发作性入睡困难，眠浅多梦，脉整体为“动”“细”，提示患者惊悸过甚，致使体内气机紊乱，日久导致气血亏虚，脉“稀”提示脉中血液黏稠度低，同时可以佐证患者气血亏虚。关脉“刚”提示患者体内气机郁滞，气血不通、气血亏虚相兼为病，同时体内气机紊乱，心理状态处于惊悸不安状态，故治疗上运用大量定惊安神药物，佐以疏肝解郁之品，梳理气机，使患者整体气机重归于平衡。

例4：患者女，48岁。

［主诉］入睡困难1个月余。

［现病史］患者1个月前无明显诱因出现入睡困难，眠浅易醒，醒后难复睡，自服佐匹克隆片0.5片，效一般，仍有入睡困难，每晚睡5～6小时，现为求进一步治疗，特来就诊。现症：入睡困难，眠浅易醒，醒后难复睡，偶有心慌，平素自觉乏力，情绪不稳定，易急躁，口干，纳可，二便调。舌红，少苔。

［系统辨证脉学脉象］脉刚、细、热、涩、郁动。

［诊断及辨证］中医诊断：不寐—肝火扰心证。西医诊断：睡眠障碍。

［治则］清热泻火，安神定志。

［处方］柴胡12 g，枳壳12 g，白芍12 g，牡丹皮12 g，炙甘草6 g，合欢皮30 g，五味子9 g，珍珠母30 g，淡豆豉12 g，丹参12 g，清半夏9 g，夏枯草12 g，生牡蛎30 g，生龙骨30 g。7剂，水煎服，日1剂。

［分析］

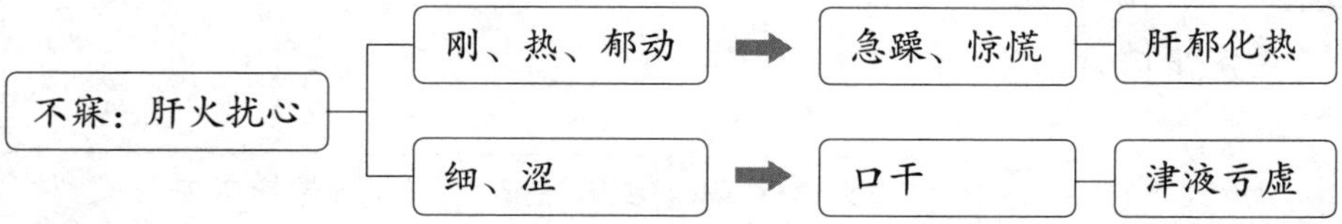

图6-2-11　不寐思维导图

患者脉整体“刚”“热”“郁动”，提示患者体内肝火旺盛。脉“细”“涩”提示患者体内积热日久，煎灼津液，以致津液亏虚，患者平素情绪不稳，易急躁可提示体内肝火亢盛，肝火上扰心神，致使心神不安，导致不寐，故治疗上以疏肝清热为主，方中以牡丹皮、柴胡、枳壳、合欢皮、夏枯草等大量疏肝药物为主，佐以部分重镇安神药物，使肝热得消，心神得安。

例5：患者男，49岁。

[主诉]入睡困难2年余。

[现病史]患者2年前因乳腺癌术后出现入睡困难，乏力，双下肢尤甚，1个月前自觉双下肢麻木，无行走不便，上肢睡中自觉麻木，自觉舌前麻木、口角流涎，受风后明显。现症：入睡困难，眠浅易醒，醒后难再睡，乏力，全身多处麻木感，平素多思虑，纳一般，二便调。舌绛红，苔厚腻。

[系统辨证脉学脉象]脉细、热、刚、动。

[诊断及辨证]中医诊断：不寐—肝火扰心证。西医诊断：①睡眠障碍；②乳腺癌术后。

[治则]清热泻火平肝。

[处方]天麻15 g（先煎），牡丹皮12 g，生龙骨30 g，生牡蛎30 g，龟甲12 g（先煎），百合30 g，熟地黄12 g，柏子仁12 g，丹参12 g，郁金12 g，夏枯草12 g，川楝子9 g，麦芽12 g，首乌藤30 g。7剂，水煎服，日1剂，早晚分温服。

[分析]

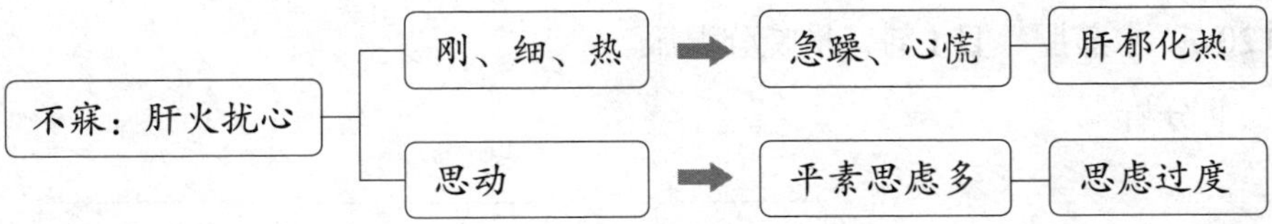

图6-2-12　不寐思维导图

患者脉“刚”“细”，“热”提示肝气郁结，平素情绪急躁，易发怒，脉“思动”，2年前因乳腺癌术后出现失眠，提示患者平素思虑较多，思则气结，肝气郁结日久化热，肝火上扰心神，心神不定，导致不寐。治疗上以清肝火、调肝气为主，用大量疏肝清热药物，如牡丹皮、天麻、夏枯草、郁金等，佐以安神药物，使肝热得除，心神得宁。

五、眩晕

例1：患者女，32岁。

［主诉］头沉1个月，头晕10天。

［现病史］患者自述1个月前无明显诱因出现头沉重，两侧太阳穴疼痛，于当地诊所治疗，3天后好转，头痛症状消失，仍头沉，体位改变后出现头晕，伴眼前发黑，站立不稳，恶心干呕，几秒钟后可自行缓解，后于当地医院行颅脑MRI示：未见明显异常，左侧横窦、乙状窦较对侧纤细，请结合临床。3天前再次就诊于当地医院，遵医嘱服抑眩宁胶囊、阿莫西林、复方阿胶浆及养血安神片，效一般。现症：头沉重不适，体位改变时出现一过性眩晕，伴眼前发黑及站立不稳，恶心干呕，心情烦躁，情绪波动，纳少眠差，入睡难，眠浅易醒，梦不多，醒后可复睡，二便调。舌红苔白，边有齿痕。

［系统辨证脉学脉象］脉细、敛、数、疾。

［诊断及辨证］中医诊断：眩晕—肝阳上亢证。西医诊断：后循环缺血。

［治则］平肝潜阳。

［处方］天麻30 g（先煎），钩藤30 g（后下），石决明30 g，黄芩15 g，益母草12 g，茯神15 g，牛膝20 g，首乌藤15 g，杜仲12 g，桑寄生12 g，白鲜皮20 g，桑白皮20 g，防风15 g，柏子仁12 g，紫苏梗20 g，枳壳15 g，香附20 g。水煎服，日1剂，早晚分温服。

［分析］

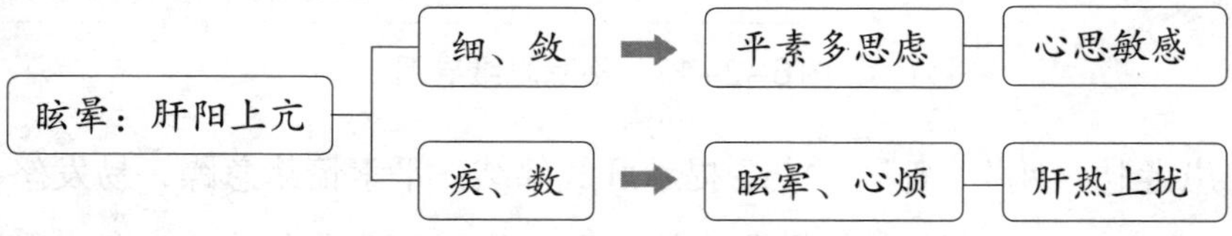

图6-2-13　眩晕思维导图

患者平素胆小、怕事，现过度担心自己的身体状况，以致持续处于惊悸不安状态。故脉象见“细”的表现诊脉示整体脉象“敛”“数”，表征心理张力较高，时时放心不下，惊悸、害怕。脉“疾”“数”，表征患者体内热象明显、肝阳上亢，惊悸不安日久则气机逆乱，升降失调，出入异常，气血上攻，以致头晕发作。正如《素问·至真要大论》云："诸风掉眩，皆属于肝。"故治宜天麻钩藤饮平肝息风，滋补肝肾，辅以桑白皮、白鲜皮清肝热，再以紫苏梗、枳壳、香附等理气散结之品调畅全身气机以达到安神定志、止惊悸之功效。

例2：患者女，52岁。

[主诉]头晕3天。

[现病史]2天前无明显诱因突发头晕，恶心呕吐，呕吐物为胃内容物，双眼黑矇，汗出，无耳鸣耳聋，无视物旋转，自觉双下肢沉重无力，于山东省某医院门诊治疗好转。现症：时有头晕，体位变动时加重，无恶心呕吐，无耳鸣，双眼干涩。平素易惊恐畏声、易心悸，眠差，纳可，二便调。舌暗红，苔薄白。

[系统辨证脉学脉象]脉动、疾、上。

[诊断及辨证]中医诊断：眩晕病—肝阳上亢证。西医诊断：后循环缺血。

[治则]平肝潜阳，滋补肝肾。

[处方]天麻钩藤饮加减。天麻30 g（先煎），钩藤30 g（后下），石决明30 g，黄芩15 g，益母草12 g，茯神15 g，牛膝20 g，首乌藤15 g，杜仲12 g，桑寄生12 g，白鲜皮20 g，桑白皮20 g，防风15 g，柏子仁12 g，紫苏梗20 g，枳壳15 g，香附20 g。水煎服，日1剂，早晚分温服。

[分析]

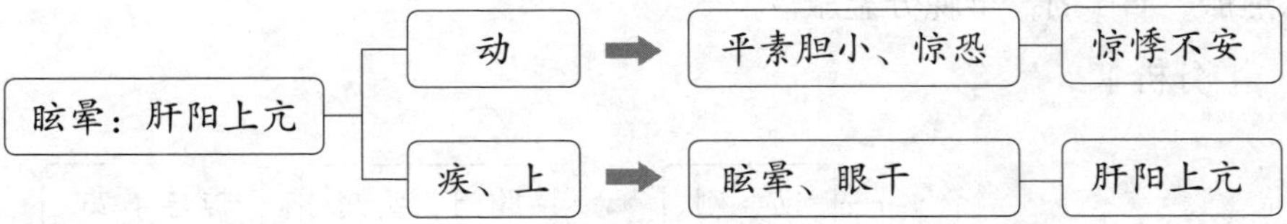

图6-2-14　眩晕思维导图

患者属金行人，素来胆小、怕事，现过度担心自己的病情恶化，以致持续处于惊悸不安状态，特别怕声音，稍有声响即心中惕惕然。诊脉示整体脉象“疾”，指下匆匆划过感，左右寸部“动”表征心理张力较高，时时放心不下，惊悸、害怕。惊悸不安日久则气机逆乱，升降失调，出入异常，气血上攻，以致头晕发作。治宜天麻钩藤饮为底方平肝息风，滋补肝肾，辅以桑白皮、白鲜皮清肝热，再以紫苏梗、枳壳、香附等理气散结之品调畅全身气机以收全功。

六、中风

患者女，52岁。

[主诉]突发头痛2天。

[现病史]患者2天前无明显诱因出现头痛，伴头晕，痛为刺痛，无视物旋转，无恶心呕吐，就诊于当地医院，行颅脑CT示：左侧基底节区急性脑梗死。予以相应抗凝、改善脑循环治疗后出院。现为求进一步中西医结合诊疗，特来就诊，经门诊收入院。现症：头痛，伴头晕，痛为刺痛，无视物旋转，无恶心呕吐，右侧肢体麻木，无活动不灵，偶有胸闷心慌，无咳嗽咳痰，纳可，眠差，头痛后出现，入睡困难，二便调。舌红，苔白腻。

[系统辨证脉学脉象]脉刚、细、涩、动。

[诊断及辨证]中医诊断：缺血性中风—肝气郁结证。西医诊断：急性脑梗死。

[治则]疏肝解郁，解思定虑。

[处方]半夏厚朴汤加减。清半夏9 g，厚朴15 g，茯神30 g，紫苏叶15 g，远志12 g，生龙骨30 g，柴胡12 g，枳壳12 g，黄芩9 g，人参12 g（另煎）。水煎服，日1剂，早晚分温服。

[分析]

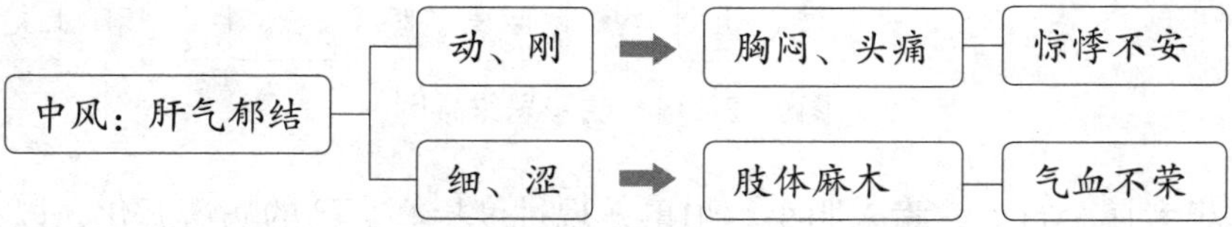

图6-2-15　中风思维导图

患者为中年女性，平素思虑较多，导致气机郁结，脾气急躁，脉象以“动”“刚”为主，亦可触及思动之感。以清半夏、厚朴、柴胡、枳壳解思定虑、疏肝解郁。“细”“涩”提示患者肝郁日久，气机郁滞，导致体内气血不行，不能上荣于头面部，致使产生眠差、头痛、头晕等症状。用人参大补元气，茯神、远志、龙骨安神定志。

七、头痛

例1：患者男，40岁。

［主诉］头晕头痛2年余。

［现病史］患者2年前因劳累后出现头晕、头痛，伴视物旋转、走路不稳，严重时伴恶心呕吐感，无耳鸣，体位改变时无加重，休息后可缓解，曾就诊于当地医院，给予相应改善循环药物治疗后，效不显。现症：头晕头痛，伴视物旋转、走路不稳，偶有恶心呕吐，无耳鸣，体位改变时无加重，休息后可缓解，偶有胸闷心慌，无咳嗽咳痰，纳可，眠一般，眠浅易醒，二便调。舌红，少苔。

［系统辨证脉学脉象］脉上、细、敛、高太过。

［诊断及辨证］中医诊断：头痛—肝阳上亢证。西医诊断：血管紧张性头痛。

［治则］平肝潜阳，活血止痛。

［处方］天麻钩藤饮加减。天麻30 g（先煎），钩藤30 g（后下），党参9 g，藁本片9 g，山药30 g，石决明30 g，盐杜仲12 g，川牛膝15 g，桑寄生12 g，黄芩12 g，栀子9 g，益母草12 g，茯神15 g，首乌藤12 g。水煎服，日1剂，早晚分温服。

［分析］

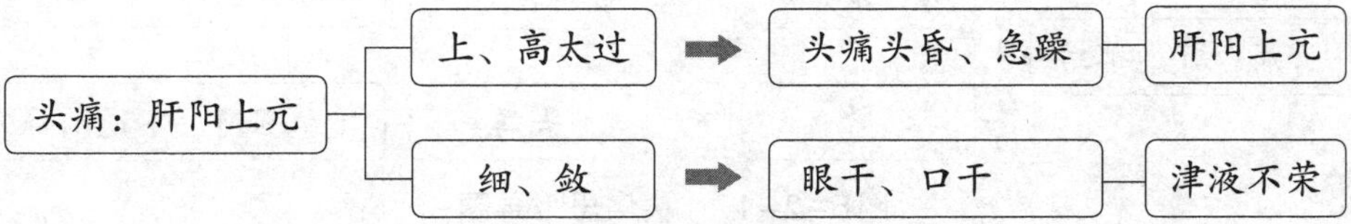

图6-2-16　头痛思维导图

脉“上”“高太过”，患者精神亢奋，急躁易怒，易激惹，头痛、头晕，脉“细”“敛”说明患者肝阳上亢，损伤津液，导致血容量相对减少，出现眼睛干涩，口舌干燥的症状，以天麻、钩藤、藁本片、石决明平肝潜阳，止头痛；以桑寄生、盐杜仲滋肝肾以强志，首乌藤、茯神以安神助眠，缓解其失眠，加山药、党参健脾益气。以川牛膝引热下行，黄芩、栀子、益母草起清热之功效。

例2：患者女，19岁。

［主诉］头痛1个月。

［现病史］患者1个月前因学习压力大，出现头痛，以右侧为甚，无头晕，休息后、口服布洛芬片后可缓解，曾就诊于当地诊所，予以口服中药、针灸治疗后，效一般。现症：头痛，以右侧为甚，无头晕，休息后可缓解，心情焦虑，烦躁易怒，易惊恐，无胸闷心慌，无咳嗽咳痰，纳可，眠差，入睡困难，二便调。舌红，苔白腻。

［系统辨证脉学脉象］脉刚、紧、疾。

［诊断及辨证］中医诊断：头痛—肝气郁结证。西医诊断：血管紧张性头痛。

［治则］舒达气机，安魂定志。

［处方］半夏厚朴汤加减。清半夏9 g，厚朴12 g，紫苏梗15 g，防风15 g，白芍30 g，川芎15 g，当归15 g，佩兰15 g，天麻20 g（先煎），茯苓18 g，紫苏叶12 g，香附12 g，苍术20 g，甘草6 g，远志12 g。7剂，水煎服，日1剂。

［分析］

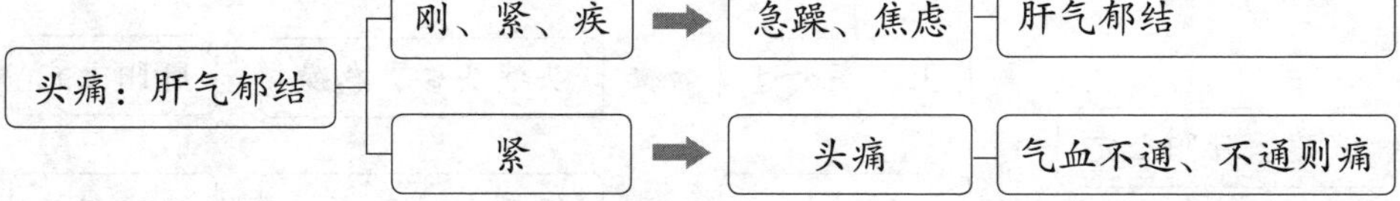

图6-2-17　头痛思维导图

患者系高三学生，学习压力大，加之个性较内向，逆反心理强，所以易生气，导致气机郁结，运行不畅，故脉象表现为"刚""紧""疾"。以紫苏梗、香附、紫苏叶、厚朴行气解郁，通畅气机；苍术燥湿通络止痛，天麻通窍止痛。因恐惧感尚不重，故未予镇心安神类药物，以大剂行气散结、辛通开达之药调畅全身气机，再佐以安魂强志之品，使气机调畅，心神可安，恐惧、头痛自除。

例3：患者男，26岁。

[主诉]头痛半月余。

[现病史]患者自述半月前无明显诱因凌晨2点至3点右侧头痛剧烈，头痛时伴眩晕感，剧烈时有恶心呕吐感，服布洛芬缓释片可缓解。现症：凌晨2时至3时右侧头涨痛，疼痛明显时口服布洛芬可缓解，伴头晕，头痛剧烈时有恶心呕吐感，无畏光畏声，自述平素性格急躁，余无明显不适，纳眠可，二便调。舌红，苔黄。

[系统辨证脉学脉象]脉刚、滑、粗、热。

[诊断及辨证]中医诊断：头痛—痰火瘀阻证。西医诊断：紧张性头痛。

[治则]化痰清热，活血止痛。

[处方]天麻15 g（先煎），胆南星9 g，僵蚕12 g，地龙12 g，蒲黄12 g（包煎），延胡索15 g，白芍12 g，炙甘草6 g，牡丹皮12 g，川芎12 g，蔓荆子12 g。7剂，水煎服，日1剂，早晚分温服。

[分析]

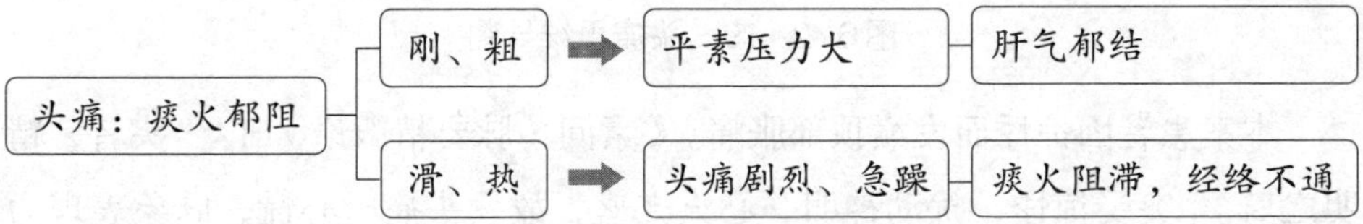

图6-2-18　头痛思维导图

患者年轻男性，平素工作压力大，致使气机郁滞，加之平素急躁易怒，气郁化热，故脉象表现为"刚""粗"，以胆南星、天麻、蒲黄、牡丹皮平肝潜阳，清热化痰。患者气机郁滞日久，气血津液运化乏源，致使化湿生痰，痰热相合，酿生痰热，故脉象表现为“滑”“热”，用地龙、僵蚕以清热化痰通络，佐以白芍养阴清热、蔓荆子改善头痛症状。延胡索疏肝清热，川芎行气活血，炙甘草调和诸药。整方共奏化痰清热，活血止痛之攻效。

例4：患者女，48岁。

［主诉］头胀痛2年余。

［现病史］患者于2年前因受惊吓出现头巅顶部胀痛不适，时伴心慌、汗出，无胸痛胸闷，偶伴头晕，无视物旋转，行颅脑CT未见异常。现症：头痛，易惊，汗多，情绪波动时自觉全身肌肉跳动感。纳可，眠差，二便调。舌暗红，苔少。

［系统辨证脉学脉象］脉动、疾、来疾去疾。

［诊断及辨证］中医诊断：头痛—心胆气虚证。西医诊断：紧张性头痛。

［治则］镇心安神，安魂收魄。

［处方］天麻20 g（先煎），朱砂3 g（冲服），黄连12 g，远志12 g，防风15 g，独活12 g，知母20 g，白鲜皮15 g，桑白皮30 g，百合20 g，柏子仁15 g，甘草6 g。7剂，水煎服，日1剂，早晚分温服。

［分析］

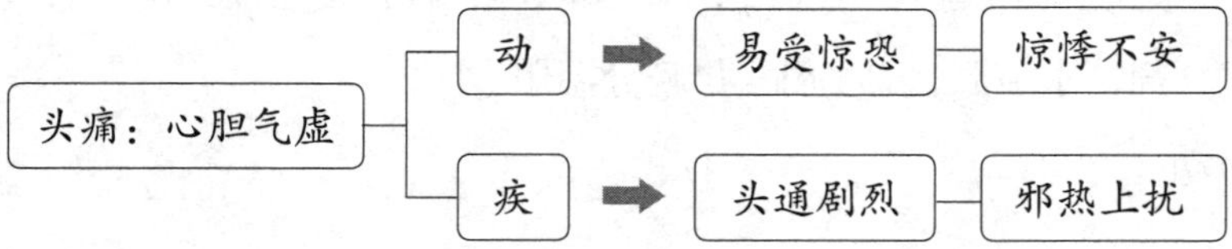

图6-2-19　头痛思维导图

本案患者因惊悸而发巅顶部胀痛。《素问·脉要精微论》曰：“头者，精明之府。”突受惊悸，扰动神明，心火亢盛，故发头痛、心慌，脉象表现为“动”“疾”“来疾去疾”。以朱砂为君，其质重，味甘，性寒，《药性论》谓其“为清镇少阴君火之上药”，与苦寒之黄连相配上清心降火，下滋肾水。又《素问·至真要大论》云“诸病胕肿，疼酸惊骇，皆属于火”。火热既可以是惊悸的病理因素也可以是惊悸的病理产物，火热之邪郁闭于内，逼迫津液外泄，故身热汗多，以桑白皮、白鲜皮燥湿清热，甘草调和诸药，知母、百合滋阴清热，再以远志、柏子仁安魂收魄，定惊强志。本方画龙点睛之笔在于防风、独活，属风药辛润之品，善于调畅全身气机，且与安神药配伍能增强安神之力，与清热之品相合能增强泻热之功，纵观全方，配伍得当，证方相应，故能收获良效。

八、痿病

患者女，55岁。

[主诉]四肢无力3年余，加重伴胸闷1个月。

[现病史]患者于3年前无明显诱因出现右上肢无力，活动不受限，以后症状逐渐加重并累及左上肢、双下肢，活动受限明显。2021年1月就诊于北京某医院，诊断为“运动神经元病”，予利鲁唑治疗，效果欠佳。1个月前无明显诱因症状加重，出现行走困难，持物不稳，在家摔倒2次，颈部无力伴有胸闷气短。为行进一步中西医结合诊疗，特入住我科病区。现症：四肢无力，上肢抬举困难，持物不稳，下肢行走困难，蹲起不能，生活不能自理。胸闷气短，下肢发凉麻木，易汗出，声音嘶哑，偶有饮水呛咳，咀嚼无力，吞咽可。纳差，需家人协助喂饮，饭后腹胀，纳差，入睡困难，早醒，小便调，大便稀。

[系统辨证脉学脉象]脉刚、细、敛、热、上。

[诊断及辨证]中医诊断：肌痿—肝阳上亢证。西医诊断：运动神经元病。

[治则]平肝潜阳。

[处方]天麻钩藤饮加减。天麻30 g（先煎），钩藤30 g（后下），茯神30 g，远志12 g，琥珀粉2 g（冲服），石决明30 g，益母草12 g，首乌藤15 g，栀子9 g，黄芩12 g，槲寄生12 g，川牛膝15 g，杜仲12 g。7剂，水煎服，日1剂，早晚分温服。

［分析］

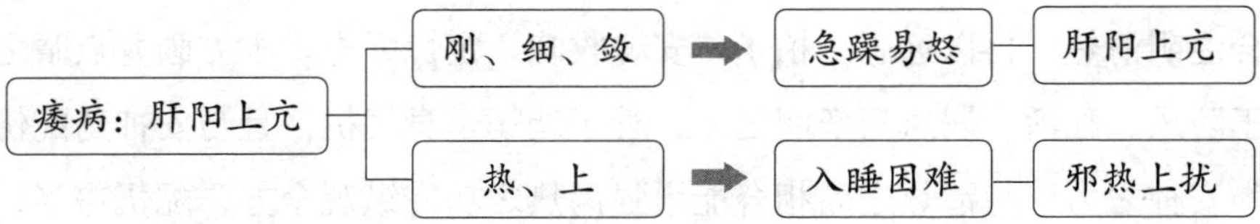

图6-2-20　痿病思维导图

患者脉“刚”“细”“敛”，提示患者平素性情急躁易怒，“上”提示肝阳亢于上，“热”表示热象明显，患者肝气郁结、肝阳上亢，则导致胸闷气短，阳气亢于上则下焦阳气不足，致使下肢发凉麻木。故治疗上以天麻钩藤饮为主方进行加减，少入琥珀粉以安神定志，茯神安神。

九、颤证

例1：患者男，72岁。

［主诉］双手不自觉颤抖1年余。

［现病史］患者1年前因工作原因受砸伤和高空坠落受惊吓后出现双手不自觉颤动，伴偶有走路不稳，偶有头部不自觉抖动，常不自知，患者曾就诊于当地医院，诊为“帕金森病”，给予药物治疗，效不显。现症：双手及头部不自觉颤抖，伴偶有走路不稳，晨起口干口苦，无咳嗽咳痰，无头晕头痛，纳可，眠一般，多梦，二便调。舌红，苔薄黄。

［系统辨证脉学脉象］脉动、数、细、敛、直、刚、热。

［诊断及辨证］中医诊断：颤证—心胆气虚证。西医诊断：帕金森病。

［治则］安神定悸，活血化瘀。

［处方］天麻30 g（先煎），钩藤30 g（后下），茯神30 g，远志12 g，人工牛黄2 g（冲服），琥珀粉2 g（冲服），石决明30 g，益母草12 g，首乌藤15 g，栀子9 g，黄芩12 g，槲寄生12 g，川牛膝15 g，杜仲12 g。7剂，水煎服，日1剂，早晚分温服。

［分析］

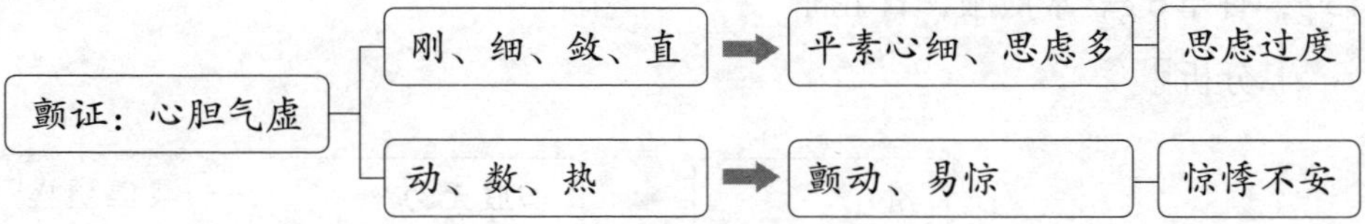

图6-2-21　颤证思维导图

患者脉搏波的“动”表明处于惊悸不安的心理状态，“刚”“直”“细”“敛”表明患者胆小害怕，谨慎小心，对于曾经的经历一直担心、恐惧，说明患者在工作中经历的砸伤以及高空坠落事件在其心中形成了惊吓的心结，当其再次回到工作环境中情景再现，加深了其情绪烙印，使其心中惊悸不安，难以自持，发为本病。本方由天麻钩藤饮加减而成，在原方基础上加用茯神、远志、人工牛黄、琥珀粉共用以安神定悸，人工牛黄涤痰息风。

例2：患者女，62岁。

［主诉］不自主性震颤发作1年余，加重4个月。

［现病史］患者1年前无明显诱因出现右上肢不自主震颤，后进行性加重，延及头部及左上肢，呈间歇性发作，难以自控，影响握持、写字等精细动作，在当地医院诊断为“帕金森病”，给予多丝巴肼片常规服用，效一般，病情仍进行性发展。发病以来情绪低落，烦躁易怒，思虑过度，善太息，对周围事物缺乏兴趣并伴有记忆力减退，认知功能下降，入睡困难，眠浅易醒，醒后难复睡。现症：不自主震颤，双上肢及头部尤甚，反应迟钝，四肢无力，烦躁焦虑，纳可，眠浅易醒，多梦，醒后难以复睡，夜尿频多，大便干结。舌质暗红，苔黄腻。

［系统辨证脉学脉象］脉滑、上，关刚、紧、热，尺沉弱。

［诊断及辨证］中医诊断：颤证—阴虚动风证。西医诊断：帕金森病。

［治则］平肝潜阳息风。

［处方］天麻30 g（先煎），钩藤30 g（后下），醋龟甲12 g（先煎），生龙骨30 g，生牡蛎30 g，瓜蒌20 g，薤白20 g，半夏9 g，姜黄15 g，香附20 g，

牡丹皮15 g，黄芩12 g，防风20 g，降香9 g，枳壳15 g，川牛膝20 g，浙贝母15 g，甘草6 g。水煎服，日1剂。

[分析]

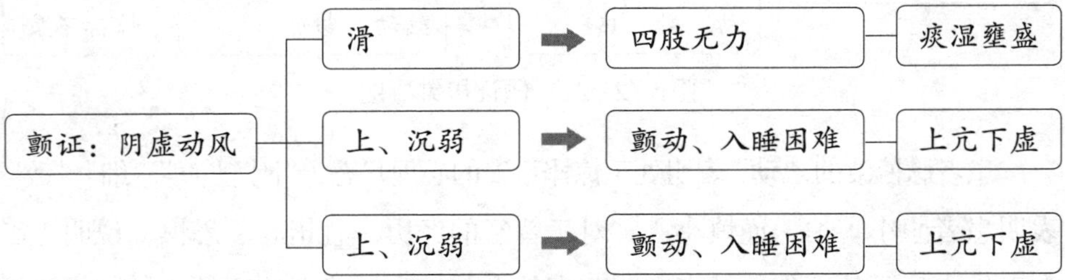

图6-2-22 颤证思维导图

患者关脉“刚”“紧”“热”，提示患者肝气郁结化热，平素烦躁焦虑，性情急躁，致使肝郁化热，脉“上”提示热亢于上，脉“沉弱”为肾气亏虚，整体呈现上实下虚之侯，致使眠浅易醒，多梦，醒后难以复睡；整体脉“滑”，提示患者痰湿重，导致四肢无力，气血瘀滞不通，不能荣于四肢，导致肌肉萎缩。故治疗上多用天麻、钩藤等平肝潜阳，瓜蒌、薤白等化痰理气之品，使气机通畅，肝热得消。

十、胃痞

患者女，63岁。

[主诉]胃脘部不适1个月余。

[现病史]患者1个月前因事紧张生气后出现胃脘部不适，时常嗳气，偶有反酸，伴前额部昏沉不清，未予系统诊疗，曾自服奥美拉唑治疗，效差，停药后反复。现患者为求进一步诊疗，特来就诊。现症：胃脘部不适，时常嗳气，偶有反酸，伴前额部不清醒，伴烦躁，好思虑，无头痛头晕，纳眠可，二便调。舌红，苔白。

[系统辨证脉学脉象]脉刚、直、涩、右尺刚。

[诊断及辨证]中医诊断：胃痞病—肝气郁结证。西医诊断：慢性非萎缩性胃炎。

［治则］升举发散，疏肝解郁。

［处方］紫苏叶15 g，防风20 g，白芍30 g，当归15 g，钩藤30 g（后下），川牛膝20 g，郁金15 g，半夏9 g，夏枯草15 g，黄芩12 g，玄参20 g，佩兰15 g，僵蚕12 g，蝉蜕9 g，甘草6 g。水煎服，日1剂，早晚分温服。

［分析］

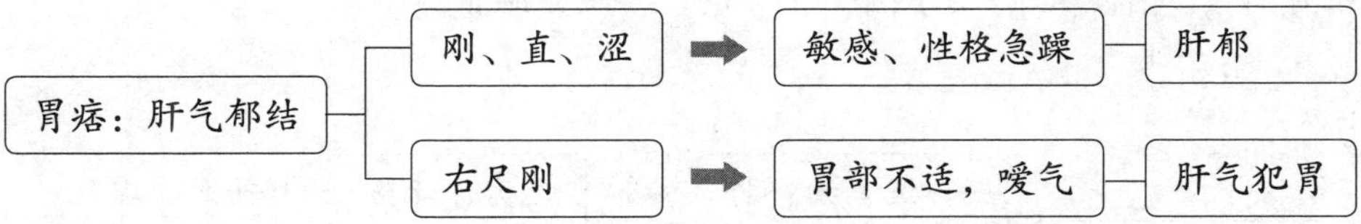

图6-2-23　胃痞思维导图

患者脉“右尺刚”，右手尺部有一细线状脉，韧性高，提示对某一件事情或某个人很敏感，不耐受刺激，一触发即引起全身不舒服症状。通过问诊及诊脉得知，脉“刚”“直”“涩”此患者平日性格急躁，固执，好生气。日久气机瘀滞不畅，清阳不升，故头部昏沉不清。治疗以半夏厚朴汤为底方调畅全身气机，再以防风、佩兰、蝉蜕、僵蚕等疏通经络，升举发散，白芍、当归、玄参、夏枯草疏肝解郁活血，清利头目，钩藤、川牛膝寒热平调，如此胃部不适可解。

十一、虚劳

患者女，65岁。

［主诉］自觉乏力1年余。

［现病史］患者1年前因外感风寒后遗留全身乏力，动辄汗出，平素自觉头晕，无视物模糊、头痛、恶心呕吐等症状，劳累后诸症加重，曾就诊于当地中医院，予以口服中药治疗，初效可，停药后症状反复，不耐劳作。现为求进一步治疗，特来就诊。现症：全身乏力，动辄汗出，平素自觉头晕，无视物模糊、头痛、恶心呕吐等症状，劳累后诸症加重，劳累后出现胸闷心慌，无咳嗽咳痰，纳可，眠一般，二便调。舌淡，苔薄。

［系统辨证脉学脉象］脉沉、细、弱、下。

［诊断及辨证］中医诊断：虚劳—气虚下陷证。西医诊断：慢性疲劳综合征。

［治则］补中益气。

［处方］补中益气汤加减。黄芪30 g，白术15 g，陈皮12 g，升麻12 g，柴胡12 g，人参12 g（另煎），炙甘草6 g，当归12 g，益母草12 g，茯神30 g，牛膝12 g，桔梗12 g。水煎服，日1剂，早晚分温服。

［分析］

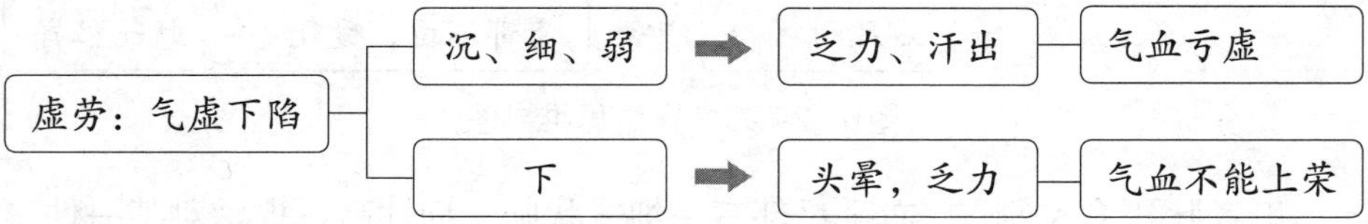

图6-2-24 虚劳思维导图

脉“沉”“细”“弱”，提示患者年老体虚，整体气血不足，不能上荣于四肢，致使四肢乏力，劳累后耗伤气血，导致症状加重。脉“下”，提示气血运行无力，无法上荣于脑，产生眠差等症状，故治疗上以补中益气汤为主方进行加减，加入牛膝、桔梗等调畅气机，茯神、益母草等安神。

十二、癌病

患者男，75岁。

［主诉］胃部疼痛不适2个月余。

［现病史］患者2个月前无明显诱因出现胃脘部疼痛不适，进食后加重，体重较前减退，1个月前就诊于某西医院，行电子胃镜及增强CT扫描，结果示：胃部恶性肿瘤并转移。后为求进一步中西医结合治疗，特来就诊。现症：胃部疼痛不适，食后腹胀，无腹痛，右侧胁肋部胀痛，吞咽略困难，平素性格急躁易怒，思虑较多，咳嗽咳痰，慢性病容，精神不振，身体瘦削，无头疼头晕，无恶心呕吐，纳一般，眠差，二便调。舌暗红，苔黄腻。

［系统辨证脉学脉象］脉、短、涩、稠、凸、寸紧。

［诊断及辨证］中医诊断：癌病—气滞血瘀证。西医诊断：胃部恶性

肿瘤。

[治则] 疏肝理气，活血化瘀。

[处方] 血府逐瘀汤加减。当归12 g，生地黄12 g，红花9 g，桃仁9 g，枳壳15 g，牛膝12 g，川芎15 g，柴胡15 g，赤芍12 g，甘草6 g，桔梗12 g。水煎服，日1剂，早晚分温服。

[分析]

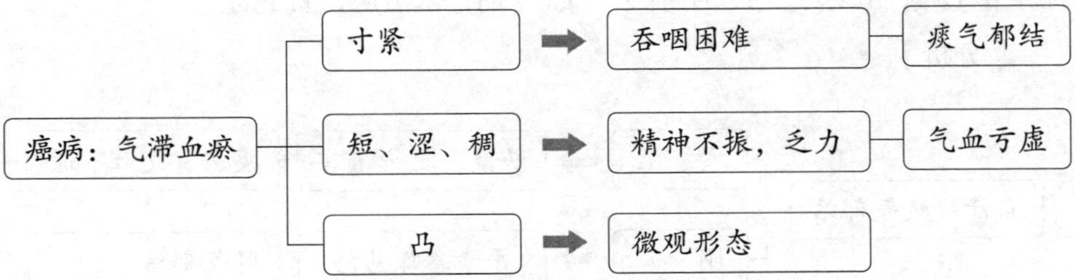

图6-2-25　癌病思维导图

肿瘤作为慢性消耗性疾病，消耗患者精气血津液，导致血管内气血减少，产生“短”“涩”“稠”的脉象要素，肿瘤患者得知其病情后常常产生恐惧心理，致使患者心情紧张，耗伤自身气血，脉“凸”为肿瘤微观形态的体现，脉“寸紧”提示痰气郁结于咽部，以致吞咽困难。扩张1期脉变短，易产生心脏病变；扩张2期，中层血流有线状凸起、涩，表征肿瘤转移。三部脉呈现“涩”“稠”，特定手感多为恶性占位病变。脉象要素“凸”，根据其微观脉形态大小、个数，可进行病情和是否有转移的判断，根据血液稀稠、寒热、强弱可以进行病程、体质状况和预后判断。故治疗上以血府逐瘀沟以疏肝理气、活血化瘀。

十三、自汗

患者女，45岁。

[主诉] 自觉多汗半年余。

[现病史] 患者半年来无明显诱因出现汗出较多，以颈项部及胸前部为主，夜间较甚，未予重视，近2周症状加重，遂来就诊。现症：自觉汗出较

多，以颈项部及胸前部为主，夜间较甚，自觉乏力懒言，头痛，痛无定处，无明显加重缓解因素，平素急躁易怒，纳眠可，二便调。舌红，苔白腻。

[系统辨证脉学脉象] 脉滑、涩、刚。

[诊断及辨证] 中医诊断：自汗—痰气郁结证。西医诊断：神经官能症。

[治则] 宽胸理气，散结止汗。

[处方] 瓜蒌 12 g，薤白 12 g，半夏 9 g，干姜 6 g，知母 12 g，黄柏 12 g，淫羊藿 12 g，五味子 9 g，浮小麦 12 g。7剂，水煎服，日 1剂。

[分析]

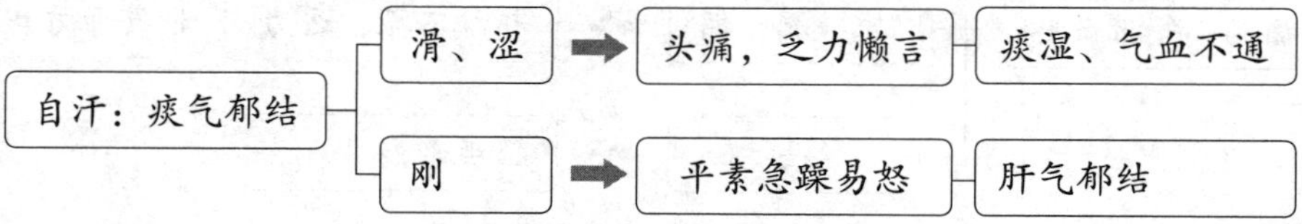

图6–2–26　自汗思维导图

患者脉“滑”，脉管与周围组织边界不清晰，提示体内痰湿较重，如平素乏力懒言。脉“刚”“涩”提示气机不畅，郁结于体内，不通则痛，则头痛，痰气郁结于体内，气机无法正常发挥作用，固摄作用减退则自汗。故治疗上以瓜蒌薤白半夏汤为主方，佐以健脾止汗之品，使痰气得消，气机通畅。

参考文献

［1］王振国，杜鹃，张效霞.齐派医学与脉学流派［J］.中华中医药杂志，2011，26（8）：663-665.

［2］Nobelförsamlingen：The Nobel Prize in Physiology or Medicine 2021［EB/OL］（2021-10-14）［2023-11-6］.https：//www.nobelprize.org/prizes/medicine/2021/summary/

［3］王冬冬，丁晓，齐向华.浅议“系统辨证脉学”脉象要素学习技巧［J］.世界最新医学信息文摘，2018，18（A2）：254-256.

［4］梁华龙，田瑞曼.《伤寒论》六经辨证的内涵与外延［J］.河南中医学院学报，2003（2）：9-11.

［5］全贞雪.基于脉象四要素和基础脉象探讨寸口三部九候脉法在《伤寒论》中的应用［J］.中医药导报，2023，29（5）：76-79.

［6］郭嘉琪，赵鲲鹏，张秋菊，等.基于复杂网络的《伤寒论》阳明病辨证要点分析［J］.国医论坛，2023，38（3）：1-3.

［7］李春红.试论少阳病临证辨识［J］.中华中医药杂志，2019，34（12）：5835-5836.

［8］赖美利.黄元御从太阴立论的扶阳思想探讨［D］.广州：广州中医药大学，2014.

［9］王学林，王鹏，王亮，等.《伤寒论》厥阴病篇探析［J］.北京中医药大学学报，2022，45（5）：459-464.

［10］滕晶.古代惊悸不安状态验案赏析与探讨［J］.山西中医，2012，28（10）：59-60.

［11］丁晓，薛玲玲，李晓梅，等.郁闷不舒状态疾病过程及辨治层次［J］.中华中医药杂志，2018，33（3）：1103-1105.

［12］吴晓迪，滕晶.精神萎靡状态病机研究［J］.中医学报，2015，30（4）：523-525.

［13］刘文瑜，丁晓，齐向华.系统辨证脉学指导下的思虑过度状态失眠症辨治思路探析［J］.浙江中医杂志，2021，56（1）：65-66.

［14］刘晓彤，丁晓，齐向华，等.烦躁焦虑状态中风辨治探讨［J］.山东中医药大学学报，2021，45（6）：738-741，756.

［15］郑志杰.古脉诊法的演变及与针灸的关系［D］.北京：北京中医药大学，2008.

［16］叶雄，潘红玲，许天兵.浅论脉诊在针灸临床中的作用［J］.湖北中医杂志，2017，39（10）：39-40.

［17］袁旺贵，刘耀岽.《伤寒论》凭脉诊针灸施治特色琐谈［J］.新中医，2014，46（8）：229-230.

［18］郑桂芝，孙冰，张丽，等.论《脉经》对针灸的学术贡献［J］.中国中医基础医学杂志，2016，22（9）：1212-1214.

［19］陈淑珍.论《针灸甲乙经》对脉诊的贡献［J］.中医文献杂志，2010，28（2）：25-26.

［20］王朝辉，谭蕊蕊，王富春.论针刺中脉诊的重要性［J］.中华中医药杂志，2021，36（7）：3786-3788.

［21］刘金洪.《针灸大成·医案》证治特色探讨［J］.江苏中医，1993（9）：28-30.

［22］李万斌.百病皆在调气血［D］.济南：山东中医药大学，2005.

［23］焦妃，王全年，陈思馨.气血与脉象的关系探讨［J］.山东中医杂志，2016，35（6）：491，495.

［24］杨卫红，廖华君，杨亚平.论《黄帝内经》气血与脉象的关系［J］.

吉林中医药，2011，31（5）：387-388.

［25］朱晓龙.穴位贴敷疗法的历史沿革及现代研究［J］.贵阳中医学院学报，2010，32（2）：1-3.

［26］周仲瑛.中医内科学［M］.2版.北京：中国中医药出版社，2007.

［27］孙广仁，郑洪新.中医基础理论［M］.北京：中国中医药出版社，2012.

［28］齐向华.脉诊在辨证施护意识障碍者中的指导作用［J］.中华中医药学刊，2009，27（1）：27-28.

［29］张冬梅，刘玉梅.卒中后便秘的辨证施护［J］.河北中医，2015，37（6）：923-925.

［30］李曰庆，何清湖.中医外科学［M］.北京：中国中医药出版社，2012.

［31］齐向华.系统辨证脉学培训教程［M］.北京：中国中医药出版社，2021.

［32］周仲瑛.中医内科学［M］.北京：中国中医药出版社，2007.

［33］史梦茹，王霜，冯茗渲，等.《黄帝内经》四时节律与五运六气理论的多维度比较［J］.中国中医基础医学杂志，2023，29（8）：1235-1239.

［34］吴长汶，朱龙，周常恩，等.五运六气在疾病风险预警中的应用［J］.中华中医药杂志，2018，33（7）：2729-2733.

［35］尤虎.2015年（乙未年）至2025年（乙巳年）瘟疫预测与中医预防［J］.中医药导报，2015，21（5）：7-11.

［36］杨小蝶，强尧."五运六气"对治未病养生方案制定的临床指导意义［J］.世界最新医学信息文摘，2019，19（66）：274-275.

［37］姚播，赵为民.中医治未病四季养生之"夏"养生［J］.长春中医药大学学报，2014，30（4）：569-570.

［38］王诗卉.浅论内经中的秋季养生［J］.世界最新医学信息文摘，2019，19（82）：255.

［39］潘美辰，滕晶，丁晓，等.基于"系统辨证脉学"探析木形体质人

群生理病理要点［J］.时珍国医国药，2021，32（11）：2722-2724.

［40］李晓刚，陈耀辉.阴阳二十五人中土形人易患疾病倾向性研究［J］.辽宁中医杂志，2018，45（9）：1835-1837.

［41］李雪，齐向华，丁晓.五形人中金形人生理特征及患病要点探析［J］.中华中医药杂志，2021，36（4）：2095-2097.

［42］路漫漫.《黄帝内经》五形人体质理论及应用研究［D］.沈阳：辽宁中医药大学，2020.

［43］徐小港，徐义峰，王钰，等.古代中医病后养生思想刍议［J］.中医药通报，2022，21（1）：29-32.